U0209696

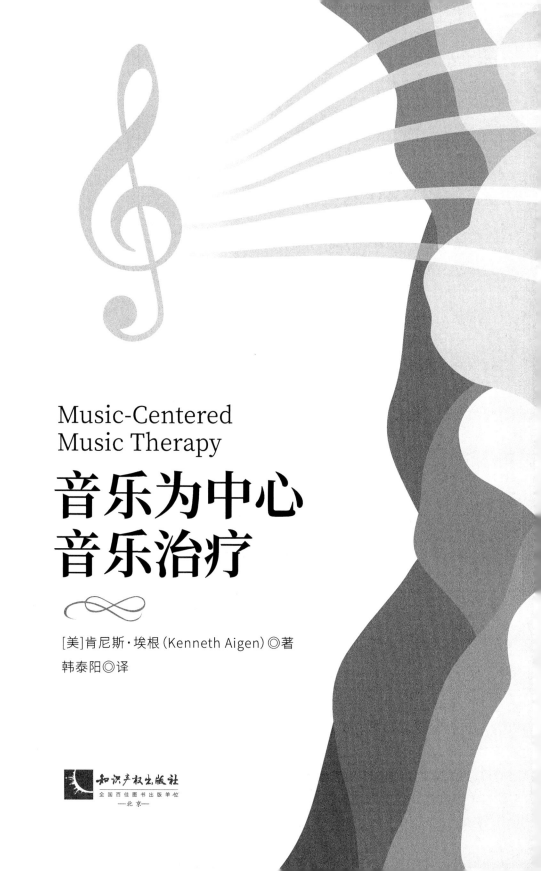

Music-Centered
Music Therapy

音乐为中心
音乐治疗

[美]肯尼斯·埃根（Kenneth Aigen）◎著

韩泰阳◎译

知识产权出版社
全国百佳图书出版单位
——北京——

Copyright© 2005 by Barcelona Publishers

Available in English from Barcelona Publishers

www. barcelonapublishers. com

10231 Plano Rd.

Dallas TX 745238

SAN# 298-6299

图书在版编目（CIP）数据

音乐为中心音乐治疗／（美）肯尼斯·埃根著；韩泰阳译 . —北京：知识产权出版社，2020.10（2024.8 重印）

ISBN 978-7-5130-7222-9

Ⅰ.①音…　Ⅱ.①肯…②韩…　Ⅲ.①音乐疗法—研究　Ⅳ.①R454.3

中国版本图书馆 CIP 数据核字（2020）第 189189 号

责任编辑：邓　莹		**责任校对**：谷　洋	
封面设计：博华创意·张冀		**责任印制**：孙婷婷	

音乐为中心音乐治疗

［美］肯尼斯·埃根（Kenneth Aigen）　著

韩泰阳　译

出版发行：知识产权出版社 有限责任公司	网　址：http://www.ipph.cn
社　址：北京市海淀区气象路 50 号院	邮　编：100081
责编电话：010-82000860 转 8346	责编邮箱：dengying@ cnipr.com
发行电话：010-82000860 转 8101/8102	发行传真：010-82000893/82005070/82000270
印　刷：北京九州迅驰传媒文化有限公司	经　销：各大网上书店、新华书店及相关专业书店
开　本：720mm×1000mm　1/16	印　张：19.75
版　次：2020 年 10 月第 1 版	印　次：2024 年 8 月第 2 次印刷
字　数：300 千字	定　价：88.00 元
ISBN 978-7-5130-7222-9	
京权图字：01-2020-6597	

谨以此书献给鲁道夫·罗宾斯音乐治疗基金会的所有成员和支持者。

　　他们无私的帮助使得数不清的人得以被音乐疗愈，也使得像本书这样针对音乐治疗方法的研究成为可能。

序

　　当您第一次看到《音乐为中心音乐治疗》这个标题时，可能会产生一些疑问。因为音乐治疗一词里本身就包含音乐的字样，您也许会自然地认为音乐是所有音乐治疗的核心，所以本书的标题似乎显得冗余。然而，纵观过去 75 年的音乐治疗发展史，很多音乐治疗师都削减了他们工作中的音乐部分，特别是那些为音乐所独有的能丰富人类生命的东西。本书的主要写作目的就是去对抗这种现象，并为那些将工作重心放在为来访者提供音乐体验中内在价值的治疗师提供理论支持。

　　在向其他行业的人们解释自己的工作时，音乐治疗师会遇到双重的挑战：他们既想让音乐治疗区别于其他的音乐行业，又想使音乐治疗成为一个正规的健康服务行业。为了达到这些目标，传统上，他们一般将音乐治疗定义为一种通过音乐来达到非音乐健康目标的行业，其治疗目标和心理治疗、言语治疗、物理治疗及职业治疗等相关行业的治疗目标是一样的。而且，他们还宣称，音乐治疗与包括音乐教育、音乐表演及音乐欣赏等其他音乐行业的区别就在于它能完成这些非音乐的目标。

　　但是，这种解决方式带来了一些其他的问题。如果音乐治疗存在的意义就是去达成和其他种类的治疗一样的治疗目标，那么除非音乐治疗相较于其他治疗方法对于这些目标的疗效更好，音乐治疗就没有什么存在的价值。如果相比于心理治疗、言语治疗和物理治疗，音乐治疗在心理、交流和运动等方面不能提供更明显的治疗效果，来访者为什么要来接受音乐治疗呢？

　　所以，我认为，将音乐治疗定义为一种用音乐达成非音乐目标的治疗方式既不能最有效地为音乐治疗树立良好的行业地位，也不能真实地反映人们来参加音乐治疗的原因，还不能完全解释音乐治疗为何有如此好的疗效。本书就建立在这个大前提之上。本书主张，音乐治疗即便作为一个健康服务行业，仍然可以在来访者希望和需要之时将音乐目标作为合理的治疗目标，因为音乐本身就是能改善生命的健康资源。所以，音乐治疗的作用原理便并不是用音乐来达到非音乐的健康目标，而是去帮助那些不能自己独立获取那些全人类共通的音乐价值的人更好地走进音乐，得到这些音乐所特有的好处。

要对这样的话题进行研讨必须涉及一些复杂且微妙的哲学思辨。作为作者，我没办法想象有比韩泰阳先生更适合的译者。他思维敏锐，且对音乐为中心思想有着深刻的理解。我非常感谢他所做的工作。因为中国在国际上具有巨大的影响力，音乐治疗在中国的发展也势必会影响很多其他国家中音乐治疗行业的发展。通过翻译本书，韩泰阳先生为中国及其他亚洲国家的音乐治疗师提供了一个良好的机会，使他们也能将音乐为中心思想当作自己工作的基础。

肯尼斯·埃根

2020 年 6 月

于纽约

《斐多篇》中表述了"生而为乐"的概念，即人是天生的音乐家，是一种需要音乐才能圆满的存在。在西方思想的发展进程中，人性的这个维度曾被长期地遮蔽。现在是让它重见光明的时候了。

——维克多·祖克坎德尔（Victor Zuckerkandl）

《人即音乐家》（*Man the Musician*）

前 言

在现代音乐治疗逾六十年的历史中，虽然很多音乐治疗实践都具有原创性，但很多治疗理论的核心是从其他学科中搬运来的。其源头有神经科学、精神分析以及行为主义的学习理论等。

由于这些学科已经建立了相对完整的解释系统，所以建立于它们之上的音乐治疗理论自然要比原生理论❶发展得快。然而由于这些理论皆源于非音乐领域的研究，不管治疗师们是把这些外源性理论作为他们治疗实践的重要基础，还是仅用这些理论来解释治疗中发生的现象，音乐治疗中的音乐维度都容易被忽略、轻视甚至扭曲。

与以非音乐理论为基础的音乐治疗流派相对应的是音乐为中心音乐治疗流派，例如，鲁道夫·罗宾斯音乐治疗（Nordoff - Robbins Music Therapy）和音乐引导想象（Guide Imagery and Music）。虽然这两种音乐治疗流派从 20 世纪 50 年代末发源起到现在都取得了很大的发展，但是它们在理论方面的显著进步则是从最近十几年才刚刚开始的。

由于音乐是这些形式的音乐治疗中的绝对核心，它们亟须一种能突出音乐过程、结构、互动和音乐体验的音乐治疗理论作为依托。但是在音乐为中心音乐治疗中，这样的理论落后于实践。其原因有二：第一，与其从现存的音乐理论中挖掘有关健康的部分来说，把健康领域的已有理论与音乐关联相对要容易得多；第二，当音乐为中心音乐治疗把音乐治疗内部的原生理论作为基础时，它同时面临着创建全新理论和探索人类音乐活动与健康关系的双重挑战。

本书以探索"音乐为中心"这个概念在音乐治疗理论和实践中的基

---

❶ 原生理论是指那些主要从音乐治疗实践本身中脱颖而出的理论。

础和内涵开篇。我把"音乐为中心"这个词视作一种立场，而不是一个具体的流派。也就是说，不同流派，使用不同治疗模型的音乐治疗师和音乐治疗理论家都有不同程度的"音乐为中心"的立场。尽管从 20 世纪 80 年代起，"音乐为中心"这个词就开始出现在音乐治疗文献中，但是我承认，其既没有被妥善地定义，其不同内涵也没有被详尽地探索。这导致大家只能在学术论著中使用一个不确定、不规范的概念。在意识到这种情况后，笔者写作此书的本意就是刺激音乐治疗学界去深入讨论"音乐为中心"这个词的意义，以求学界能在它的运用上达成共识。

与此同时，就像很多书一样，这本书也有它自己的生命与想法。在写作的过程中，它日渐生长，最终竟远超笔者最初的期待。除了讨论音乐为中心思想以及实践的性质和起源以外，本书还介绍了来自不同领域及不同方法流派的多种音乐为中心音乐治疗理论。而且，从元理论的角度来说，为了强调在本书的后两部分中所提及的理论是音乐为中心的，笔者还提供了关于音乐治疗理论本身的概述。

本书架构

为了达成如上目标，本书分为四部分：第一部分为音乐为中心音乐治疗提供理论背景；第二部分描述音乐为中心音乐治疗的性质、起源及它在各种不同的音乐治疗方法中的应用；第三部分首先为扎根于音乐理论的音乐为中心音乐治疗提供了哲学基础，然后讨论这些基础理论如何证明音乐为中心思想在音乐治疗普适理论中的适用性；第四部分概述普适的音乐为中心音乐治疗理论所应具有的特点。

第一部分主要介绍一些有关于科学和理论本身性质的知识，并澄清一系列音乐治疗中的理论问题。有些读者会认为音乐治疗应该建立在理性、可信且科学的基础之上，这些人有可能会因此倾向于对音乐为中心方法全盘否认。第一章讨论一些科学哲学中的核心问题，为的就是说明对于音乐为中心音乐治疗至关重要的这些理论在科学性上实际与其他种类的音乐治疗中的理论别无二致。第二章建立在第一章的基础上，讨论在音乐治疗中运用理论的一些实际方式，并澄清音乐治疗文献中出现的一些元理论术语的含义。在第二章中出现的对于普适理论的讨论也为第三和第四部分的论点提供了基础，即音乐为中心思想是音乐治疗普适理论的良好源头。

第二部分中的第三章至第五章主要描绘音乐为中心音乐治疗的特征。尽管可能不应该给予这样的建议，但笔者还是要说，那些已经确信科学活动的多元性，或者对元理论问题和理论的角色问题不感兴趣的读者可以从第三章开始阅读本书。它会告诉你音乐为中心思想的起源、蕴含的价值及在当代音乐治疗师的实践和训练中的体现。尽管如此，笔者在本书第三部分中提出的音乐为中心思想能为音乐治疗中的普适理论提供基础的观点会建立在对第一章和第二章中所包含材料的理解上。

第二部分中的第六章和第七章介绍了一些重要的音乐治疗方法及当代理论概念中的音乐为中心元素。这两章的主要目的有二：第一，说明音乐为中心性并不只局限于某一种特定的音乐治疗方法中；第二，阐述前几章介绍过的理念和实践方式是如何分别体现在现存的实际方法的理论和实践中的。这部分采取的方针是以点带面，而不是包罗万象，并没有尝试去详细穷尽每种不同音乐治疗模型中的音乐为中心性。

本书要表达的立场是，音乐为中心音乐治疗理论的哲学基础必须建立在音乐理论之上，第三部分的目标就是提供这种基础。该部分会介绍两种看待音乐的视角及它们在音乐治疗中的应用，两者分别是图式理论和维克多·祖克坎德尔（Victor Zuckerkandl）的音乐理论。第八章和第九章中，笔者会详细介绍这两个理论，然后解释它们在音乐治疗中的含义。第十章的要点是中和两个理论间存在的一些矛盾之处，并从而为音乐为中心实践建立一个比只单独使用以上二者之一更强的理论基础。

第四部分呈现了一个音乐为中心音乐治疗理论，它展示了我们如何通过这种思维方式来创造一个在各种治疗领域、工作方式和概念框架中都能应用的音乐治疗普适理论。该部分通过音乐为中心的视角讨论了不少对于普适理论至关重要的议题，其中包括音乐和音乐体验的性质、音乐和人类情感及表达之间的关系、音乐创造意义的方式以及音乐与过渡。

一种被称作"图式理论"或"隐喻理论"的阐释人类理解世界方式的理论在第三和第四部分中占有重要的位置。这个理论由哲学家马克·约翰逊和语言学家乔治·莱考夫开创（Lakoff & Johnson，1980；Johnson，1987；Lakoff & Johnson，1999），并逐渐在越来越多的领域中产生影响，其中包括音乐学领域。本书的后两部分中，笔者以三种不同的角度使用了图式理论：（1）如之前所提到的，它作为音乐理论的一部分为音乐为中心音乐治疗理论提供了发展空间；（2）它对于人类认知和意义的整体观点为音乐为中心理论的普适性打下了理论基础；（3）它其中的元素能充实第四部分中提出的音乐为中心理论的某些具体方面。

初探音乐为中心思想的起源

那些对音乐为中心音乐治疗至关重要的观点有着各自不同的理论起源。尽管在第三章中我们会对音乐为中心思想的演变进行更详细的讨论，但在这里笔者想先简略介绍一些音乐为中心思想的重要理论源头和概念支持。

音乐为中心音乐治疗的概念起源于保罗·鲁道夫和克莱夫·罗宾斯（Paul Nordoff & Clive Robbins，1965，1971，1977）的工作中。❶ 其中，音乐特定的特性及体验是主要的临床要素。尽管他们没有公开地使用过这个词，但他们的实践方法和理念都符合本书中所描述的音乐为中心概念。海伦·邦尼（Helen Bonny，1978a，1978b，1980，2002）的工作也非常重要，她也致力于发展以音乐作为主要临床要素的音乐治疗。任何对于音乐为中心音乐治疗起源的研究都必须要涉及鲁道夫·罗宾斯音乐治疗和音乐引导想象。还有，尽管卡洛琳·肯尼（Carolyn Kenny）的很多著作都着眼于音乐治疗理论中的普遍性问题，但她的《神秘大道》（*The Mythic*

---

❶ 第三章将会提到，尽管一些早期的音乐治疗师也很强调音乐本身固有的临床价值，但他们对音乐的内在过程和结构缺乏研究，这是他们与音乐为中心治疗师的明显分别。

Artery）一书介绍了一些对音乐为中心理论的发展至关重要的观点，在这方面具有开创性。很多在当代音乐治疗著作中得到关注的观点都是在该书中被首先提出的。

第三章中出现的两个用来支持音乐治疗实践的核心概念分别由约翰·杜威（John Dewey，1934）和大卫·艾洛特（David Elliot，1995）提出。其中杜威的概念在之前的研究中曾被用于阐释鲁道夫·罗宾斯音乐治疗的原理（Aigen，1995a；1998）。第五章包含了一些笔者认为可以被称作音乐为中心音乐治疗方法的理论和实践，尽管之前并没有文章或调查研究定义它们是"音乐为中心"的。实际上，笔者是从概念出发来定义音乐为中心音乐治疗的，而不仅仅是全凭经验。笔者所做的是详细描绘出那些符合音乐为中心音乐治疗的价值、概念和理论的实践与思想。

第五章中出现的很多理论和实践都是音乐治疗师讨论的普遍焦点。它们究竟有多普遍呢？目前并没有关于这个问题的具体数据。但至少，笔者可以说的是，笔者在过去的二十多年里一直在从事音乐治疗，曾在三种不同的治疗领域中工作，且除了在美国所做的工作外，笔者还在巴西、日本、澳大利亚、新西兰、加拿大及比利时、西班牙、德国、英国、丹麦、意大利和挪威等欧洲国家的大学中或会议上做过报告。无论笔者走到哪里，都能遇到认同笔者所定义的音乐为中心的实践和理念的人。对笔者而言，这些理念有着广泛的追随者；而它们是否属于音乐为中心的范畴之内是由大家阅罢本书后的反应和见解所部分决定的。

在定义音乐为中心性时所涉及的问题

在完成此书的过程中，笔者逐渐理解到，"音乐为中心"这个词有两种用法。对于一部分音乐治疗师来说，这个词归纳了他们工作的所有核心组成部分。他们就是音乐为中心的，这是他们身份的一部分。在他们的临床实践中，这反映为在干预和理论上特别专一于音乐。

对于另一部分治疗师来说，这个词描绘了他们实践和理念的一些方面，而他们也有其他相当重要，并与音乐为中心思想相互补充或冲突的思想。音乐为中心是他们在做的一件事，是一个可以来去自如的立场。在临床实践中，这反映为赋予音乐核心的角色，并很注重音乐体验，但可能缺乏像第一种治疗师一样的专一性。

例如，把音乐为中心的原则和实践与精神分析的概念结合对于第一类人来说是不合理的，因为这二者在概念上是不兼容的。对于第二类人来说，不同建构可能兼容，也可能不兼容，但这不影响他们同时使用这两种思维方式，原因有二：第一，对于某些人来说，兼容性是依情况而定的。因此，治疗师可以依实际情况来决定分别何时使用包括音乐为中心和精神分析在内的各种立场；第二，通过一些方式，音乐为中心思想可以将精神分析思想包含在内，所以在音乐中就可以对精神分析的过程和架构进行处理。对于持这种想法的人，纯粹的音乐演奏本身也可以成为一种精神分析治疗的形式。

在本书中，笔者并不是说上面的某种立场比另一种更好，这属于每个治疗师的个人选择。但是，笔者在全书中不断使用"音乐为中心"这个词来形容模型、理论、实践和治疗师的事实表明笔者承认音乐为中心的架构是可以（虽然不是必须）作为我们永久性的正式身份的。

通篇文章中，笔者引用了很多例子，其目的并不是定义某人是否是音乐为中心的。对于全部的音乐为中心的思想和实践来说，那些大量采取这些东西的治疗师可能会更乐意把自己描述为音乐为中心的音乐治疗师；那些相对少采取这些的治疗师可能不会选择通过这种方式来描述自己。但选择后者并不意味着他们不能运用或提倡音乐为中心思想中的某些方面。

还有，笔者也不是想去硬性规定什么样的观点或实践才是音乐为中心的。正如可以用很多不同的方式来诠释这个词一样，每个治疗师也带有不同程度的音乐为中心性。很有可能有些不把自己定义为"音乐为中心"的治疗师也会采用一些笔者认为是"音乐为中心"的思想或操作方式。对于这些治疗师，笔者想强调，这些思想或操作方式并非是音乐为中心思想所独占的，它们确实可能也可以被归纳到其他的理论或概念框架之中。当然，如果出现了以上情况，笔者认为把这些思想或操作方式与这些理论或框架进行关联也是很重要的。

例如，笔者在本书的几处地方讨论了情感表达和音乐的关系，并说明在精神分析音乐治疗方法中，音乐通常被认为是一种进行情感宣泄、情感相关的自我表达或个人情感的符号化呈现的途径。同时笔者也介绍了音乐为中心的方法如何既能涵盖音乐的以上作用，又能在治疗情境下融合音乐的其他用途，如提供审美性体验或创造律动节奏等。

一些精神分析背景的音乐治疗师可能会不接受笔者对他们方法的划分，会认为他们也通过其他方式使用音乐。笔者认为，我们可以提出一个开放性的问题，即通过这些，他们是不是正在（1）通过一种与理论基础相契合的方式对传统的精神分析思想进行拓展，或（2）把音乐为中心的思想或实践方式融合到传统的精神分析实践中，以至于创造出了一种更折中的方法。如果在治疗中对美的创造能以一种契合于精神分析理论的方式得以解读，那么可以认为它满足了第一种情况；如果不能，那么第二种情况会更贴切，即对美或律动的创造并不能作为精神分析音乐治疗中合理的关注点。

一些其他解释

本书的整体目标是为已有的临床实践提供概念基础，并搭建能帮助阐明音乐为中心音乐治疗理论的整体理论框架。这本书并不是一个音乐为中心的实践、干预或理论大全。当然笔者也尝试去提供足够的音乐为中心实践的例子来描绘音乐为中心工作的面貌，并对理论概念所组成的框架进行丰富充实。

有一点笔者想特别强调：笔者并不是说音乐为中心思想的所有方面都适用于所有治疗情境和来访者。对于治疗师来说，立场必须要可以付诸实践，并且能满足来访者需要。这点是一定的。而这本书的内容是为音乐为中心的实践提供理论方面的指导，既服务于将其作为整体框架的治疗师，也服务于当有临床需要时才采用的治疗师。

　　笔者在此还要做一些"自我披露"。读者们需要知道，笔者就是一名音乐为中心的治疗师。这本书对笔者而言并不只是学术产品。它探索了一些对笔者的职业和个人身份非常重要的核心概念。当然，笔者的立场会从各方面影响本书内容，所以对读者来说，知道笔者的这些理论偏向是很重要的。

　　实际上，笔者认为对于所有音乐治疗中的过程来说，聆听、创作和演奏音乐时的那种欢乐都占据着核心的位置。笔者相信，如果所有音乐治疗师聚在一起，彼此敞开心扉，诚实地面对自己和他人，并且没有必须通过从其他健康行业中舶来的术语来显示专业性的实际需要，那么所有人都会同意这一点。只是因为有太多实际的原因使得我们不能如此地解读音乐治疗，并因此渐渐地忘记了它的本质。

　　正因笔者深深保有着这些信念，笔者更相信音乐为中心的思想并不只是音乐治疗中边缘化的元素。与之相反，它可以为多种类型的临床应用提供坚实的基础。笔者曾见证过这种视角如何能有效地促使来访者创造出有意义的体验，因此才决心用尽可能包罗万象的方式来呈现它，这样它就能最大限度地散播到音乐治疗的更多领域中。这个目标在本书中的实现方式是将音乐为中心思想作为普适音乐治疗理论的基础。

目　　录

第三部分　支持音乐为中心理论的音乐哲学

第四部分　音乐为中心普适音乐治疗理论

第一部分

音乐为中心理论的发展背景

第一章　科学理论的性质

有些读者可能要问，一本关于音乐为中心音乐治疗的书为什么要以理论本身的性质开场？简单来说，这是因为本书在分析各种理论的特征时采用了元理论的视角，并把它与当代的音乐治疗实践相连。要知道，音乐治疗师持有的理论观点不仅取决于他和音乐的关系，更反映了他对科学理论本身的观点。故关于音乐治疗理论的论辩同时也是关于相应科学理论的性质和功能的论辩。因此，如果不考虑某音乐治疗理论之下隐含着的科学理论观点，我们就无法研究这个音乐治疗理论。

正如前言中提到的，因为音乐为中心音乐治疗不以现存的外源理论为依托，所以用音乐治疗实践引领音乐治疗理论的现象在音乐为中心音乐治疗领域中屡见不鲜。通常，音乐治疗师们在实践中探索用音乐改善来访者生活的有效方法。一旦这种新的治疗手段取得成功，理论家就会去为其构建理论模型，以解释为什么这种治疗方法会奏效。接下来，他们把这种由先驱者根据直觉所创造的方法理性化，转换为法则和定律，以方便他人学习应用。

以上的这种模式可能会让一些理论家感到不适。他们认为，通过这种方式建立的治疗方法在功效的可预期性上不能与临床医学这样的学科同日而语。所以，这种不建立在翔实科学理论基础上的治疗实践是不负责任的。按照这种观点，理论应该决定实践。

尽管如此，也有其他的一些包括笔者在内的理论家和实践者对科学的性质有着不同的观点。我们认为，并不只有某些特定的方式方法才叫作"科学"，实践及其指导理论本身的性质在某种程度上决定了"科学"的性质。从这种观点出发，用实践来引领理论是没有问题的，因为能证明音乐治疗实践效果的方法是多样化的。

因此，正如同我们在第一部分中对理论性质的讨论所示，在把音乐治疗概念化的过程中呼吁建立音乐为中心理论并不是反科学，更不是反智主义。音乐为中心思想也可以像其他音乐治疗理论一样，保有严格的理性态度以及系统的研究模式。

本书中涵盖的思想曾受到来自不同方面的质疑。质疑的声音来自两个派别。第一派是精神分析派别的理论家（Streeter，1999）。他们认为音乐为中心的立场实际上是反理论的，并且在一些伦理维度上有疏漏。第二派来自采用狭义科学模型的音乐治疗师（Taylor，1997）。他们认为，衡量一种音乐治疗方法完善度的依据是其理论在行为、神经学或者心理学层面的可操作化程度。

笔者认为这些异议反映了一种广泛存在的对于音乐治疗，甚至是科学理论本质的狭隘视角。因此，在开始讨论音乐治疗理论之前，笔者想先回顾一下几种著名的科学理论，以证明上文中描述的这种以实践决定理论的视角在其科学性、伦理性、专业性及学术性的层面上和其他理论是处在同一个高度上的。笔者希望这可以帮助大家客观地去看待这种思想，而不是使它成为因不同世界观而引发的论战的替罪羊。

现在让我们举一些科学理论方面的例子。首先是分子运动论。分子运动论主张，气体由不停运动的分子构成。这个理论推导出了"气体温度是分子平均动能大小的标志"以及"减小气体体积可以提高平均分子动能从而使气体温度上升"这样的定律。气体的性质从而得以阐明。

其次是达尔文的进化论。这个理论包含如下几大元素：（1）物种中的个体们竞争有限的资源；（2）特定的性状有生存优势；（3）具有这些特定性状的个体取得了生存优势并把这些性状传给它们的后代；（4）物种中个体的性状随着时间演变，最终演变为另一个新的物种。这个理论阐明了物种多样性和物种消亡的原理。

最后是弗洛伊德的人格理论。他假定了本我、自我和超我三个心理结构的存在。它们的动力是力比多——一种源于本能并且数量有限的性能量。这三个结构会互相竞争以争取有限的力比多。与此同时，未被满足的本能需要会引发焦虑，人对于消除这种焦虑的需要便是个体行为的驱动力。人们用包括退行、压抑或者投射在内的多种心理机制保持心理平衡。这种心理结构以及其机制阐释了人的各种行为，包括以恐惧症或与神经症为代表的病态行为。这个理论通过同一套系统阐释了人类不同的思想、情感以及行为机制，也模糊了病态和健康的界限。

以上三个例子展示了多项科学理论所共有的特点：（1）科学理论通过建立因果关系来解释现象；（2）科学理论经常通过建立模型或者是类比的方式从已知的过程和性质中投射出未知——为了阐释此特点，以下几个问题供大家考虑：第一，在弗洛伊德人格理论中，各种心理结构竞争有限的力比多；而达尔文的进化论中个体们竞争有限的资源。这两种理论的相似点有哪些？第二，达尔文的进化论是怎么建立在人们用于选择家畜特定性状的动物育种理论上的？第三，原子结构理论是如何参照太阳系的形态而创造的？（3）科学理论为实践活动提供指导；（4）科学理论把多种复杂的现象简化成普遍、单一的过程，从而揭示现象中蕴藏的规律。

理论之间也存在着一系列的重要不同。首先，有一些理论可以在解释已发生现象的同时预测未来的现象，而其他的一些理论只提供解释。在包括地质学、古生物学及心理学的多项分支在内的多种科学领域中，理论都更擅于解释过去发生的现象而不是预测将来。其次，一些理论涉及的是实际存在的实体，而另一些理论更倾向于起到启发或者是计算的作用。最后，一些理论可以被新的发现验证或者是证伪，而另一些理论比较难以做到这点。

对于这些理论之间存在的不同，在科学哲学界依然有许多争论。首先，是否一个理论必须要能在解释已有现象的同时预测未来现象才能被称为是科学的？有些人认为，不应该单凭一个理论缺乏预测能力就去否定其科学性。以进化论为例，尽管自然选择理论已经被世界广泛接受超过百年，但这个理论仍然无法预测什么样的新物种会在未来产生，而且佐证进化论的是类似化石这样的证据，而不是采取控制变量法的实验设计。

因此，如果我们把预测力看作科学理论所必须具备的性质，那么很多常识中被认为具有科学性的理论的科学地位则会岌岌可危。对于一些特定的理论，预测性并不是科学性的必要条件。其实在不同的科学学科中，科学理论有着不同的规则。比如在物理学中，预测性是必需的，而在生物学或人文科学中则不是。但如果这些科学领域在实践中遵循不同的规则，那么这些不同的科学领域有什么共同点能使得它们都被称为"科学"，则需要大家进一步思考。

在音乐治疗领域中，有一些理论因具有对结果进行预测的能力而受到追捧。虽然一个理论预测结果的能力强是它的一个优点，但是正如之前我们所论证过的，一个理论不能做到这点并不一定会影响其科学地位甚至是整体使用价值。尽管某些现实的社会因素可能会使人们更加欢迎那些可被检测的理论，但是这些理论并不一定比那些只能解释现象或指导临床干预的理论更科学。

另一个关于理论性质的重要议题牵扯到理论实体的本体论地位：在理论中涉及的结构、机制、过程究竟是真正存在的，还是只是作为一种虚构的计算工具而存在？科学实在论者认为，理论实体确实存在，而且科学家假定它们为真实的实体，而不是计算工具。

在科学史上，有很多证据能支持实在论的观点。很多理论在它们创建的时候，由于技术条件所限，其中所涉及的实体无法被观测，而之后的技术进步验证了这些实体的存在，比如昆虫传播病毒的理论。在它创建的时候，显微镜还没有被发明。病毒在当时被认为是没办法被观测到的微小个体。随后产生的新的技术手段证明了病毒的存在。

与之相对立的观点在科学哲学中被称为虚构主义或者工具主义。这种思潮的中心思想是理论实体并不真实存在，而只是一种有实用价值的推理工具。从这种角度出发，去争论一个理论究竟能不能精确地描述真实世界是没有意义的。与之相反，唯一需要考虑的问题则是这个理论能在多大程度上精确地对未来做出预测。

在科学史上，虚构主义的观点引起了多次科学危机。以托勒密的理论为例，托勒密有两个主要的观点，即"地球是宇宙的中心"和"所有星体都沿圆周轨道运动"。托勒密通过"本轮"（星体除了绕地轨道，还会沿着另一个小轨道旋转）概念完善了他自己的理论并且解释了很多天文现象。最后，托勒密的理论变得臃肿复杂，严重违背了科学家挑选理论的简约性原则。当托勒密理论的不合理性渐渐变得明晰时，它的鼓吹者则宣称，该理论并不是在精确地描述现实，而纯粹是一个计算行星运动的工具。最终，托勒密的理论被开普勒的理论所取代。后者证明了行星是沿着椭圆轨道运行的。

让我们再举一个现代物理学中的例子。光的性质一直以来都是一个重要的议题。光同时具有波和粒子的性质，因此有的学者认为去讨论光具体是什么是没有意义的，大家更应该关注光在不同的条件下展示什么样的性质，而不是光的本质是什么。这种观点是一种非常典型的虚构主义的立场，因为它抛弃了科学应该描述现象本质的观念。

与音乐治疗师关系更近的例子是行为主义学习理论。广义上讲，行为主义在科学理论的立场上与虚构主义的立场是一致的。行为主义流派中的激进者抛弃了用来解释行为的心理结构，从而完全规避了任何形式的解释。他们认为，对行为的心理解释从根本上来说是不科学的，因为这些心理结构的本质是不可被观测的。然而他们忽略了，所有理论的指代物之所以是理论上的，正是因为它们是不能被观测的。

强化物在行为之后而不是在行为之前出现，而一个原因不能在它的结果发生之后发生，所以强化物本身在逻辑上不能成为行为的原因，从而不能成为解释行为的原因。同时，我们不能说一个生物因为渴望得到强化物，所以做出目标行为以求获得强化物，因为援引例如"渴望"这样的对心理状态的描述违背了行为主义不使用与意志相关的词汇作为行为原因的原则。因此，行为主义抛弃了对真实解释的探索，把所有注意力放在建立行为与强化的相关关系而不是因果关系上，从而使研究的目标变成预测和控制行为而不是去解释或理解行为。

科学哲学家们一直以来对于理论能否被真正地证明或被否定的问题存在分歧。去证明一个理论，特别是当这个理论涉及无法被观测的实体或者过程时，这究竟意味着什么？如果这意味这个理论能做出精准的预测，那么不具有预测能力的理论该怎么去被证明呢？而且我们永远可以制定其他的替代理论去解释现象。对于理论，我们能做的只有通过展示与理论不相符的证据来证伪。实际上，一些科学哲学家，比如卡尔·波普尔认为，理论永远不可能被证明，只能被证伪。科学史不是由一系列的证明，而是由一系列的证伪所组成的。

这不禁令我们思索，一个理论是如何取代另一个理论的？我们又如何描述科学的进步呢？这究竟是一个纯理性的过程，还是一个同时也包含着心理、社会、历史以及其他特殊因素的过程呢？托马斯·库恩（Thomas Kuhn, 1970）是这个领域研究的先驱，他也是在整个 20 世纪中最为人称道但最饱受误解的学者之一。

库恩作为一名科学史学家，对理论的更迭非常感兴趣。他是第一个在科学史研究中引入"范式"概念的人。他同时也提出，科学进步的机制实际上是范式的不断进步。对于范式这个术语的真正含义，学界有诸多争论，就连库恩自己也曾以多种不同的方式使用它。在这里我们就不深入讨论争论的内容了。但是一言以蔽之，库恩研究的结论是：在旧理论被新理论取代的过程中，社会因素从中起到了作用，而且使科学家在多种不同的理论中做抉择的内在标准并不能用逻辑语言描述。他也因为把非理性成分引入了科学活动中而饱受争议。❶

实际上，外部因素指导着科学家对理论的选择，而且理论也倾向于成为科学家的世界观，从而潜在地影响他们的看法和判断。这两者共同体现了科学的非理性基础。为了阐释这个观点，让我们先来考虑一下理论是如何发展和运作的。最初，观察和经验引领理论。例如，林奈为生物分类，以使达尔文后来的工作成为可能；弗洛伊德先有对神经症的观察，然后才创建理论以解释其运作模式；在音乐治疗中，我们看到来访者变得更加健康或者出现了在音乐互动外从未表现过的功能状态。于是，我们建立理论去尝试解释这些现象。

然后我们就进入了观察和经验与理论共存的阶段。理论开始有能力去帮助我们确定我们的关注焦点，观察和经验渐渐开始被我们所持有的理论

---

❶ 但是库恩同时也费了很大力气来展示理论的演变还是可以由理性作为基础，尽管其不能被简化为一种基于正式规则的决策过程。而且他也公开否定了很多基于他观点的评论文章。在他后期的学术论著里，他通过探讨科学范式在内隐知识中的角色阐释了内隐知识的应用。

所影响，同时我们感兴趣的新发现也通过不同的方式渗透到我们的理论中。在这个阶段，理论和经验互相作用。

在这个过程中的第三阶段，理论决定着观察和经验。从某种意义上讲，这意味着理论决定着人们的知觉。人们开始依据理论来描述和体验这个世界。理论的元素与人们的思维过程紧密相连，以至于两者之间的界线时常难以分辨。人们在情感上与这个理论紧密连接，于是变得更倾向于只看到支持它的证据，而忽视与它相悖的证据。理论超越了工具或见解，变成了人们的世界观。

关于学科整体的发展，用库恩（1970）的解释是，在一个学科的前范式阶段，多种理论同时竞争，吸引追随者。最终，某个范式会变得比其他的更加吸引人。这样一来，学科内部建立了统一，学科变得成熟，也令科学活动标准的建立成为可能。随着知识总量的增加，越来越多驳斥这个理论的例证也会出现，最终会到达一个临界点。这时，新的理论作为现存理论的敌对理论开始出现。双方的拥护者们往往各说各话，因为他们并没有达成一致的共同基础。实际上，真正产生冲突的是不同的世界观。最后，这个新的理论会建立一种新的范式，并取得支配地位；旧的理论则只能退出这门学科。这个过程可能需要很多年。

在我们把讨论延展至音乐治疗领域时，要考虑一个实际上在所有人文科学中都存在的问题，即人文科学可不可以是多范式的？在这里不得不提的是，库恩认为，范式起作用的维度是分支学科，而不是在不同门类的"科学"这样广的维度。这么说来，在音乐治疗界中建立唯一范式是说不通的，因为音乐治疗实践的形式实在太多种多样了。尽管如此，我们也有可能在诸如音乐心理治疗或者临床医学中的音乐治疗这样的维度建立唯一范式。但是，人文科学是不是本质上就和自然科学不一样，必须同时存在多个同时运作的范式而不是追求建立唯一一个占统治地位的范式？让我们举一个心理学中的例子：精神分析理论、行为主义理论、人本主义理论和超个人主义心理学理论相继出现。上述所有的这些理论框架现在都共存于学术界。尽管它们中的每一派在学术和治疗实践领域都有各自的势力范围，但并没有一派占据绝对主导地位。

不管大家怎么看待这些问题，以下三点对于本书来说都至关重要。首先，各种不同的理论形式都可以具有科学性。哲学家们对理论的性质存在分歧，所以任何形式的音乐治疗理论的支持者都可以找到支持他们成果的认识论依据。其次，要求所有的音乐治疗实践遵循同一种范式或理论基础是不合理的。对于相信人文科学具有多范式的人，多种形式的理论在音乐治疗中明显可以共存。即使对于那些不赞成多范式模型的人来说，去要求一个学科全都遵循一个范式也属于对单范式模型概念的误用。最后，理论是人类具有实用功能的创造。❶ 这些功能是多种多样的，对于每一个治疗师来说都不尽相同。比如，批评一个理论缺少可量化性可能是不合理的，因为可量化性对于其主要功能来说可能并不是一个必需的性质。

为了理解不同音乐治疗理论的价值，我们必须先去了解理论在当代音乐治疗实践中所扮演的多种角色。这样，我们就可以从某理论拥护者的角度而不是用一套可能与该理论无关的评价体系来理解并批评它。理论是人类为了满足我们自己的客观需要而创造的。我们最好从它们满足这些客观需要的能力的角度而不是从它们的形式和逻辑结构上去评价它们。第二章的讨论就以理论在音乐治疗中的不同用途开始。

---

❶ 但是这并不代表笔者支持虚构主义的观点。第一，不管理论是不是反映客观现实，它都是人类心智的产物。第二，在一般意义上来说，理论包含着除它解释的现象以外的社会功能。

第二章　音乐治疗理论概述

第一章从概念化的层面向大家介绍了理论在当代音乐治疗领域的发展、呈现以及应用方式，以求展示音乐为中心理论的立足之处。该章的论述较宽泛，涉及很多对理论本身性质的探讨。

本章的第一部分主要描述理论在音乐治疗中扮演的不同角色。当我们把这些理论的作用纳入我们的考虑范围后，我们就可以更好地理解音乐为中心理论对音乐治疗的发展可以做出哪些独特贡献。第二部分从理论本身性质的角度对多种音乐治疗理论按照起源背景进行分类。第三部分讨论一系列与第二部分中提到的概念图式及音乐为中心理论性质相关的问题。

理论在当代音乐治疗中扮演的角色

相对于主要使用量化研究手段的研究者和主要关注于治疗方法评估的人来说，理论的功能对于治疗师和主要使用质化手段的研究者是不一样的。由于临床理论有可能不适合用传统的研究步骤来进行操作化及验证，这导致治疗理论的功能和内容多被那些认为理论的作用是提供待验证假设的研究者所忽略。因为音乐为中心方法主要（但不是全部）是为治疗师服务的，所以为了从理论的主要使用者的角度去评价理论的价值，去了解一下理论的其他功能是非常重要的。

为临床干预提供基础

音乐治疗就如同法律或者建筑一样，是一个需要特殊训练后才能从事的专业。在这样的专业中，专业人士需要同时具备与专业相关的抽象内隐知识以及高度规范化的外显知识。内隐知识指的是那些我们知道但是难以言说的知识。有些时候我们把此称为专业人士的"经验"。外显知识存在于理论和概念中，可以被明确地表达出来。理论解释了我们工作的原因、过程以及成果。

对理论的运用也许是"专业"区别于其他人类活动的根本。很多艺术家和手艺人的知识在他们对作品的雕琢中体现。他们关注的是成品，并不需要逻辑化理论的辅助。与此同时，像外科医生、建筑师或者音乐治疗师这样的专业人士，同样需要和手艺人一样隐含于行为之间的内隐知识，但是专业人士同时也使用逻辑化的理论来解释和支持他们的工作。

尽管如此，这并不意味着理论就可以对于治疗中的情况提供处方式的应对手段。有人认为，专业人士、研究员甚至是科学家的工作都是被规范化的逻辑演算所指导的。托马斯·库恩（1977）和唐纳德·舍恩（Donald Schön, 1983）等一批学者早已驳斥了这种观点。同理，有些音乐治疗师主张，经过验证的理论（假如这种东西存在的话）可以为治疗提供具体的操作规程，进而引领治疗师的工作。这种观点实际上给予了理论一个它自身并不具有的功能，因为这个功能是由那些我们从临床经验或者个案分析中获取的内隐知识所承担的。但是，在承认音乐治疗师的专业知识中包含着经验成分的同时，否定理论有为干预提供操作规程的作用并不表示理论本身不重要。

与之相反，理论通过它的一系列其他功能为临床干预提供了坚实的基础。理论为干预的结果提供了解释；理论指示了该领域的专业人员所必需的技能，从而为相关专业培训项目的内容提供了指导；理论为该领域的从业者提供了共通的交流语言；理论还为专业人员在该领域内提供了整体的世界观、价值系统以及一套定义其临床干预的标准化步骤。简单来说，理论通过为干预提供理性基础使得对从业者的专业教育成为可能。同时，理论也是某个社会结构被定义为"专业"并使其区别于其他形式的社会关系的必要元素。理论是音乐治疗师专业活动的支持体系。然而，理论尽管具备以上这些功能，却不一定能为专业人士在操作时提供即时性的指导。

增进并传播从业者的技艺和知识

就像我们之前所提及的，临床实践者的技艺是两种知识交融的产物。这两种知识包括可以在理论中被规范化的外显知识以及隐藏在治疗干预活动中的知识。舍恩（1983）称后者为"行动中的知识"。理论可以扩展我们的眼界，并同时提供给我们一条新的途径去看待我们在专业活动中遇到的现象，从而增进我们对自己的工作在理性层面上的理解。这些从理论中获取的新东西也可以反过来去指导并精湛我们的临床技艺。

理论可以把外显知识编码，使其能够在专业领域中传播。专业技艺可以从三种途径得到：第一种是通过亲自实践；第二种是通过学习和体验他人的实践（个案研究）；第三种是通过反思自己的实践。反思可以扩展我们对临床现象的认识和觉知，为干预提供依据；也能让我们把特殊情况升华到普遍情况，同时从普遍情况中落实出特殊情况。

举例来说，我们可以回想一下自己在学习个案研究时的体验。绝大部分的教育者都会同意，对于具体案例的分析是教学过程中不可或缺的一部分。我们通过个案研究内化了知识中不熟悉的部分，而这些知识有助于构建我们的内隐知识并增进我们的技艺。但是对专业全面系统的理解也代表着必须有概念、理论等其他抽象概念的参与。这些抽象概念能帮助我们建立治疗通则，并可以应用在今后临床实践中遇到的情况中。如此一来，我们就从特殊情况（个案研究）升华到普遍情况（治疗通则或者理论架构），然后再落实到特殊情况（我们把治疗通则针对某个特定的来访者个人化）。理论是这种知识转化的中介。

引领研究方向

研究使外显知识得到增加，而理论可以成为内隐知识进入外显知识领域的途径。总体来说，研究有三种用途，即描述、生成理论和检测理论。这三种用途都和理论有着千丝万缕的联系。在描述性的研究中，理论可以为其提供基本方针。理论可以帮助研究者决定什么现象需要被关注以及如何尽可能好地去捕捉和描述这些现象。理论也可以帮助我们提出研究问题和研究焦点。理论还可以成为研究结果本身，比如质化研究中的扎根理论。这种方法通过一系列特殊的数据收集和归纳技术把数据提炼为理论。在这里，理论并没有太多地为研究指引方向，而大多是作为研究结果出现。

与其他学科建立连接

跨学科沟通可以分别在学术和临床两个层面上进行。在学术层面上，音乐治疗师可以和对音乐有兴趣的人沟通。这些人包括音乐学家、民族音乐学家、音乐教育者和音乐哲学家，等等。这种沟通交流使得音乐治疗师可以对其他音乐相关领域及其从业者产生影响，同时使音乐治疗师加深对其他领域的理解。

在临床层面上，音乐治疗师和众多其他领域的专业人士进行沟通。这些专业人士包括医生、护士、心理治疗师、其他创造性艺术治疗师、社工、教师、言语治疗师和职业治疗师，等等。这种跨专业协作是来访者治疗过程中的必要元素。这种沟通也能起到教育他人，特别是那些可以直接影响音乐治疗服务的频率和质量的人（例如，政府机关、医院领导或投资人）的作用。

在这些沟通和协作中，理论起到至关重要的作用。音乐治疗师通过那些在音乐治疗和其他学科中共通的概念和理论与这些学科的从业者交流。这种"共通的语言"能帮助其他人更好地去理解音乐治疗。另外，对于理论的运用也证明了音乐治疗实践的成熟度和复杂性。这可以提升音乐治疗师在其他专业人士眼中的地位，从而为进一步的跨学科合作提供动力。

音乐治疗理论的概念框架

音乐治疗理论如何定位，来自音乐为中心视角的两种观点

为了在音乐治疗的范畴内定义和定位音乐为中心理论，首先要找到音

乐治疗作为一个整体在科学界中的位置。这项工作并不像看上去那么简单，其原因是音乐治疗结合了两种不同的人类活动（艺术和健康），且音乐治疗这个词本身也有着不同的指代意义。因此，如同我们会在下文阐述的，下面所有我们提供的架构都属于为具有高度流动性的当代学术界舆论导向而构建的实用架构。

比令涅夫·斯蒂格（Brynjulf Stige，2002）在厘清音乐治疗这个词的指代意义中作出了杰出贡献，下文的讨论参考了很多他的观点。在布鲁夏（Bruscia，1998a）工作的基础上，他把音乐治疗分成四个不同的类别，即民间音乐治疗、作为学科的音乐治疗、作为专业的音乐治疗以及作为专业实践的音乐治疗。民间音乐治疗包括了在音乐治疗开始成为一项专业之前人们所进行的所有通过音乐来改善身心健康的实践。作为学科的音乐治疗代表了"一项被特定的研究领域、研究方法以及规范的学术展示方式定义的学术分支"。作为专业的音乐治疗是"一个需要按照明确体系来进行训练才可以从事的专业"。而作为专业实践的音乐治疗是"一项活动，更确切地说是一个以达到身心健康为目的的交互式音乐活动过程。这个过程不包括其他种类的职业责任，比如说研究、教学、写作、咨询以及督导"。

斯蒂格发现，在作为专业实践的音乐治疗名下，有很多从业者的工作并不能很好地契合"治疗"这个词指代的意思，也就是治愈疾病。比如在"儿童健康中心促进儿童心理健康建设、在社区中做康复指导以及进行临终关怀"（Stige，2002）的音乐治疗师都没有在"治愈"疾病。尽管他承认，因为音乐治疗这个词已经被传播得非常广泛了，所以任何对这个词的改动都是不太可能的，但是他还是认为"健康音乐学（health musicology）"这个词能更好地囊括现今在音乐治疗这个词名下所进行的全部实践。❶

理论与学科本身以及专业实践息息相关。理论构成了音乐治疗师学习到的知识中的重要部分，同时它也在学术交流和研究活动中占据着重要地

---

❶ 有意思的是，在弗洛伦斯·泰森（Florence Tyson，1981）对于音乐治疗应用的简要综述中，她讨论了一种叫作"精神病音乐学（psychiatric musicology）"的方法，即把"音乐学的方法运用到慢性、退行的精神病人固化的音乐模式中"。

位。而且，不管是用事后解释还是理论指导干预的方法，理论都阐释了音乐治疗临床实践的意义。正如斯蒂格所主张的，音乐治疗这个词至少有四种不同的指代，而且理论至少参与在其中两者中。因此，如果不涉及这些指代，也就是音乐治疗理论所处的背景，我们就不可能定位音乐治疗理论。

然而，在开始接近关于音乐治疗理论的问题之前，我们甚至还有更基础的问题需要讨论。其中一个问题是音乐治疗在学科上的分类，该把它看作一个音乐类学科还是一个健康服务类学科？哪种分类方法更贴切它的本质？笔者会以音乐治疗在美国的情况为例来展示人们在尝试把音乐治疗作为一个学科和实践来分类时出现的复杂情况。❶ 要知道，在尝试去定位音乐治疗理论甚至是音乐为中心音乐治疗理论之前，我们要做的是尝试定位音乐治疗本身。

在美国，绝大部分的音乐治疗学术项目都被安排在音乐学院（系）中，而且所有美国音乐治疗协会批准的音乐治疗项目都必须经过美国国家音乐学院协会认证。与此同时，其本科生课程中必须包含45%的音乐基础课程，同时只有15%的临床基础课程。这种现象说明音乐治疗这个学科是包括在"音乐"这个大类下的，也就是说其和音乐表演、音乐教育和作曲这样的专业归为一类。

但是在美国音乐治疗协会官方给出的对"什么是音乐治疗"这个问题的回答中，协会称音乐治疗是一个"通过音乐改善残疾或疾病的儿童和成年人的健康并触及他们的需要，从而提高他们生活质量的卫生保健及公众服务专业"（American Music Therapy Association，2002）。这个答案似乎很明显地把音乐治疗这个专业以及其专业实践放在卫生保健的范畴中，和医生、护士、医疗技术员、言语治疗师、物理治疗师以及职业治疗师并列。

究竟是什么导致了学界这种看似自相矛盾的立场？这又将怎样影响我们接下来的讨论呢？

---

❶ 这并不是说美国的情况就能很好地代表全世界的情况。笔者只是在展示这种在其他地方也可能出现的进退两难的局面。

　　实际上，并不存在能将音乐治疗准确客观定位的单一社会或者学术领域。音乐治疗同时结合了音乐和健康两个领域是原因之一。哲学家阿尔弗雷德·诺思·怀特黑德（Alfred North Whitehead）说过："宇宙是不能被分割的。"（Kivy，1989）他想强调的是，学术上的分类实际上是人类构建的系统，并不能准确地反应外在世界的内在本质。尽管如此，各个大学、医院、诊所、学校、监狱以及其他有音乐治疗师工作的机构都是由很多部门（系）所构成的。大学必须决定把音乐治疗项目定在音乐学院还是心理学院；医院也必须决定音乐治疗服务是归属于文娱部门还是临床部门；同样，作为行业协会来讲，它也必须决定大学中的音乐治疗项目应该参照音乐学院的标准还是心理咨询专业的标准。所以，任何定位音乐治疗学科本身或其实践的尝试都应被视作是暂时性的，可以被更改或修订，而且一定是为了某些具体且实际的目的。无论是哪种对音乐治疗的定位都不是放之四海而皆准，这种现象也反映了人们对音乐治疗实践性质的观点的多元化。

　　本书的目的实际上是探索音乐为中心音乐治疗理论的理论背景，而并不是给音乐治疗"钦定"一个位置。但是作为这一段讨论的结尾，还是让我们来整理一下音乐治疗中应用的理论都来自哪里（见表2-1）。

表 2-1　音乐治疗理论的一些来源

生物学	神经学 生理学
心理学	行为理论 心理咨询 精神分析 发展心理学 人格心理学 认知心理学
社会学	
人类学	仪式与宗教研究
哲学	语言哲学 美学 信息论
教育学	

音乐	音乐学 民族音乐学 音乐哲学 乐理 音乐心理学 音乐教育 音乐治疗

出于对音乐治疗理论体系的个人理解，笔者把音乐治疗放在"音乐"这个大类中。并不是所有人都会同意这种分类方法，而且在此笔者要强调，这种分类带有一些实用目的甚至是主观色彩。比如说，尽管笔者把音乐哲学和音乐心理学都放在"音乐"大类下，但是其他人可能会把前者分入"哲学"大类，把后者分入"心理学"大类。有趣的是，人们经常把如音乐史和音乐教育这样的学科放在音乐系而不是历史系和教育系下面；但是对于音乐哲学或者音乐心理学这样的学科，大家却倾向于把它们归入哲学系或心理系。这个现象值得思考。

尽管以上这些不同的可能性显示了现今的分类方式并不固定，但是笔者还是相信笔者这种对音乐治疗的分类方式要优于其他方法。让我们列举其他三种方法并与其相比较——一旦看到在运用这三种方法时会遇到的困难，把音乐治疗归在"音乐"大类的这种分类方法的优点就会更加明晰。

第一种：音乐治疗从本质上来讲是一个综合领域，不适合分到任何一个其中的领域中，而应该自立一个大类——这种方法会遇到两种困难：第一，持这种观点的人必须先证明音乐治疗的交叉程度要明显高于民族音乐学和音乐哲学等其他交叉学科的交叉程度；第二，他们必须先证明音乐治疗具有足够的统一性和广博性。我认为这两者都不成立。

第二种：音乐治疗属于除音乐以外的另一个大类，比如生物学、心理学或者教育学——当然，在某种特定音乐治疗实践的层面，这种做法是可行的。比如可以把某种特定的音乐治疗实践归于"心理学"大类中。然而，这种分类方法只能在特定实践的层面实行，而且实际上不同的音乐治疗实践可以被分到不同的大类中。这些缺点导致把音乐治疗作为一个整体归入其中任何一个大类都不准确。

第三种：因为我们不能全面地覆盖音乐治疗理论，所以把音乐治疗定位在任何一个单独的大类都是不可行的——依照这种观点，音乐治疗的实践和思想过于多元化，所以它们同时分别属于不同大类。然而，笔者认为这种观点过于极端。逻辑上讲，这种看法同时意味着根本没有一个我们可以称作音乐治疗的实体足以涵盖不同种类的音乐治疗实践。进而，这又意味着比如音乐心理治疗和音乐医学的关系并不如这二者分别和心理学与医学的关系更近。所以说，音乐治疗需要被分进多个学科的说法实际上是在反对音乐治疗的存在。

对于把"音乐为中心"作为自己的一种正式身份的人来说，把音乐治疗定位于"音乐"大类中似乎更符合逻辑。因为在这些人看来，音乐治疗与其说是一种特殊的治疗方法，更不如说是一种对于音乐的特殊运用。这些理论和相对应的实践主要扎根于音乐中，且治疗的主要关注点也集中在音乐体验上。

通过在音乐研究中纳入那些音乐治疗的工作焦点，这种音乐为中心的立场拓展了音乐研究的涵盖范畴。此外，音乐研究的其他领域中不断地有新的理论萌生，从而自然地使音乐为中心立场有更好的生长环境。这些理论的例子包括安斯德尔（Ansdell，1997）第一次提出的"新音乐学"中包含的观点、音乐教育中的观点以及埃利奥特（Elliot，1995）的观点等。这种立场并不否认音乐治疗关注的是健康，从而使其区别于音乐教育等学科。然而，这种对健康的关注被视为对音乐的关注的一部分，而并不是一种被强加到音乐体验上面的附属品。音乐可以促进人的健康和发展，是这个事实让比如音乐治疗、音乐教育和民族音乐学等不同领域的理论彼此相连，因为这些学科都在通过自己的方式关注着音乐对我们人类的价值和它改善人类生命的方式。

对于那些并没有把音乐为中心当成自己的一种正式身份，而是将其作为一种可以临时采用的立场的治疗师来说，把音乐治疗看作一个综合领域是可以理解的。去解释这个领域需要运用音乐学的观点，但是不能全部仰仗于此。这种立场似乎与音乐治疗本质上是一个综合性的专业，且必须从音乐和非音乐领域同时吸纳理论作为基础以反映其综合性特征的这种观点更契合。

简言之，对于把音乐为中心作为身份的理论家来说，音乐治疗理论应该涵盖音乐研究中的概念，且必须扎根于音乐及音乐体验。虽然其他领域的观点也可以被采用，但一定是作为对核心音乐理论的增补，不能和音乐理论平起平坐甚至是将其取代。反之，对于那些把音乐为中心作为一种灵活立场的理论家，音乐治疗理论需要同时包含音乐研究和其他领域研究中的概念，且两者不能有一方占有压倒性的优势。尽管如此，两种观点都认为，音乐为中心的实践需要从表2-1所示的音乐研究中涵盖的各学科中寻求理论支持。

笔者在之前的一本书里（Aigen，2003）倡议把音乐治疗理论分为三类，分别为搬运理论、桥接理论和原生理论。区别这三种理论类型的是理论在音乐治疗中的原创程度。在表2-2中，横向排列的是不同的理论类型，而纵向排列的是在表2-1中涉及的理论源头。表2-2中的栏目显示了一些特定著作中所涵盖的概念可以被划归到哪种理论类型中，也显示了其理论定位。

虽然辨清理论类型可以辅助我们对理论的理解，但是要注意，这些类型彼此之间的界限是模糊的，并不是一成不变的。在这个问题上，笔者赞同布鲁夏（Kenneth Bruscia，个人交流，2004年8月7日）关于不同理论之间的关系的观点。他认为："有可能做到在不同种类理论之间建立明确界限的同时却不使两者极化，从而使它们互相排斥……我不觉得不同类别实体的性质必须要是截然对立的，它们之间甚至可能有很多共有的性质。"这样来说，我们就可以把这些不同的理论类型视为互有交集的不同知识领域。

在这个理论分类方法刚刚被提出时，笔者用这三种标签来指代特定的理论和理论观点，但笔者现在认为这种分类应依据它们运用理论的方式。换句话说，一个人可以从诸如心理治疗或者民族音乐学理论中提取概念，然后用搬运、桥接或者是原生的手法去运用。其外在来源并不能限制它去成为一个原生理论，决定其分类的是其运用理论的方法。

表 2-2 若干种音乐治疗理论的来源和类型

	搬运理论	桥接理论	原生理论
生物学			
神经学/生理学	泰勒（Taylor，1887）尔多米兹（Erdonmez，1993）	诺格巴尔与奥尔德里奇（Neugebauer & Aldridge，1998）	奥尔德里奇（Aldridge，1996）
心理学			
行为理论	加斯顿（Gaston，1968）马德森等（Madsen et al.，1964）		
精神分析	泰森（Tyson，1981）	普利斯特利（Priestley，1994）	
发展心理学			
人格理论		帕夫利切维奇（Pavlicevic，1997）	
认知心理学		泰勒（Tyler，1998）荣格贝勒等（Jungaberle et al.，2001）	
社会学			
	哈德赛尔（Hadsell，1974）		
人类学			
仪式与宗教研究		肯尼（Kenny，1982）鲁德（Ruud，1995）	
哲学			
语言哲学	斯蒂格（Stige，1998）		
美学		埃根（Aigen，1995a）	
交流理论	莱瑟姆（Lathom，1971）	鲁德（Ruud，1987）	
音乐			
音乐学		李（Lee，2003）	
民族音乐学		肯尼（Kenny，1982）埃根（Aigen，2003）鲁德（Ruud，1998）	
音乐哲学			帕夫利切维奇（Pavlicevic，1997）
乐理			李（Lee，1996）
音乐心理学		埃根（Aigen，1995b）	
音乐教育			

续表

	搬运理论	桥接理论	原生理论
音乐治疗			鲁道夫-罗宾斯（Nordoff-Robbins，1997） 布鲁夏（Bruscia，1995） 安斯德尔（Ansdell，1995） 帕夫利切维奇（Pavlicevic，1997） 肯尼（Kenny，1987） 埃根（Aigen，1998）

搬运理论尝试从其他学科的角度来描述和解释音乐治疗的过程和现象。这些学科包括精神分析、神经学或者行为主义学习理论，等等。这种理论通常带有还原主义的特征。❶。因为在这种理论中，从其他学科中搬运过来的理论结构通常被视为比从音乐治疗本身中提取的理论要更加基本。当某种音乐治疗现象能被完全地置于外来理论的背景之中时，该理论的支持者就可以判定这种现象已经被解释清楚了。这种类型理论的支持者经常会声称，所有的音乐治疗实践都应该建立在同一种理论的基础上。尽管我并不赞同这种观点以及搬运理论这种形态，我还是推荐读者们阅读泰勒（Tyler，1997）的这篇文章，其很好地代表了该理论类型在当代音乐治疗界中的形态。❷。

举例来说，以下这些陈述具有搬运理论的特征：

音乐治疗之所以有效是因为音乐是一种有效的行为强化物；

音乐治疗之所以有效是因为音乐能帮助我们更容易去接近潜意识

---

❶ 在科学界中存在着不同形式的还原主义实践，如观察还原和理论还原。在观察还原中，那些指代可以被观察的实体的术语被替换成那些相对更为基础的领域中的术语，比如人的心理状态就可以被还原成神经活动状态。理论还原的过程与其相似，只不过把指代可被观察的实体的术语换成理论实体。学科的还原（比如用化学过程来解释生物过程，或者用生物过程来解释心理过程）标志着科学进步这种观点在科学哲学界中是被广泛质疑的。

❷ 泰勒本人可能不会同意他是在支持搬运理论，因为他对"用那些本来不包括音乐的干预策略来定义音乐治疗"（Tayler，1997）的音乐治疗方法感到不满。尽管如此，他主张"对于音乐和大脑关系的研究为描述音乐的治疗作用提供了一种更基本和客观的手段，这种单一的理论框架可以被运用到所有的音乐治疗应用中"以及"如果要寻找音乐治疗的共通点，大脑应该是首要的关注目标"。他为所有音乐治疗实践寻找单一生物医学基础的尝试确实为音乐治疗理论戴上了非原生的枷锁。

或被压抑的创伤；

音乐治疗之所以有效是因为在音乐过程中涉及了某些神经机制。

在学术交流方面，因为搬运理论中并不包含音乐治疗领域内的特有概念，以至于其在那些非音乐治疗专业的受众中可以发挥出最大的优势。对于其他专业的人来说，并不需要费力去弄懂那些他们可能不熟悉的概念和体验就可以明白搬运理论。而且，对于这类理论的运用可能还有很多现实上的考量，比如为音乐治疗项目申请经费等。但是搬运理论对于音乐治疗专业人士的用处可能相对来说更有限。❶

桥接理论在不同领域中的术语和体系间建立连接。其他领域的解释体系在桥接理论中与那些在音乐治疗中特有的解释体系进行结合。那些外源性的概念被用作构建音乐或音乐治疗所特有的理论架构，通过类比的手段来解释现象。而且其中各领域间在基础程度和重要性上没有本质性差异。以下是一些桥接理论的例子。

笔者对前沿的音乐学概念以及它们在音乐治疗中的应用，特别是其中所揭示的临床和非临床音乐的关系有着浓厚的兴趣（Aigen，2002）。比如，笔者一直在研究机动驱力（vital drive）和参与性瑕疵（participatory discrepancies）两种概念（Keil，1994a，1994b，1995），它们被用来分析爵士乐节奏声部之间的互动。笔者观察到，爵士乐的节奏声部支持独奏声部的方式可以类比于音乐治疗师支持来访者表达的方式。所以笔者相信研究这两者的异同可以加深我们对这两者各自的理解。

又如帕夫利切维奇（Pavlicevic，1997）对于动力形态（dynamic form）的讨论。她在创建理论时借鉴了哲学和母婴交流理论，❷ 但是动力

---

❶ 在泰勒（Tayler，1997）对于马库斯（Marcus，1994）给《音乐治疗（Music Therapy）》杂志写的一篇序言的评论中，他似乎认同了音乐为中心理论可能更适合音乐治疗专业人士的观点，而且似乎也承认他所主张的音乐治疗的生物医学理论是出于一些对于现实因素的考量。对于音乐为中心的解释体系，泰勒表示："如果这种解释体系的受众仅限于音乐治疗师和其他一些音乐家，它或许可以成为一种可行的哲学基础。"但由于音乐治疗师们正努力在医疗领域占领一席之地，他认为："为音乐治疗制定一种明确且普适的理论基础，进而向医疗领域的其他专业人士以一种他们熟悉、在医学上站得住脚而且理论上坚实可靠的语言来解释它是至关重要的。"

❷ 帕夫利切维奇公开借鉴了丹尼尔·斯特恩（Daniel Stern）的工作。并且，虽然她没有直接提及，但是她似乎也很大程度上受到哲学家苏珊娜·兰格（Susanne Langer，1942）的"感觉形式（forms of feeling）"概念的影响。

形态的概念却只在涉及临床音乐时出现。以上两个例子中的概念皆借鉴了其他学科，但是随后又以独特的方式和音乐治疗结合，并应用于对音乐治疗过程的阐释中。而且它并没有像搬运理论一样，完全通过其他领域的概念来进行解释。

桥接理论有不少好处。正如帕夫利切维奇所提到的，不同的学科可以在我们审视音乐治疗现象时提供其独特的视角。虽然每种视角都有其潜在的价值，但是其中没有一种是完全适合音乐治疗的。桥接理论可以取其之长，去其所短，在保留音乐治疗独特性的前提下借鉴其他学科或思想的优势。

桥接理论相对来说较容易被音乐治疗师和其他领域的专业人士及学者所同时接受。那些从其他学科中借鉴的表达方式可以在音乐治疗和其他领域之间建立一条缓冲带。通过桥接的方法，这些其他领域中的概念可以充实音乐治疗理论，同时又使其保持着与其他领域的联结。笔者观察到，其他领域的专业人士和学者通常对桥接理论持有正面的态度。桥接理论在扩大理论适用范围的同时也展示了音乐治疗从业者的专业性，并令这些人看到了音乐治疗对探索音乐性质以及人类认知情感过程所做出的独特贡献。

原生理论是指针对音乐治疗而原创的理论。值得强调的是，所有学科都是从搬运其他领域的理论开始的。当一个特定的学科日臻成熟，它的从业者便开始创建和运用专门用于解释该领域中现象的理论。任何的学科都有它独特的性质，而且随着理论的发展，该领域中特有的议题也会不断地浮现。鲁道夫和罗宾斯（Nordoff & Robbins，1977）的音乐儿童概念就是一个原生理论架构的例子。为了解释他们在与数以百计的孩子的工作中积累的多年实践经验，他们提出了这个概念。这个概念没有搬运其他领域的概念并加以修改，也不是为了解释除了这些实践经验以外的事物。因为原生理论是高度专精化的，且其一般依托于某种从业者共通的经验基础，故音乐治疗师是其最合适的受众，而且其目标也是在行业的最前沿进行理论的继续拓展（Aigen，1991a）。

在此笔者想要重申一下之前讨论过的一个观点，即概念的来源并不能决定其所在范畴，起决定性作用的是它被运用的方式，特别是情况涉及在原生理论中运用已有概念时。

举例而言，某些人认为鲁道夫·罗宾斯音乐治疗（Nordoff & Robbins，1997）中音乐儿童的概念是亚伯拉罕·马斯洛（Abraham Maslow）的自我实现概念在特殊人群中的应用。但尽管两者存在着相关性，音乐儿童概念因其具有独特的音乐性特征，仍然是一种典型的原生理论和音乐为中心理论架构。并不只有不包含可追溯到其他领域的元素的理论才能被称作原生理论。如果这些元素是为了构建一个专精的、以音乐为基础的、专门为了音乐治疗实践服务的理论而使用的，那么它们也不妨碍理论的原生性。总而言之，决定一个理论是搬运理论、桥接理论还是原生理论的标准并不只是其概念来源，更是这些概念被应用的方式。❶

音乐治疗中的元理论议题

随着音乐治疗理论日臻完善，理论家们也在运用各种概念工具去评判并影响它们的发展。很多人都各自呼吁在音乐治疗中发展原生、扎根（grounded）、基础（foundational）以及普适（general）的理论。虽然以上这些术语时常被相互替代使用，但是它们各自都有着相当不同的含义。在这个部分中，我们会澄清并统一这些术语在音乐治疗理论中的使用方式，并通过讨论音乐为中心理论和以上这些理论分类在立场上的相关性来更深入地理解音乐为中心的含义。

原生理论与音乐为中心理论

纵观历史，对音乐治疗临床过程的解释充斥着来自其他学术领域的理论，如精神分析和行为主义学习理论。在音乐治疗中运用非音乐的外来理论有很多优点：（1）可以促进学科之间的交流；（2）这些理论具有现成的理论根基；（3）可以更好地赢得其他利益相关者的尊重，比如医生。然而这种做法也存在着很多缺点：（1）必须把在音乐治疗中出现的音乐

---

❶ 从一个理论被运用的方法来对其进行描述的观点是由肯尼斯·布鲁夏提出的。

现象归入那些为解释非音乐现象而设计的门类里；（2）因为理论会在潜意识中像一面滤镜一样影响我们的感知和认识，所以这种做法可能会令我们扭曲、颠倒甚至忽视音乐治疗实践中重要而独特的各种现象和特征；（3）库恩认为，原生理论标志着一个学科的先进性，而运用各种搬运理论是学科在成熟过程中的一个过渡阶段。按照库恩的观点，搬运理论会抑制学科的理论发展。

一些音乐治疗师提倡发展更多主要用于解释音乐治疗过程的原生理论。他们相信，这种理论有助于音乐治疗作为一个专业得到进一步发展（Aigen，1991a）。音乐为中心理论是本书主要讨论的内容。它和原生理论虽然有很多共同点，但是两者并不等同。包括本书作者在内的许多音乐治疗师都曾倾向于把原生理论和音乐为中心理论混为一谈。尽管有很多理由使得音乐治疗师们持有如此的观点，但两者实际上存在着一些区别。

其他相关领域中，已经有人思考过原生理论与那些保有与实践相关的艺术性的理论之间的异同。表达性艺术治疗师肖恩·麦克尼夫（Sean Mc-Niff，1981）在他对艺术之于人类的意义的研究中似乎并没有区分以上两者。他写道："现在一种常见的情况是，关于艺术在心理治疗中的应用的研究经常把自己囊括在传统精神病学理论的框架之下。这种做法会使得研究失去它的新颖性和独创性。在现今的学界，我们需要一种新的流派。它需要做到理论性和操作性并重，并更从艺术本身的历史连续性出发。"

盖里·安斯德尔（Gary Ansdell，1995）也持有类似的观点。他既支持创建专门针对音乐治疗的理论，也在一定程度上把原生理论与音乐为中心思想画上等号。在讨论音乐治疗中解释性理论的各种来源时，他发现：

"去承认其他治疗理论对我们想法和价值体系的影响并不代表着我们要完全地使用从外来系统中照搬的概念来解释音乐治疗本身……当我们把注意力从治疗中的音乐元素上移走，而去过分关注那些照搬的理论体系时，我认为是很危险的。"

安斯德尔在批评搬运理论的同时肯定了桥接理论的潜在贡献。他在另一本著作（Ansdell，1999a）中进一步阐释了他的观点。他表示："本书的中心是为音乐治疗探寻一种更原生的模型。这种模型会引起大家对音乐现象的进一步重视。但我绝不是要摒弃其他的理论模型。"

　　尽管安斯德尔不断呼吁学界通过音乐学的角度去关注音乐治疗现象，他也同时意识到，只通过音乐学的角度去理解就像只通过心理学的角度去看问题一样，也是存在缺陷的。他认为："非音乐的理论倾向于忽略客体（音乐），而音乐学理论倾向于忽略主体（演奏者或听者）。"（Ansdell，1995）安斯德尔也认为，音乐治疗会从一个"学科特有"（Ansdell，1995）的理论视角中取得进步。这表明他公开支持建立原生理论。为了支持他的论点，他引用了莱斯利·邦特（Leslie Bunt，1994）："我们可以开始从音乐治疗本身出发去构建一种视角……也许随着我们对音乐和音乐过程更深入的理解，我们会开始察觉到音乐治疗过程中音乐的中心地位。"（Ansdell，1995）

　　由于从心理学、心理治疗或神经学中搬运而来的理论通常缺乏描述音乐特征和功能的元素，所以尽管原生理论与音乐为中心理论两者存在着概念上的区别，但原生理论中往往存在着音乐为中心的理念。在排除其他因素的情况下，从音乐治疗实践中汲取出来的理论自然会比从其他和音乐不那么相关的领域中搬运过来的理论更强调音乐。我们需要重申，正如安斯德尔（Ansdell，1995）所言："要了解音乐治疗的独特之处，我们必须追溯到音乐的独特之处。"

　　迈克尔·托特（Michael Thaut，2000）也认为，搬运"其他学科的理论和模型"限制了音乐治疗的发展。通过把"音乐治疗作为一种疗法被接纳的愿景"寄托在"成为医学和心理学的附属学科上"，音乐治疗会"忽视对它自己独立之本的追求"。用其他领域的理论来既定音乐治疗的解释机理会使得"音乐的疗愈作用被错误地理解和解读"。随即，音乐治疗发展其"独立的科学基础和临床基础"的空间将被限制，使得音乐治疗成为其他学科的附庸，这是搬运理论最大的坏处。

　　托特强调，音乐治疗的基础理论模型应该建立在音乐行为的机制之上。也就是说，音乐治疗理论的源头应该是音乐在非临床情形下的作用原理。总而言之，"音乐有治疗功效并不是因为音乐与其他学科的理论模型有相关性，音乐本身就是有疗愈作用的。我们有必要去了解音乐作为其本身的疗愈功能以及如何运用音乐进行疗愈。"（Clair，2000）可见，托特似乎同样相信音乐治疗原生理论必须主要建立在已知音乐性质的基础上。但托特和笔者在观点上存在分歧的是，托特认为音乐治疗的疗效一定体现在非音乐方面，而且托特认为，取得更多符合传统定义的研究成果是音乐治疗领域发展的唯一途径，这也是笔者不认同的。

从根本上讲，原生音乐治疗是不是一定要以音乐概念为理论基础是由两方面决定的，一个是理论家对音乐治疗在学术界或专业界中的应当归属的理解；另一个是理论家对"原生"这个词的定义，笔者在这个问题上持折中立场。

因为笔者支持把音乐治疗归入音乐学科的范畴内，笔者的立场带有较强的音乐为中心色彩，这意味着笔者把和音乐相关的概念视作音乐治疗理论的核心。但是有一些人会把这种立场延展到认为原生理论都是以音乐为中心的（因为音乐治疗从本质上说是一个音乐学科）。笔者并没有这么极端。与之相反，笔者认为"原生"这个标签描述的是概念的使用方法而不是理论的源头，这使得非音乐学科中的相关概念也可以正当地融入原生理论。笔者在表2-2中提及的戴维·奥尔德里奇（David Aldridge，1996）的工作便是一个这种原生理论的好例子。从这种角度来看，原生理论不一定是音乐为中心的。

另一些人认为，音乐治疗在本质上是一个交叉领域，那么也许从另一种激进的音乐为中心理念的角度来看，原生音乐治疗理论不能是音乐为中心的，因为交叉领域意味着与音乐相关的理论和与治疗相关的理论在任何真正的原生音乐治疗中都一定是要互相平衡的，而不能只有音乐占主导。然而，如果非音乐概念可以和音乐概念较好地融合，温和派的音乐为中心理念并不把这些非音乐的概念排除在音乐治疗实践的基础元素之外。总而言之，在受温和派音乐为中心思想影响，并认为音乐治疗是综合学科的视角下，原生理论不一定是音乐为中心的，但是也不排除它成为音乐为中心理论的可能性。

不管我们站在什么立场上，去仔细考量其他领域的知识能给原生理论带来何种好处都是非常重要的。尽管笔者对原生理论非常感兴趣，笔者也必须承认，理论不是从数据演算而得，而是从数据推论出来的；理论不是凭空而来的，其创造是已有知识、创新思维、敏锐直觉以及对领域的精熟共同作用的结晶。在某种意义上，我们需要用一个理论去创造另一个理论，因为如果没有理论，在收集和分析数据的时候我们就没有指导方针。如果没有理论，所有的现象和事实都会变得等价，我们在给我们的发现和经验进行重要程度的区分时就会无所适从。

其他学科中的概念对于发展原生理论存在着多种益处。它们可以通过类比、示范以及隐喻的方式（比如对"场""力"或者"能量"等概念的运用）为原生理论提供灵感。其他领域的概念也可以拓展我们对自然、人性以及人类存在意义的眼界和见解。最初的音乐治疗理论有着被这些思考所影响的惯例，它们受到各种各样的包括物理学、人类学以及超个人心理学在内的学科的影响。而且，在某些情况下，特别是当某个其他领域的理论和音乐治疗师的实践存在着天然的跨学科一致性时，该理论也许能提供某些可以转化到音乐治疗领域来使用的具体机制。

其他学科中的概念也可以作为发展原生理论的桥梁。所有的概念，即使是所谓的原生概念，都不是空穴来风。我们的一切思考都被我们读过和体验过的东西所影响着。在某种程度上，如果不去学习怎么用理论化的方式思考，我们也不可能创造原生理论。而学习这种思考方式的最好方式就是去学习现存的理论，以及去学习怎么用理论归纳我们的经验。

理论家及理论的发展成长和艺术家的发展成长并没有太大区别。艺术家的成长过程包含了学习前人的成果：画家在临摹大师作品的过程中发展出自己的风格，而爵士音乐家也要练习其他大师的独奏乐段。也许，这是事物普遍发展规律的缩影。也就是说，在音乐治疗师们开始发展原生理论之前，首先要精熟其他领域的理论。音乐治疗师要良好地发展出原生理论，则先要去理解搬运理论。即使最终面临着被取代的命运，其他领域的概念对行业整体的发展及从业者个人的发展都有好处。

梅赛德斯·帕夫利切维奇（Mercedes Pavlicevic，2000）曾讨论了原生理论和搬运理论的相对价值。正如之前所提及的，她认为，对于音乐治疗现象来说，不同的学科可以提供不同的视角，而每种视角都有其不同的潜在价值。尽管如此,她也指出,这些视角中没有一种是完全契合音乐治疗的本质的。出于这种观点,她批评了两类音乐治疗理论家的做法:第一种是随意引用外部概念而不去考虑这些理论的来源与其应用的领域是否存在天然兼容性的理论家;第二种是从原则上拒绝从其他领域搬运理论的治疗师。她认为,去从其他领域搬运理论有着不可替代的优点,包括能定义音乐治疗和其他专业之间的共同点,以及通过在不同的领域之间建立共同的交流体系来促进学术交流和合作等。

在某种意义上,帕夫利切维奇在尝试去跳脱出原生理论与搬运理论之争,因为她认为这不是理论之间最重要的区别。与之相反,不管理论的源头在哪里,我们都应该去检验理论和音乐治疗具体实践的契合度,而且我们应该更重视那些能恰当准确地描绘实践的理论。

她的呼吁并不是空穴来风。音乐治疗师们已经注意到,很多引领音乐治疗研究的理论缺乏与音乐治疗实践的相关性(Aigen,1991a)。因此,从实践中直接提炼的理论能够弥合这个横亘在治疗师和研究者之间的裂隙。最后,帕夫利切维奇相信,知识的创造不是凭空而来的。我们有义务去探索如何用外部理论丰富我们对音乐治疗的理解;同时,我们也有责任去了解我们想去借鉴和搬运的领域中知识的构成,以确保其和音乐治疗的相关性。

原生理论与扎根理论

扎根理论这个术语可以指代一种由巴尼·格拉斯和安塞姆·施特劳斯(Barney Glaser & Anselm Strauss,1967)创立的质化研究方法。它也可以指代一种在许多质化研究方法中都被广泛运用的研究实践。扎根理论是从特定的研究中提炼的,且不来自任何其他来源的理论。很多质化研究方法强调,在去研究一个新的现象时,通过研究过程本身来开发理论要比使用相关文献中的理论去指导研究设计和数据的收集及分析更加有优势。研究者们相信,扎根于数据的理论会更倾向于和其所实际应用的领域相关。

"扎根"和"原生"两个词虽然含义相近,但是并不完全相同。扎根理论产生于特定研究中的数据分析过程。一旦某理论从它起源的背景里脱离出来，并在其他的研究中起到指导研究设计、数据收集以及数据分析的作用，这个理论就不再是扎根理论了。如果一个扎根理论是从某个对音乐治疗过程的研究中产生的，这个理论也就同时是一个原生理论。但是原生理论并不一定就是扎根理论。例如，某理论是从音乐治疗文献中总结出来的，该理论便可以是原生理论但并不是扎根理论。对某理论扎根程度的评价只能局限于特定研究的维度；而对某理论的原生程度的评价则永远在整个学科的维度上。

基础理论与普适理论

很多音乐治疗理论的适用范围基本上只局限于它所关注的领域，并只能解释这些领域中的某些特定现象，例如弗洛伦斯·泰森（Florence Tyson，1981）以及玛丽·普利斯特利（Mary Priestley，1975，1994）的理论。这两位都是著名的音乐心理治疗理论家，但在特殊教育领域工作的音乐治疗师就很难把她们二位的理论与自己的工作建立起直接的联系。

如今，很多理论家都希望去建立一种可以被应用于所有音乐治疗实践的基础理论，不论这些实践的操作手段如何，属于何种流派，针对的是什么样的来访者（泰勒，Taylor，1997；托特，Thaut，2000；马德森，科特，小马德森，Madsen，Cotter，& Madsen，Jr.，1968）。从这种信念出发，有些人，比如托特（2000），则进一步产生了使所有正规的音乐治疗干预都遵循同一种基础理论的愿望，他希望音乐治疗实践变得更加科学化和可量化。然而，这种视角同时也存在局限性，因为它要求音乐治疗必须可以用实验方法来验证。这样一来，有一些音乐治疗方法虽然可以给来访者带来很大的收益，但是也不得不被排除在外，只因为它们不能通过实验流程来被衡量，而原因可能是这种方法的个人化程度过高，抑或是这些收益无法被给予操作性定义。

一直以来，很多互相矛盾的理论都在角逐这音乐治疗唯一基础视角的宝座。所有这些理论都是从其他的领域引入的，而且似乎都存在着先天性的问题。● 行为科学主张，所有的音乐都属于人类行为，音乐治疗师研究的也都是行为，因此解释音乐治疗过程的机制也就应该是行为学习机制（Madsen et al.，1968）。然而，有一些音乐治疗师把主动及被动的音乐技能及对音乐的敏感性视为一种智慧的体现，而不只是一种局限于行为主义理论范畴内的行为。

以泰勒（1997）为代表的一些理论家呼吁，神经科学应该在音乐治疗中占有基础地位。❷ 他们认为，所有的音乐活动都在大脑中发生，所以脑科学与所有的音乐治疗手段都具有相关性。而且，他们还认为，神经系统的活动以及相关的化学反应终将能解释所有音乐治疗过程。加斯顿（Gaston，1964）曾写道："膝跳反射、欣赏美丽落日、聆听交响乐、品闻玫瑰芬芳……这些过程的神经机制都是一样的。"但这段话恰恰很好地证明了通过神经学层面理解音乐治疗机制往往是缘木求鱼。

在脑科学中寻求对人类体验的解释就如同通过电脑中电路的结构来理解文字处理软件的工作方式。虽然没有硬件就没有软件，但是这不能代表对硬件的理解能帮助我们解释软件的工作方式。这两者是不同层面上的结构，而且高级结构中的继发现象不能被简化为基础结构中的基本现象。

心理动力学理论家们相信，人类一定会被其潜意识影响，所以所有的理论，不管运用在什么样的领域，都一定要考虑潜意识对思维、情感和行为的影响。因此，如果要尝试对音乐治疗过程进行解读，那么就一定要有心理动力学的参与。然而，曾经占有霸权的心理动力学理论如今只能说是多种人格理论之中的一种。

正如上文所示，仰仗于任何唯一化的基础理论的主要缺点是，这样做

---

❶　正如我们之前讨论过的，托特（Thaut，2000）倡议，所有音乐治疗理论必须要从我们对"音乐行为的心理学、生理学以及神经学层面"的了解来入手。正因为他在元理论层面上的执拗，托特忽略了对音乐体验本身以及其他社会学科，如民族音乐学层面的考量。而且，这种立场更妨碍了原生理论的发展，因为这些外来的学科会在音乐治疗实践中占据基础的位置。

❷　泰勒（1997）在这个领域的观点有些自相矛盾。一方面，他表示他的生物医学理论并不是要"取代或者贬损其他在音乐治疗作为一个学科的层面上具有先进性的其他理论或哲学立场"。另一方面，他又声称他的理论应该作为所有音乐治疗实践的唯一正当基础，因此他似乎排除了那些不能被简化至生物医学层面或者和生物医学理论不一致的音乐治疗种类。因此，即使泰勒或许自认为自己的理论立场更加符合我们在本节里描述的普适理论立场，笔者还是认为他实际上站在基础理论的立场上，也就是基础理论可以被用于支配和限制实践。

会致使音乐治疗行业中的实践变得单一化。并不只有以神经科学或是行为科学为基础的流派才具有此种倾向。例如，在某些国家的音乐治疗界中，音乐心理治疗占主导地位。与之相反，包括美国在内的另一些国家的音乐治疗界则有以康复、医学和特教等为主导的历史传统。然而，因为音乐心理治疗在诸如英国等国家一直占据主导，而其中心理动力流派占据着优势，故通过个别理论来决定所有音乐治疗实践的正当性和合理性的倾向正在逐渐增长。这种倾向使得如果治疗师不采用心理动力的架构和步骤来进行治疗就是违反伦理规定，所做的治疗就是不合格的。继而，只有能在督导中运用如检验反移情等技术的督导师才合格。这种基于某种特定理论来建立整个行业的伦理规则的做法最终会创造一个极端同质化的行业，并不能满足不同音乐治疗来访者多种多样的需求。而这种倾向不仅仅局限在特定的某类音乐治疗师中。

尽管普适理论（general theory）和基础理论（foundational theory）这两个词似乎可以互相替换，但它们在音乐治疗文献中的使用方式实际上是不同的。创造一个能被广泛使用的理论是很多科学活动的核心目标，例如，爱因斯坦建立的统一场论以及达尔文的进化论。普适理论的发展可以被视为在普适性和独特性之间建立起来一种平衡：其必须足够具体，以能在局部情境下有意义；它也需要足够广博，以能在尽可能多的情形下发挥作用。

尽管笔者在科学哲学文献中从未发现"基础理论"与"普适理论"两个词有任何的区别，但是在音乐治疗中，这两个词似乎发展出了区别。一些作者，例如，泰勒（1997）和托特（2000）使用前者，也就是基础理论来描绘他们所认为的大一统理论；同时，另一些人，例如，肯尼（Kenny，1996，1997，1999）、斯梅斯特斯（Smeijsters，2003）以及笔者，则更喜欢用"普适"这个词。

从概念上讲，基础理论似乎源于一种特定的理论观点，会把实践以及实践这个概念本身限制在较局促的范围之内。和其字面上的意思相反，基础理论以一种"自上而下"的方式运作，决定着何种形式的实践才是规范的。通过把其自己作为所有实践的根基，基础理论会引起业内一家独大的状况。

相反，一些理论家呼吁建立普适理论是想从现存的实践和理论出发，然后把多种思想融合为一种普适性的统一。这是一种相对来说"自下而上"的工作方式。但这并不是说普适理论的倡导者没有他们自己的理论观点，这代表了作为普适理论核心的包容性会持续地督促治疗师以适当的方式拓展完善自己的理论观点。

针对基础理论，笔者希望再补充三点。第一，笔者必须承认，和其他理论体系一样，也有人认为音乐为中心理论可以成为基础理论（笔者希望自己对基础理论的反对立场已经表现得足够鲜明了）。这些人提出，在所有的音乐治疗中，最大的共同点就是音乐的存在，所以音乐本身的性质应该是所有音乐治疗的基础。

第二，笔者希望澄清的是，迄今并没出现有足够说服力的论据能使任何一个单独领域成为所有音乐治疗应用的基础。这种现象并没有贬损任何一个领域各自的价值，却反而揭示了这些理论的基础应该是相互补足而非矛盾的。这种视角能支持实践中的多样性，也能帮助规避学术界的敌对和分裂现象——该现象使音乐治疗师无法建立一个团结、强大和多元化的行业。在这样的音乐治疗行业愿景里，治疗师们虽然持不同观点，但是彼此尊重。一旦我们承认，范式的作用维度并不是整个行业，而是在小范围内，且关于科学、治疗、人类健康性质的观点是多元化的，我们便继而能了解，社会作为一个整体，会更受益于一个充分多元化的音乐治疗行业，而不是一个依附于唯一世界观或价值体系的行业。

第三，使用基础理论，或者更精确地说，把理论当作实践基础的做法本身是没错的。比如，某个特定的心理动力学概念，以反移情为例，是某个治疗师自己实践的基础。他相信反移情这种现象是始终出现的，并且会一直影响治疗师对来访者的认知。这种观点可以作为该治疗师的基础信念。但是当这种特定的信念超越了其发源领域，开始用一种笼统的方式扣到那些理论框架中不包括反移情或者其工作和反移情不相关的人身上时，问题便开始浮现。

综上所述，我们发现，基础理论和普适理论有着它们各自的作用。但是笔者鼓励的观点是，对两者的混淆会导致人们用基础理论扮演本应由普适理论扮演的角色，试图把自己的基础信念强加到整个音乐治疗行业之上，并把它们当作普适理论的元素来对待。这种做法是导致音乐治疗界中出现问题甚至是分裂的元凶。

卡洛琳·肯尼（1996）曾探讨了音乐治疗中普适性和独特性之间相互制衡的关系。她发现，音乐治疗师对独特性的重视有几个原因：我们希望强调我们专业的独特性，以求给我们自己一个存在的理由；我们希望给予来访者的体验是独一无二的，他们在别的地方体验不到；而且我们也希望来访者做他们独特的自己，以求到达他们心中本真的那片天地。

肯尼提出，对意识的探索可以平衡普适性和独特性，把我们从这个两难的局面中解放出来。意识这个概念既可以承载复杂多维度的体验（独特性），也可以承载那些表面化的体验。对于创建普适理论，肯尼表现出一种开放和灵活的态度。她的观点并不教条，也没有把某个个别概念放到基础的位置上。她为普适理论的建立指引了一个可能的方向。即使是那些倾向于排斥此类举措的人也会被其所吸引。

肯尼（1997）认为，一个具有开放性的普适理论可能包含以下的特征：考虑一些典型呈现方式、考量其和自然界的关系、承认治疗师是一个主观并活跃的存在、以一种与解释性理论架构截然相反的方式来看待价值所扮演的角色、代表着治疗界的集体意志、能代表尽可能多的音乐治疗师以及给例外情况留出余地。最后一项用肯尼的话说叫"个别化"，她在此借用了艾伦·迪萨纳亚克（Ellen Dissanayake）的概念。

考虑到以上的这些特质，很明显，肯尼关于普适理论的想法的精髓和目的是与基础理论的基本原理相反的。肯尼的动机是包容的，是要去把现有的多种实践形式调和至更广大的层面。之前提到的基础理论从一种个别且狭隘的研究领域出发，可能导致治疗实践的单一化。与之相对的是肯尼的普适理论可以通过突出模型、流派以及不同文化之间的联系来优化音乐治疗理论："在普适理论中，我们想看到的是能帮助我们去理解各种方法、治疗对象以及治疗模型的综合法则。"（1999）肯尼把普适理论的创立当作音乐治疗发展过程中的一个必经步骤：

"如果我们有普适理论，我们大家就可以作为同一个领域而共存，因为在世界的发展中，我们将会找到我们独特的位置。而且我们将会使用我们自己的术语，并运用从和来访者的工作中获得的、在研究中获得的、在和其他音乐治疗师交流时获得的以及和其他行业人士交流时所获得的直接经验来诠释我们的领域。"（Kenny，1997）

物种通过演变得更加独特来生存和进化。而肯尼（Kenny，1999）认为，个人的发展也遵循相同的道理。她希望通过与这种驱力的连接程度来定义表达的艺术化和创造性，而不是通过某个具体的审美元素的体现程度。对于音乐治疗来说，最具有普适性的是我们作为独立个体的那种尽可能变得独特的内驱力。

肯尼这种看起来有悖于常理的观点实际上和笔者对保罗·鲁道夫和克莱夫·罗宾斯早期工作的研究成果不谋而合（Aigen，1998）。尽管笔者在这项针对 8 个个案的研究的开始阶段尝试寻找的是不同个案中隐含的相同发展模式，但是在研究中，笔者发现，定义鲁道夫·罗宾斯音乐治疗的恰恰是其个人化的特点，即在治疗的不同阶段使用音乐去推动每个个案各自独特的发展。从璞玉中打磨出形态各异的特别个体，这既可以描述一段音乐的发展，也可以描绘一个人的发展。因此，把个体自我发展的倾向和规律与掌管音乐发展的力量相连接的程度将会成为任何普适理论中重要的一环。

普适理论与音乐为中心音乐治疗

笔者在本书的第三部分中提出了一个可以作为音乐治疗普适理论的音乐为中心理论。在此，笔者会提及一些音乐为中心理论可以胜任普适理论的理由。音乐为中心音乐治疗师的价值观、信念、概念以及实践等元素其实和从以上的这些元素中萃取出的理论是同等重要的。了解这些可胜任的理由后，我们便可带着这种兼容并包的心态来阅读本书的剩余部分。

第一，就像我们之前曾经提及的，任何的音乐治疗形式和实践模型都一定会涉及音乐。虽然不管是行为主义、神经学还是精神分析音乐治疗都曾发表过相同观点，但是以上这些流派的观点实际上需要以某种特定的信念系统为前提。你不需要持有这样的价值体系就可以承认音乐过程在音乐治疗中的普遍性。

第二，在第六章和第七章里展示了一系列音乐为中心思想的例子，这些思想来自不同的流派和理论框架，其中包括精神分析音乐治疗、社区音乐治疗、审美音乐治疗、音乐引导想象以及鲁道夫·罗宾斯音乐治疗等。这些流派的治疗师遍布每一个存在音乐治疗服务的国家，服务着所有音乐治疗能服务的人群，存在于每种提供音乐治疗服务的场所，运用所有能够呈现音乐的方式（现场演奏、放录音、即兴式、接受式以及互动式等），演奏所有可能的音乐风格，并进行所有可能的音乐活动形式（聆听、演奏、作曲、录音以及表演）。音乐为中心思想体现在如此多样化的音乐治疗模型、场所以及文化中，而且它能在如此多不同的背景中突出它们内在的共性，这说明它具有成为普适理论的基本条件。

第三，音乐为中心思想是对现存实践的总结，而这一事实体现了其广博与普适的特征。在音乐治疗中，它不是一种新的流派，也不是一种新的思维方式；它是一个涵盖性术语，其麾下包含着一系列的实践种类、概念特征和大量一线音乐治疗师。由于这些特征以及其对音乐的关注，音乐为中心理论维持了独特性以及普适性的平衡。用肯尼的话讲，这是组成一个真正普适理论的必要元素。

本书呈现理论中的原生性和音乐为中心元素

本书的第三和第四部分呈现并发展了一个音乐为中心理论。基于之前的讨论，笔者在此想介绍一下我对这个理论所处状态的看法。当然，就像我们说过的，如果不能在诸如"音乐为中心""原生"甚至是"音乐治疗"这些术语的多种定义中确定一种，我们就无法最终确定这个理论的状态，因为其状态从根本上说是被这些定义所决定的。

这个理论是原生理论吗？基于以下的理由，笔者认为它是。尽管此理论中存在着从其他学科中撷取的某些概念，但是笔者在取用时并没有整体搬运这些理论并将它们强加到音乐治疗实践上。与之相反，笔者用一种独特的方法拼接了从多种学科中借鉴的不同观点，且用原生于音乐治疗的理念将它们互相结合。笔者的观点是，一个音乐为中心的理论首先应该基于音乐概念，而这些音乐概念本身就可以通过音乐治疗实践获得，如此一来，理论中的原生性就可以被保护。

整体上，笔者采用了两种差异很大的音乐理论——维克多·祖克坎德尔的理论以及图式理论。然而，笔者并没有把音乐治疗现象强行塞入这些理论系统中，也没有通过另一种概念范式或另外的维度来重新解读音乐治疗现象，进而将其简化。更重要的是，音乐治疗现象保留了它本真的面目，同时外源的理论被加以修改，以适应现象的自然性质。虽然这个理论中有很多来自其他领域的概念，但是这些概念被以一种原生的方式运用，所以笔者认为这个理论属于原生理论。

关于原生理论的界定标准，不同的音乐为中心立场给出的标准有所不同。激进的音乐为中心立场认为音乐为中心是原生性的必要条件，所以对于这些人来说，要评判一个理论的原生性，首先要看它是否为音乐为中心的，如果是才能继续分析。

对于持有温和派观点的音乐为中心理论家来说，如果某个理论具有充实的音乐概念基础，而且其非音乐部分是从音乐治疗实践中脱颖而出的，那么这些非音乐部分便不足以抹杀其原生性。这种立场与音乐治疗杂合观点，也就是认为音乐治疗理论需同时具有音乐以及非音乐元素才能成为原生理论的观点不谋而合。从杂合观点的视角来说，本研究因为同时结合了从音乐领域以及非音乐领域所萃取的概念，实际上是一个非常典型的原生理论。

那这个理论是音乐为中心的吗？笔者觉得应该是。如果在一本名为《音乐为中心音乐治疗》的书中展示的理论到头来竟不是音乐为中心的，那么确实讽刺至极。其实，这个问题背后的潜台词是，该理论中的这些非音乐的元素是怎么被运用的？其功能是怎么样的？它们究竟是损害了还是反而提升了理论的音乐为中心性？

该理论的主题毫无疑问是音乐为中心的——它以音乐概念作为理论基础；它把音乐置于价值体系的中心；它运用了音乐哲学里的概念，比如音乐是体验的媒介之理念以及 musicing 概念；它还能够解释多种多样的音乐为中心实践和理念。

唯一能动摇这个理论的音乐为中心地位的恐怕就是其中对图式理论的应用了。对于那些把音乐治疗看作一个杂合学科的人来说，这可能算不上是一个问题，因为他们认为音乐治疗在音乐部分和治疗部分的基础需要有概念性的区别。对这些人来说，音乐为中心理念可以与其他非音乐理念共存。因此，任何非音乐概念，包括在图式理论中体现的概念，只要它们与音乐为中心的那些概念保持一致，那么它们整体上就不会影响理论的音乐为中心性。

因此，最后一个关于此理论的音乐为中心地位的疑虑就是其是否能从激进的音乐为中心视角下生还。持这种观点的人认为音乐治疗主要依托于音乐，其临床价值可以在音乐本身中得到体现。但是，笔者认为这个理论从激进视角的评判标准来说也是符合音乐为中心的，虽然这个结论带有笔者的主观色彩。

图式理论存在着两个特性：第一，图式理论是经由音乐理论来到音乐治疗理论中的，而这不仅仅是巧合。图式理论已经被音乐理论家们证明了其价值，所以当我们在评判图式理论是否能与音乐治疗过程和现象契合并交相辉映时，我们一定要对这个事实加以重视。这表明了图式理论虽然最初起源于语言学领域，但是它能自如地在音乐理论，甚至是音乐治疗中得以发展。

让我们将它与对音乐的精神分析式解读做对比。尽管精神分析的理论架构已经被应用在创作和体验音乐中，但是这些尝试大多是由精神分析师来进行的，这些人的主要兴趣是精神分析理论。而且，总的来说，音乐学家并没有利用精神分析作为研究手段来揭示音乐本身的基础问题。因此，我们很难说精神分析理论在音乐治疗中的应用方式与音乐为中心音乐治疗的兼容性能有如此之高。图式理论被音乐学家采用的这个事实说明，推动着对图式理论的应用的是人们对音乐和音乐现象进行更深入理解的渴望。

第二，图式理论既是一种特定的知识体系，又是一种理解世界的策略。作为理解世界的策略，它能帮助我们去考量我们（音乐治疗师与来访者）解读组成音乐治疗过程的音乐体验的方式，并从而更了解它们的临床价值。这个策略是开放性的，它能通过图式理论这个工具去帮助治疗师聚焦在音乐治疗体验的音乐层面。作为一个策略，图式理论提供了一个透彻理解音乐体验性质的途径。

此外，音乐治疗师常用的谈论音乐和音乐治疗的方式与图式理论有很强的一致性。这种方式保留了体验的音乐性，而并未把音乐体验强行榨干成本质上非音乐化的体验。因为图式理论表现得非常适合音乐为中心音乐治疗，而且能和音乐体验相辅相成，所以它在音乐治疗中的应用并没有削弱理论的音乐为中心程度。

第二部分

音乐为中心的理论与实践的性质

第三章 音乐为中心音乐治疗的
　　　　起源和基础

音乐为中心音乐治疗是什么？它是怎么发展起来的？

"治疗中的音乐"（music in therapy）和"作为治疗的音乐"（music as therapy）两个概念中蕴含的不同含义和我们现在讨论的内容有着密切的关系。"作为治疗的音乐"一词是由保罗·鲁道夫和克莱夫·罗宾斯（Paul Nordoff & Clive Robbins，1965）最先提出的。这个词出现在他们一篇名为《作为治疗的音乐的艺术》（the Art of Music as Therapy）的文章的标题中。这是他们第一次明确地展露其概念体系中的音乐为中心性。❶ 海伦·邦尼（Helen Bonny，1978a）也运用了"作为治疗的音乐"一词，并把其奉为音乐治疗师们的奋斗目标。

肯尼斯·布鲁夏（1987）在对即兴式音乐治疗模型的研究中探讨了"作为治疗的音乐"和"治疗中的音乐"两个概念的区别。他指出：

　　当被作为治疗使用时，音乐是引起来访者治疗性改变的主要刺激物或反应媒介……作为治疗的音乐强调的是来访者与音乐的直接关

---

❶ 《作为治疗的音乐的艺术》一词最早是鲁道夫和罗宾斯的一篇未发表手稿的题目。这篇手稿始于 1963 年，完成于 1965 年。这个词第一次在出版物里出现是在他们于 1965 年出版的著作《针对于残疾儿童的音乐治疗：研究与经验》，这本书也是他们 1971 年出版的著作《针对于残疾儿童的音乐中的治疗》的基础。"音乐中的治疗"一词是对由 E. 塞耶·加斯顿（E. Thayer Gaston，1968a）编辑的一本名为《治疗中的音乐》的有名作品在字面上的有意反转。它强调了鲁道夫·罗宾斯音乐治疗方法中"治疗在音乐中发生"的哲学基础。如果你有 1971 年版的这本书，你会在第 141~142 页中发现"作为治疗的音乐"这个词。

系，辅以治疗师对此过程或关系在必要时的帮助……［与之相对的是］治疗中的音乐，其中音乐并不是主要甚至是仅有的治疗元素。治疗性的改变主要发生在人际关系或其他治疗元素中，音乐只是起到促进这种改变的作用。

布鲁夏发现，所有他研究所涉及的音乐治疗模型全都同时运用到了以上的两种方向，只是每种模型对两者的权重不同。这既反映了来访者有从非音乐方面的缺陷所衍生出的需要，比如"语言干预对该来访者无效"，同时也反映了音乐体验本身就有治疗性，比如"有时来访者可以直接通过音乐完成治疗性成长，且并不需要和治疗师通过语言来建立个人关系"。

音乐为中心音乐治疗这个概念的覆盖范围要大于"作为治疗的音乐"这一概念在刚被布鲁夏提出时的覆盖范围。❶ 布鲁夏的概念阐释了一些即兴式音乐治疗方法之间在实践上的区别，而"音乐为中心"这一概念是作为一个对理论、临床实践、知识传递以及科学研究有着潜在应用价值的术语被提出的。

而且在治疗领域中，这个术语并不只包括即兴式音乐治疗。音乐引导想象（GIM）就是一个很典型的例子，这个流派使用的是录制好的音乐。❷ 总而言之，某人的治疗实践中的音乐为中心程度越高，他就越可能运用"作为治疗的音乐"。从这里我们可以看出，以上的这两个概念之间存在很强的联系。

让我们考虑一下"音乐为中心"与"作为治疗的音乐"这两个标签下分别适合生成哪种类型的理论和见解。这个问题的答案有助于我们弄清这二者之间的概念性区别。举例来说，一个音乐治疗师希望仅仅通过给某来访者听挑选好的录制音乐来提高他的免疫系统功能，进而改善他的身体健康状态。这是一个"作为治疗的音乐"的好例子，因为除音乐聆听以

---

❶ 布鲁夏的理论构想在过去的 17 年里得到了显著的发展，而且我们会在下文的讨论中提及这些发展。然而，因为他的最初构想在历史上有着显著地位，并且在音乐治疗文献中被广泛引用，影响很大，所以我们的讨论会从他最初的观点开始，再与后来的理论发展相结合。

❷ 而且实际上，布鲁夏（2002）本人已经把作为治疗的音乐和治疗中的音乐两个理论架构应用到了音乐引导想象（GIM）上，目的是把音乐治疗中的 GIM 实践和其他领域中的 GIM 实践区分开来。

外，治疗师没有给予来访者任何其他干预，而且来访者和音乐直接建立了联系。然而，其理念却和音乐为中心的理念背道而驰，因为它的临床原理是以一种非音乐的方式建立在生理学的层面上的，而音乐为中心的思想强调了音乐体验本身的重要性以及对治疗师介入的重视。

在布鲁夏最初的理论构想中，治疗的关注点并没有被当成区分作为治疗的音乐以及治疗中的音乐两个概念的标准被加以强调。在他随后的文章中，这一态度得以改变，而他也将这些概念运用到音乐心理治疗领域中。布鲁夏（1998b）进一步地发展并精炼了这些概念。他按照从极端音乐化到极端言语化的顺序把不同的实践分成四级，每级间有着明显的区别。这四级分别是：作为心理治疗的音乐、音乐为中心心理治疗、心理治疗中的音乐以及搭配音乐的心理治疗。

他指出，"作为心理治疗的音乐"是一个纯粹的音乐过程，而"音乐为中心心理治疗"中，音乐体验可以与语言相结合。不过布鲁夏认为，这两级都属于他所谓的蜕变式治疗（transformative therapy）的范畴。在蜕变式治疗中，"其音乐成果就是我们期望的治疗成果"。可以看出，他显然把治疗的关注点当作一个有关的评判标准。此外，在蜕变式治疗中，"音乐过程实际上就是来访者的个人过程"，而这种概念也被认为是本书主要介绍的音乐为中心音乐治疗的核心组成部分。

因此，本书中的音乐为中心视角与布鲁夏后期的构想是一致的。在两种观点中，音乐都不只是来访者的一种主要反应途径，音乐表达和体验本身就是治疗师寻求的目的，而不仅仅是手段。

正如同我所展示的，音乐为中心音乐治疗中并不一定要通过语言对音乐或音乐体验进行分析或解读，但同时也不排斥这种做法。此外，音乐为中心的治疗师也可以把治疗关系作为一项重要媒介在治疗中使用，但这种做法也不是必需的。所以，尽管音乐为中心音乐治疗与作为心理治疗的音乐和音乐为中心心理治疗有着很强的概念联系，但是我们绝不能把它们画上等号。广义范畴上的蜕变式治疗，也就是后面的这两层实践所属的领域与音乐为中心音乐治疗之间的关系如何？这暂且还是一个待解决的问题。

音乐为中心这个词第一次被公开用于描述音乐治疗理论及实践是在

20 世纪 80 年代中叶由海伦·邦尼（Helen Bonny）、芭芭拉·海瑟
（Barbara Hesser）以及卡洛琳·肯尼（Carolyn Kenny）创立的"邦尼基金
会：一个音乐为中心治疗协会"的名字中。近年来，很多使用了该术语的
著作都关于音乐引导想象，如邦尼（Bonny，1989）、瓦尔加（Warja，
1994）以及斯卡格斯（Skaggs，1997）的著作。它在其他领域的应用包
括：海瑟（Hesser，1992）用该术语描述了一些美国音乐治疗协会
（AAMT）的内在性质；布鲁夏（Bruscia，1998b）把音乐为中心心理治疗
和之前提到的其他三个层级的音乐活动做了区分；埃根（Aigen，1998）
用此词描述鲁道夫·罗宾斯音乐治疗对来访者音乐表达的绝对关注；埃根
（Aigen，1999）回应斯特里特（Streeter，1999）对建立音乐治疗中音乐
和心理学思想平衡的呼吁；李（Lee，2001）详细描述了一种音乐为中心
的临床督导模式的几个方面；李（Lee，2003）的一项工作，此工作可以
被称为对某一种具体的音乐为中心音乐治疗而不是音乐为中心音乐治疗作
为一个整体的展示和呼吁，但该书的关注点是整体上的；布兰达丽斯
（Brandalise，2001）的葡萄牙语著作《音乐为中心音乐治疗》等。❶

　　然而，这些出版物都没有对这个术语进行详细解释，它的含义似乎被
作者们默认为常识了。即使是在李（Lee，2003）的工作中，关于这个术
语的定义也仅仅是："音乐为中心就是把音乐作为治疗的核心。"与之相
似的，据卡洛琳·肯尼（Carolyn Kenny）回忆，他们当时决定把这个词用
于描述邦尼基金会的任务和使命时，这个词被定义的方式是：

　　　　任何用音乐来作为治疗核心或者实践基础的治疗，以区别于以言
　　语为基础的那些治疗实践。这是我们对这个词的共同理解。我们想要
　　去做这个方面的工作。而且我们都认为，简单来说，这就是治疗的精
　　髓（个人交流，2002 年 12 月 5 日）。

　　音乐为中心视角不能简单地被谁代表，因为没有任何官方的法则或者
信念体系曾给这种方法下过明确的定义。我会在第五章里综述为音乐为中

---

　　❶ 在该书中，作者提出："音乐通过其动力特征、结构和形式、律动以及其'存在'来起
到治疗作用。音乐是主要的治疗师；音乐治疗师只是通过音乐促进来访者投入到音乐和创造性过
程中的人。"（安德烈·布兰达丽斯；Andre Brandalise，个人交流）。因为笔者不懂葡萄牙语，所
以以下的这些评论不适用于布兰达丽斯的这本书。

心从业者所熟悉的思想和实践。可能没有音乐治疗师会对我在书中列出的所有元素都全盘接受，但如果其运用这些实践方法和思想越多，其工作就越音乐为中心。

在一段针对创造性音乐治疗的讨论中，盖里·安斯德尔表示，音乐治疗"以音乐本身作用的方式作用"。（Ansdell，1995）我想把安斯德尔的这个观点延展一下。我认为，在音乐为中心音乐治疗中，音乐治疗过程的作用机制包含在音乐的体验、过程、结构以及音乐中的力里，这个观点是本书的核心。

把音乐治疗过程的机制归纳到以上的四个音乐维度中的做法源于以下三个目的。

（1）它提供了一个便于把不同的音乐为中心理论或实践进行整理归纳的图式。

（2）它能帮助甄别那些对音乐为中心理论有潜在贡献的相关学科。

（3）它能帮助指出音乐治疗师能对哪些音乐上历久弥新的问题做出独特的贡献。

以上四个维度或层级中的每一个都对应有一些已经研究了它很久的学科：当把音乐中的力作为一个潜在的对于音乐治疗机理的解释时，我们可以汲取音乐哲学家的理论，他们讨论了音调、和声、旋律以及音色等构成音乐的元素的本体以及性质；当把音乐体验作为解释时，我们应该查阅心理学和社会科学的研究，他们研究了音乐体验以及表演、创作和聆听音乐时所涉及的认知机制；当把音乐过程作为解释时，我们能够参考民族音乐学、社会学以及人类学的观点，他们讨论了音乐创造中涉及的过程及其社会背景；最后，当把结构和模式作为解释时，我们可以查阅音乐理论以及音乐学的成果，他们探索了音乐的构成方式以及其中所蕴含的临床价值。当然，就像音乐治疗师能从这些学科中获得收获一样，音乐治疗作为一个学科也有去反哺这些学科的潜力。

总的来说，音乐为中心概念在本书表2-2中应该被归在音乐大类中。我倾向于认为，音乐治疗的真正形态一定要以音乐为内核，不然的话，它其实就变成用音乐辅助的心理学、教育、医疗，或是某种形态的治疗性、教育性或康复性干预了，尽管我认识到这种观点从正反两个方面都可以被强有力地论证。

音乐的力量、体验、过程、结构在音乐治疗研究中被重视的程度以及外部理论在音乐治疗过程中的融合度代表了音乐治疗理论的原生程度。❶这些音乐治疗研究中的发现能改进其他领域中原有的理论架构。音乐治疗也可以反映出其他领域中潜在的研究方向。

音乐为中心思想在音乐治疗行业中是一个至关重要的视角，包括鲁道夫·罗宾斯音乐治疗以及音乐引导想象在内的一系列先进治疗方法在业内的显赫声望便证明了这一点。很多治疗师采取这种方法工作，很多理论家运用这种方式思考，而且因为音乐为中心思想不局限于某一个特定模型，所以它可以在音乐治疗中起到整合的作用。

在鲁道夫·罗宾斯音乐治疗和音乐引导想象等流派内存在着各种对音乐为中心思想的不同看法，原因是同一流派中的从业者对他们流派中的音乐为中心性有着不同的解释，而这些治疗模型在不同从业者间的内部差异甚至超过了模型之间的差异。这解释了鲁迪·加雷德（Rudy Garred，2000）的发现。他在对第九次世界音乐治疗大会的总结中表示，只有很少量的学术争论发生在不同流派的治疗师之间，而且"在一定程度上，只要人们开始争论治疗方法之间的区别，那十有八九他们是来自同一个流派的！我渐渐发觉了，在现在的学界，有趣的学术争论最可能发生在流派之内，而不是流派之间"。这也印证了一个说法，即持有音乐为中心观点的鲁道夫·罗宾斯或者音乐引导想象等不同流派的治疗师，虽然治疗方法迥异，但他们相似的程度要大于他们相比于同一流派中更依赖于如精神分析等其他理论基础的治疗师。❷

音乐为中心理论和实践的出现标志着音乐治疗行业的进步。首先，它

---

❶ 我在这里有意识地没有用"在音乐治疗中'独特的'或'特别的'"这样的表达。如果音乐治疗中的某些能解释其作用原理的元素也能同样在音乐学的其他领域中作用，那我们也许就可以发现一些既对于音乐治疗很重要，同时也能启迪其他音乐学领域的现象。

❷ 另外一个有趣的趋势是，从 20 世纪 90 年代末期开始，治疗师们（包括很多继续接受音乐引导想象或精神分析音乐治疗训练的鲁道夫·罗宾斯治疗师）开始寻求一个以上流派的高级培训。这也暗示了这些流派在哲学上存在着强烈的潜在连续性。

拓展了音乐治疗师们可以借鉴及影响的学术领域，包括音乐学、音乐哲学以及音乐理论等。因为音乐为中心视角希望通过特定的音乐结构和过程来解释音乐治疗的功效，所以它能够支持更精准的音乐干预出现。音乐为中心理论有潜力解释临床音乐中音调、节奏、和声和风格等元素的功效和原理。因为音乐为中心理论能从独特的角度考虑音乐的细节，其他更成熟学科的从业者便能认识到其中所蕴含的精妙，继而对音乐治疗更加尊重。

因为音乐为中心思想有被人误解的可能，所以去指明它如何代表着音乐治疗的进步是至关重要的。某些关注音乐治疗理论与实践发展历史的音乐治疗师可能会认为音乐为中心思想是音乐治疗发展的倒退。笔者在推广音乐为中心思想时曾听到过这样的声音。

有人可能会把音乐治疗实践初始状态中所具有的音乐为中心性作为支持以上观点的证据。施耐德、恩科佛尔和加斯顿（Schneider，Unkefer & Gaston，1968）在对音乐治疗理论发展史的研究中发现，在早期的音乐治疗中，"音乐存在内在的治愈力量基本上是社会的共识，因此一些用现在的眼光来看不合适的做法在当时受到了广泛的接纳甚至是推崇"。在这些对音乐神奇疗愈效果的报告中，"很少有关于音乐治疗师如何对待病人以及如何使用音乐的描述"。而且，像其他活动式治疗一样，"活动本身（音乐）的疗愈力被高估了"。这确实是一种缺陷。这种治疗是有问题的，因为这种音乐干预所导致的治疗功效是不具有说服力的。

当这些奇迹的真实性开始被怀疑，而并没有人提出能解释其临床过程的机制时，音乐治疗师继而"开始不去强调音乐活动，转而去强调治疗关系的发展"。因此，他们便开始"在几乎没有准备的情况下运用过多的心理治疗元素，并且在音乐活动中过分满足病人的愿望"。施耐德等人进一步表示，以上的这两种极端渐渐整合成一个更完整的、能在治疗关系和音乐的使用上取得平衡的方法。

之后，音乐为中心的立场似乎就被主流音乐治疗界抛弃了，其发展继而转入一种地下状态。有两个广泛存在的武断假设部分导致了此状况，两者都在施耐德等人（Scheider et al.，1968）的论证中得以体现。第一，因为音乐为中心思想强调音乐过程和体验本身的临床价值，可能它因此被间接地与之前提到过的"奇迹派"音乐治疗联系到一起,进而像"奇迹派"一样被贴上怀疑的标签。❶ 第二,同样与历史和理论导向的摇摆有关,在音乐治疗理论中,音乐为中心思想曾被放在心理治疗中注重治疗关系的思想的对立面。然而,音乐为中心思想中并没有任何天然的性质使得对音乐治疗过程的理性解释无法进行,抑或是必须忽视音乐治疗中的人际或社会文化背景。

因为音乐为中心的方法强调音乐体验的内在临床价值,又因为音乐为中心的从业者们始终坚持去创造能超越治疗室这一隅之地的音乐体验,某些人从而觉得音乐为中心的视角会再次把这个行业带回那种音乐治疗师经常被要求带着病人排练节目,同时又因为缺少心理治疗训练而被限制和病人交谈的尴尬境地。❷ 为了回击这种认为音乐为中心立场是音乐治疗界的反动势力的看法,音乐为中心的从业者们必须:(1)尽可能地详尽说明治疗导向的音乐体验的内在临床价值;(2)创建基于音乐体验对来访者意义的音乐为中心理论;(3)详尽解释他们的工作有治疗意义的原因;(4)强调音乐为中心立场并不禁止使用语言交流或是强迫把音乐表演作为一个必需的治疗途径,而是创造一个概念模型,使得语言并不总是必需,且治疗互动可以在治疗室之外发生。要想证明音乐为中心方法代表着音乐治疗发展的一条重要路线,从业者们首先要保证此方法不被人误认为一种音乐治疗中的返祖现象。

就像我们之后会讨论到的,因为来访者的动机主要集中于演奏音乐而并非达到某项非音乐目标,同时音乐为中心的方法能够解释音乐治疗体验的价值,所以此方法反映且尊重了来访者的体验和动机。这样一来,音乐为中心的方法便能在非临床和临床音乐体验之间建立连续。音乐为中心的方法强调,秉承该方法的音乐治疗师是在治疗环境下工作,提供给来访者音乐及音乐体验中好处的音乐家,而不是用音乐作为工具,去达到那些并

---

❶ 早期的"奇迹派"音乐治疗可能从未消失,而是冠上了"新世纪"(New Age)音乐疗法或者音乐疗愈之名卷土重来。这些疗法大多已被赞同音乐为中心理论的治疗师丽莎·莎莫(Lisa Summer, 1996)的精湛研究有力地驳斥了。

❷ 音乐治疗先驱弗洛伦斯·泰森(Florence Tyson)经常说起她 20 世纪 50 年代时在精神病院工作的经历。她当时被医务人员明确地警告:"不要和病人说话!"

非在音乐中独有的目标的医者。

音乐是媒介：音乐为中心理论的基础之一

很多音乐治疗师对音乐治疗的定义是用音乐达到非音乐的目标。借此，他们将音乐治疗和音乐教育、音乐欣赏或是音乐表演区分开来。根据不同的治疗方案，治疗师可以确定多种不同目标，如提高冲动控制能力、增进社交技能、提升情感表达、解决心理冲突、改善认知功能（比如拓展注意广度）以及其他众多的社会、情绪、认知、心理、生理及运动方面的目标。一个常常被提及的原理是，在某种对音乐的使用中，其临床部分必须要能够和音乐部分区分，我们才能说它是音乐治疗。

然而，这种做法致使音乐体验本身变成了一个可有可无的存在。音乐纯粹地变成了一种达成某种非音乐目标或体验的工具。这种现象在行为主义音乐治疗、医学音乐治疗以及以心理动力理论为基础的音乐治疗实践中非常普遍。盖里·安斯德尔（Gary Ansdell，1995）承认，业内治疗师们的主流观点认为"音乐治疗中的音乐是……一条通向非音乐目标的途径"。

与这种立场相反的是，音乐为中心的工作的目标是去实现音乐所特有的体验和表达。从这种观点出发，临床音乐和非临床音乐是无法分割的。通过音乐所达到的东西不能通过其他的方式被替代，因为音乐体验和表达就是治疗的目标。

上面这种理念的潜台词其实是音乐体验和表达本身就是有益的人类活动，它们本身就可以成为人们来治疗的正当原因。这并不是否认我们可以在对音乐的参与中提高诸如冲动控制、自我表达以及社交功能等能力，但这些好处被我们当作治疗中的副产品，而不是治疗干预的中心。因此，音乐并不必须是一个用来完成其他东西的工具。大卫·艾洛特（David Elliot，1995）所提出的 Musicing 便是音乐治疗的目标。

把音乐目标当成音乐治疗正当目标的想法涉及对音乐治疗的目的和手

段的融合。约翰·杜威（John Dewey，1934）在其美学理论中使用了"媒介"一词。参照杜威对它的定义，音乐体验是一种体验的媒介。❶

在对艺术普遍性质的讨论中，杜威详细地研究了艺术形式作为媒介的多种角色和作用。杜威发现，"媒介"这个词暗示了中间物的存在，而"手段"这个词也是。两者都表示在某事发生时，存在着某种过程、活动或物质的介入。不过这两者之间存在着一个关键的区别：

> 不是所有的手段都是媒介。手段分为两种。有一种手段和结果本身并不相关；而另一种手段融入到了结果产物中，并保持着与其共存的状态……外部的或者说是"纯粹的"手段通常可以被其他的东西代替……但是当我们提及"媒介"这个词时，我们指的是容纳在成果中的手段。

人类活动可以被划分为两种，一种是媒介，另一种是纯粹的手段。一种体验作为媒介时，它本身所包含的东西同时也是被重视的；而纯粹的手段只是一个通向外部结果的工具。杜威举了一个例子：就像一些学生学习就是为了考试，而另一些学生的学习过程除了这些功利价值，还存在着其他意义。我们也可以试想一下通勤和旅行的区别，比如坐地铁上班和去山里徒步旅行。在前者中，我们出门坐车只是一种到达目的地，也就是办公室的手段。如果我们能立即被传送到单位，不涉及地铁这个手段，我们会很乐意。但是在徒步旅行这个例子里，我们不能说我们乐意省去其间的过程，因为徒步本身就是我们的动机和目标。

在音乐为中心思想中，音乐是体验的媒介，是不可或缺的。从这种角度来看，音乐体验更类似于旅行中的徒步过程，而不是上班时坐地铁的过程。如同没人会选择在徒步旅行中直接到达目的地，在音乐为中心的工作中，音乐体验是必需的，因为它同时也是我们的关注点。因此，在音乐为中心理论中，音乐是一种集合了手段和目的的综合体。它和广义上的审美体验具有相似的性质，而该性质被杜威认为是定义审美的关键特征。它能

---

❶ 如想了解杜威的美学理论在创造性音乐治疗中更详尽的应用，请参阅埃根（Aigen，1995a）。斯蒂格（Stige，2002）和加雷德（Garred，2001，2004）的著作也与本部分内容密切相关，这两者都讨论了音乐作为音乐治疗中的体验媒介的概念。

帮助解释在音乐为中心理论中审美层面的重要性。❶

鲁迪·加雷德（Rudy Garred，2004）认为，以音乐为基础的音乐治疗理论❷需要把音乐视为一个体验的媒介：

> 手段和结果在纯逻辑的意义上并没有内在的联系；与之相反，它们二者原则上是割裂开来的。如此，问题就来了：如果你没有从音乐本身内在特质的角度来关注音乐，你最后会不会得到百分之百的"疗效"？举例来说，如果你没有对音乐的爱，你不会因为想要提高社交技能而去参加一个交响乐队、摇滚乐队或者合唱队。你可能会在参加这些团体之后获得以上的好处。但如果你对这些音乐活动本身漠不关心，你可能很难完全地得到与之相关的积极收获。纯粹的因果逻辑倾向去把因果对调，忽视那作为收获来源的媒介的性质和作用。音乐治疗来访者的主要动机很可能与音乐活动本身密切相关，如果其不相关的话，我们很难去期待这些来访者能从这些活动中获得很大的功效。

因此，加雷德认为，是来访者积极参与音乐活动与体验的动机使得他们愿意甚至是渴望参与到音乐治疗干预中。而且这种动机并不只可以令来访者更投入于治疗，它实际上具有重要的阐释能力。我们可以从中了解到来访者在音乐治疗中的体验从根本上来说是音乐性的。在我们解释治疗模式的有效性时，该事实一定要被考虑进来。

把音乐治疗中的音乐解读为经验的媒介而不是通向外部结果的工具的做法会带出一系列形式主义和实证主义方面的议题。这些议题以各种不同的形式贯穿本书。我想简要勾画一下我对这些问题的看法，以便给我在下文中对这些问题的探讨打下一个基础。

对于以上论点，一种可能的反驳方向是，我们可以把音乐作为手段去达到音乐化的目标。这样，我们的关注点还是音乐，因此我们不需要把音乐作为体验的媒介才能与音乐为中心的思想保持一致。

---

❶　音乐引导想象中选择的都是具有最高审美价值的音乐；在鲁道夫·罗宾斯音乐治疗中，音乐的审美特性是直接跟临床过程相连的；李（Lee，2003）创建的音乐为中心音乐治疗方法的名字就叫作"审美音乐治疗"（Aesthetic Music Therapy）。

❷　相对于"音乐为中心"，他认为这个说法更好。

来访者的 Musicing（它本身就是有积极临床作用的体验的"媒介"）成为通往更深刻且包罗万象的音乐体验的手段——这就是一个上面那种情况在音乐治疗中的良好例子。比如在鲁道夫·罗宾斯音乐治疗中，治疗师的工作是去拓宽、发展及引导来访者的音乐性参与，以求使他们得到更多蕴含在体验中的收益。治疗师的这种能力被称为临床音乐技能。通过即兴演奏所实现的临床音乐工作既是带给来访者欢乐和表达的媒介，同时也是发展他们音乐中的表达性以及交流性的手段。❶

这个例子指出，严格来说，手段和媒介两者不是互相对立的。杜威对这两个概念的定义中并没有排除某种事物同时作为手段和媒介的可能性。只要是媒介，它一定是"某种东西"的媒介。媒介是一种某事经由其发生的实体、过程或物质，而从这种意义上来说，它和手段是接近的。把一件事识别为媒介并不能从形式上消除它作为手段的属性；这种做法只是把纯粹手段所指向的外部目标替换到了这个手段的内部。

比如，那个因为热爱而努力学习的学生可能也想取得好成绩。徒步旅行者也会因为登山有利于心脑血管健康而感到高兴。然而这些活动之所以可以被认为是体验的媒介是因为以上那些好处是附带而来的；它们不是这些活动的唯一目的，甚至都并非主要目的。同样，音乐为中心音乐治疗可以带来很多本质上非音乐的或者不直接与音乐体验相关的好处。但是，就像上面登山和学习的例子一样，这不能动摇音乐在音乐治疗中是体验媒介的这个基本观念。

让我们再回到学校的例子。和治疗一样，在学校的学习中，也有两方面的人参与其中。对于教师来说，上课可以是纯粹的手段——它可以是教师谋生赚钱的手段，也可以是让学生取得更好未来的手段。但是，教师也可以把上课中的互动视作一种体验的媒介，教师可以在与学生的互动中获得心灵的满足，学生们也能从教师的辛勤耕耘中培养对学习的热爱。同样的，就像我们之前描述的一样，上课对于学生来说也可以是纯粹的手段或媒介。

---

❶ 这是埃根（Aigen, 1998）对玛莎（Martha）案例的研究的主要关注点，在该书第 74 页中对于功能性音乐技能发展的讨论中特别阐述了这点。

因此，在我们考虑音乐在音乐治疗中究竟是手段还是媒介时，我们首先要说清楚我们究竟是从谁的角度来下这个定义的。有可能治疗师的治疗方法是完全非音乐为中心的，并把音乐体验认作是达到非音乐目标的纯粹手段，但与之同时，来访者自身却把音乐当作快乐的媒介，把音乐本身当作有价值的。在这种情况下，治疗师对非音乐为中心理论的应用是否恰当呢？

问题的答案决定于你对理论作用的理解。如果你认为理论只是一种为治疗师所用的推理工具，而不在乎它模拟真实情况的程度，那么即使来访者的体验和治疗师的解释出现分歧也没有关系。但是，如果你由于实用主义的、认识论的或者是专业的原因而认为理论和来访者体验相符至关重要，那么这种对非音乐为中心理论的应用就是不恰当的。

在本书中，我明显地支持后一种观点。我这样做既有认识论上的原因，也有实用主义和专业上的原因。从认识论上讲，我认为音乐治疗和那些渴望发展出能反映真实情况的理论的传统科学领域存在着足够多的相似之处。从专业上来讲，在其他条件相同的情况下，我相信那些能准确反映来访者体验的理论在总体上会比那些主要作为推理工具的理论更能有效地引领治疗实践，这是因为如果治疗师把与来访者的音乐互动仅仅视为纯粹的手段，那么互动中的音乐质量就会受到影响，进而来访者就得不到治疗中全部可能存在的好处。

在鲁道夫·罗宾斯音乐治疗中，从形式上讲，治疗师明确地知道其工作的最终目的是音乐性，故音乐为中心方法中的音乐并没有排除其作为手段的性质。但即使是在这个例子中，音乐仍是来访者体验的媒介。毕竟，我们只能通过回溯的方式才能知道某段给定的音乐体验是否实际上以手段的形式作用于来访者。而且，不管音乐最后给我们带来什么，本书的很大一个目的就是去展示音乐作为体验的媒介是怎么对人类产生宝贵价值的。更准确地说，在音乐为中心的工作中，不管治疗师的心中考虑的是什么，他觉得音乐体验给予来访者的非音乐收获是什么，音乐必须至少是来访者体验的媒介。

总而言之，我始终认为，在音乐为中心的工作中，音乐是来访者体验的媒介，但是这并不限制治疗师去保留来访者音乐中的工具意义，以使来访者能在今后发展出更丰厚的音乐体验。

另一种对这种观点的驳斥是，即使某个治疗师用音乐作为一种媒介，但最终还是可能会产生重要的非音乐临床结果。因此，音乐为中心音乐治疗把音乐作为体验的媒介后一定会引领出音乐化的目标或成果的这种说法是错误的。要回应这种驳斥需要我们对以下两个问题进行讨论：（1）究竟什么叫作治疗的"成果"？（2）音乐化成果和非音乐化成果的区别在哪？

对于第一个问题，我认为，当音乐作为媒介时，其治疗价值就存在于那个时刻发生的音乐本身之中。我们所期望的治疗成果蕴含于来访者在音乐中那或主动或被动的投入里。这意味着治疗的目标成果就是在音乐体验中发生的那些事。音乐是媒介的概念本身就会引出以上这样对治疗成果的性质的看法。还有，我要重申，这不代表所有的那些次级好处不会在来访者音乐之外的生活中出现。如果有人想把这些次级好处归入治疗成果之内，我并不反对。然而，一旦这些独立于音乐体验以外的好处被当作主要的治疗焦点，音乐作为媒介的意义就随即失去了。

这种原理也适用于其他不同形式的艺术。例如，试想你在博物馆参观了一个下午，欣赏如雷诺阿等印象派画家的杰作。你对画家在居家和室外场合中对自然光运用的细腻之美萌生了理性的赞许，这是你参观的收获之一。但这不能抹杀欣赏他的画作这一活动作为体验媒介的属性。肯定没有人会一边欣赏着雷诺阿的画，一边焦急地等待着理性顿悟的出现，从而得到雷诺阿把自然光运用得很精妙的这个知识。我们反过来看，同样不太可能有人会在愉悦地欣赏完名画后随即觉得这个体验很不值当，而原因是他觉得这种体验没有蔓延到生活的其他领域中。而且，在最初的艺术欣赏体验结束之前，我们都不知道这个体验会不会成为某种具有工具价值的手段，比如这个体验是否能增强我们在走出博物馆之后对于世界光影变换之美的钦慕。因此，观众去欣赏艺术品并不是因为这个体验可以作为通向外部目标的手段。尽管审美体验在治疗环境和非治疗环境中可能有诸多不同，但是两者的相同之处是它们本身就具有价值。

　　至于第二个问题，也就是音乐和非音乐成果有什么区别，我首先想给出两个简单但并不那么令人满意的答案。第一个答案是，从定义上来讲，所有发生在音乐中的事都属于音乐成果。换句话说，因为"音乐"很难被定义，所以"音乐成果"也很难被定义。因此，从定义上来讲，所有在音乐活动中发生的主动或被动的事物都属于音乐成果。

　　上面这个答案不令人满意是因为有很多在音乐中可能出现的体验在绝大多数人的眼中都会被看作非音乐。比如，治疗师演奏的音乐勾起了某个音乐治疗来访者对于重要家庭成员的童年回忆。在治疗师继续演奏音乐的同时，这个来访者随即开始通过语言去探索他与治疗师的关系。我认为这种突然的追忆或许也可以通过其他的方式被触发，而不仅仅限于被音乐触发。一个熟悉的气味、一幅画，甚至是治疗师的某句话都有可能勾起相同的回忆。基于以上几个原因，我不想把以上及类似的体验归类到音乐体验的范畴之中。

　　第二个简单的答案是只有那些能被音乐术语准确形容的体验才能被认为是音乐成果。鲁道夫·罗宾斯音乐治疗中对于来访者音乐的关注是一个很好的例子。它致力于提高来访者速度和力度的灵活性、歌唱的音域、音乐句法中的意识以及在不同音乐体验中积极聆听的能力，等等。只有这些能用音乐术语描述的成果才能被称为音乐成果的这种方式似乎能很清楚地回答该问题，但这种做法遗漏了某些体验，而大部分人会把这些体验归入音乐体验的范畴之内。

　　这一点是本书第五章所讨论的议题之一。我们会详尽地研讨对音乐的投入在创造、表达、审美、集体以及超个人等五个领域中对人产生的内在激励。这个讨论的基本前提是我们可以把人类音乐体验的性质归入这些维度中而同时不失去音乐为中心的立场。可以确认的是，音乐体验本身中就蕴含着在以上这五个领域之中且与临床相关的强烈体验。这种在音乐中的体验并不能被其他音乐外的体验替代，而偏偏紧密地与它们在音乐中的来源相连。比如，在音乐中获得的超个人体验和用冥想甚至精神药品所取得的超个人体验是不同的。这种体验是音乐化的，并且带有与作为其载体的音乐的性质紧密相关的特征。因此，我还是坚持认为这些领域中的体验是音乐体验，不管音乐术语是不是描述它们的最好手段。

这些体验中的很多种都源自人和音乐强有力的结合或汇聚。不管是在音乐引导想象中通过体验意象的变幻而达成自我实现的成人身上，还是在带有多种发育缺陷、严重残疾的孩子身上，你都能看到这一现象。但是我相信，人与音乐达成一致的程度越深，音乐本身就会越少地被具体描述或体验。这个观点可以很好地通过类比的方式来解释。

让我们把音乐想成一条河。人可以站在河岸上，完全从外部来观察这条河。他能看清河的特征，也可以很好地描述它作为一条河的特质。我们可以描述其水流的速度、水中礁石的分布以及礁石引起的涟漪的形状。河的特质可以被人清晰地捕捉，因为它们对于在河外面的观察者来说是那么明显。

现在请想象一下你身在河中的一叶扁舟上。你随着河水流动，在某种意义上成为河的一部分。你还是可以清晰地看到河的某些特征，如上面提到的涟漪的形状；但有一些你现在则只能去直接地体验，因为你现在搭乘着河流，和河水的流速保持一致。随波逐流之中，河水还在流动，但是你所体验到的速度是不一样的，因为河水的流动对你来说并不是一个完全的身外之物。河水的流动提供给你一种不同的体验。而且，你的注意力可以关注于河岸。在某种意义上，这在之前是不可能的。尽管置身于河中是这种体验的先决条件，但是这不是一种对于河的本质的体验。

最后，请发挥你的想象，想象你自己就是一条河。你变成了它的水流、它的涟漪、它的漩涡、它的运动。你感受到这所有的一切，唯独感受不到这河本身，因为现在这河就是你去感受万物的媒介：感受河岸、礁石、阳光、等等。你感受不到这条河，因为你就是这条河，但是现在你有了一种只有作为河才能感受到的独特体验。这不像其他的任何一种体验。这只能被描述为"河一样的体验"。

我提出，在最有力量的音乐体验中，人和音乐产生融合，抑或人超越自己现有的个人身份。这时，某些如同刚刚河流例子的事件便会发生。用音乐术语去具体地描绘这种体验的性质变得不再重要甚至是不再可能。人深深地融入音乐中，以至于音乐作为外在存在的属性消失了，其形体对于体验者来说已经不是最重要的了。与之相反，最重要的变成了存在于音乐中的体验。更准确地说，这种体验并不是一种音乐的体验，而是人作为音乐去体验自己及整个外部世界。

我不想仅仅因为用非音乐的词汇可以更好地描述这种体验就把它归于非音乐体验中，因为不管来访者体验到了什么，这种体验都只能在有音乐存在的时候出现。而且有悖于直觉的是，当来访者因为完全融入音乐中导致音乐特征完全脱离来访者意识焦点的时候，音乐的特征对于治疗师来说会变得极其重要，特别是在那些治疗师需要负责引导音乐流动的主动式和即兴演奏式治疗方法中。

如果我们坚持认定对音乐的创造和体验本身可以作为合格的音乐治疗目标的话，我们就有义务去探讨临床音乐的特定性质和来访者需要的关系。这种义务是把音乐看待为媒介的音乐治疗手段所独有的。加雷德（Garred，2004）解释了为什么把音乐当成外部手段的方法没有以上的这种义务：

> 在治疗中，如果音乐只充当通向某事先决定的目标的手段，音乐就变成了与众多手段并列的一员。把它当作手段之后，它本身就乏善可陈了。它的意义仅仅在于能通过它完成的东西。在纯粹工具主义的音乐治疗中，音乐仅仅被用于达到其他目的，音乐便像它被看待的方式一样，退居二线。在这种处境下，音乐作为媒介那与众不同的性质也会黯淡无光。

尽管我们说音乐为中心理论的出现是音乐治疗行业通向成熟的重要一步，但指出音乐为中心理论家所面临的主要挑战是非常重要的：我们要明确，音乐为中心的观点是与音乐规律以及人类健康规律一致的。否则，音乐为中心治疗理论就有被描绘为开历史倒车的危险。选择音乐为中心理论以及实践绝不是因为我们没有能力或者不愿去应用其他领域的理论，而是因为我们意识到了把音乐本身作为主要关注现象所能获得的独特好处。因此，对人类参与音乐方式的深刻理解是音乐为中心临床理论框架的一个重要组成部分。

作为音乐为中心实践核心的 Musicing

如上文所述，音乐为中心方法的一个主要关注点就是把来访者带到 Musicing 的状态中。艾洛特（Elliot, 1995）对 Musicing 的定义是：

> 行动不只意味着去移动或者做出某行为。行动是为了达到某种目的的慎重且有控制的动作和行为……Musicing 在演绎音乐的意义上是一种有目的性的特殊的人类行动形式……Musicing 是一种精心的，包含思考的行动。

音乐不只是一个需要我们去了解和明白的事物。它需要我们去"做"，去睿智地做，去把特定形式的知识形体化。❶

这种观点决定了 Musicing 不是行为，因为行为是去意识化的。因此，真正的"音乐"治疗是与行为主义不兼容的，因为如果这是一个条件反射的行为，那么这一定就不是 Musicing，因为 Musicing 包含意识的参与。Musicing 意味着对已有知识的激活。但是这种知识是内隐的，是舍恩（Schon, 1983）所说的"行动中的知识"。Musicing 这个行动意味着带有思考地去做。因此，去判定一个来访者是在 Musicing，而不仅仅是通过乐器用一种肌肉性或感官性的方式进行互动，就意味着来访者的认知能力肯定要在其中得到展现。

或许一个音乐治疗中的例子可以帮助我们更好地阐释这一点。想象一个自闭症的孩子从左至右来回弹奏钢琴上的所有白键。这很可能是一个没

---

❶ 加雷德（Garred, 2004, 第 271 页）注明了自 17 世纪以来 Musicing 一词使用方式的变化，但艾洛特却是第一个使用这个词汇的现代作者。加雷德指出，罗伯特·瓦尔泽（Robert Walser）在他 1993 年的著作中曾用过这个词（不过 musicing 一词的 c 他用的是 k），而克里斯多夫·斯莫尔（Christopher Small, 1998）的书籍就以这种变体的拼写"Musiking"为题。尽管艾洛特早在 1993 年就出版了其关于 Musicing 的书籍，但斯莫尔并没有参考艾洛特的书或者他对该术语的用法。斯莫尔用这个动词去阐释"音乐归根结底是种行动"（第 9 页），以及"音乐不是一个东西，而是一个活动，是需要人去做的"（第 2 页）等看法，这与艾洛特的用法相近。但在很多其他的方面中，这两个词是不同的。在本书中，如果在引用中将"Musicing"写为"musiking"，那就意味着我在使用斯莫尔书中的概念。

有音乐显著性的行为，反映了他认知上的强迫性和运动上的刻板性。但再想象一下，这时候一个治疗师开始为这个小孩伴奏，建立了拍子、速度、调性以及和弦结构。这时，尽管这个小孩所弹音符的顺序仍一成不变，但是你察觉到他弹某些音的方式开始出现潜在的变化，他会强调某个音，或者演奏出些许句子的感觉，进而和治疗师所建立的音乐结构产生联系。换句话说，在某种程度上，这个孩子以一种音乐上有意义的方式产生了连接，尽管这种连接的层次比较基础。

如果有人判定这个孩子在某种意义上是在 Musicing，那么我认为，不管这个来访者是不是有意的，也不管他能不能通过语言来表达他对于音乐的知识，在某种程度上他确实运用了他的智慧。毕竟在音乐治疗的场合下，音乐化的知识——也可以理解为独自或和大家一起积极参与音乐的能力，大多数时候要比对音乐的"知识"重要得多。即使某人不能道明自己拥有的知识，甚至不知道自己有这种知识，也不影响这种知识的存在，更不影响他们通过这些知识来投入音乐治疗当中。

Musicing 不只从来访者的角度来说是有智慧参与的行动，从治疗师的角度来说也是一样。这就解释了为什么某人实践中的音乐为中心性越强，就越不需要外部理论来指引他的临床音乐行动。在音乐为中心的实践中，治疗师们跟随音乐的指示，因为他们相信，音乐创造本身就是智慧的产物，是它的化身。音乐为中心立场并不是反智的或者是反理论的，而是把智力活动的过程定位在音乐中。而且，正如治疗师的治疗思路在音乐中发生，对来访者来说，"治疗的发生场所也在音乐里"。（Ansdell，1995）

这种观点对音乐治疗的启迪之一是做音乐永远不只是"做音乐"这个干瘪的行为。如果我们确定了 Musicing 过程的发生，那也就意味着智慧、意愿以及意识的参与，尽管这些东西有可能没法用语言来表达。这是因为 Musicing 从认识论来讲本身就是一种独一无二的认识方式，不能被还原为语言形式。

在艾洛特看来，Musicing 是一种最宝贵的人类体验。他相信，自我成长、自我觉知以及审美享受是人们参与音乐的主要原因，它们承载着其他的一切。Musicing 由能够整合和加强自我的活动构成，而我们作为人类的目标就是去积极参与到这样的活动中。我们会发现，这种带给我们喜悦和意义的活动其实是与我们共有的自我向上发展的基础驱力相辅相成的。

自我的发展主要归功于那些超越生理需要的活动。其中特别重要的是心流体验（契克森米哈伊，Csikszentmihalyi，1990）。它能引起较复杂的自我整合。当我们在目标导向的活动中运用意志和知识时，心流体验就会出现；而 Musicing 是一个很好的心流的例子。

在音乐为中心的临床实践中，因为音乐主要作为自我发展的媒介而存在，所以音乐体验在本质上是合理的临床目标，而音乐的构成方式能支持以上做法。艾洛特对音乐价值的观点和音乐治疗的关系可谓非常紧密，因为有时候治疗师的临床技能就是为了创造一个使来访者能自由 Musicing 的场合。之所以这种场合具有治疗性，不是因为它关注了来访者的非音乐技能，而是因为它规避了来访者的障碍，使他们也能经历音乐家在非临床场合中所经历的那种 Musicing 体验。它之所以是音乐治疗不是因为其目标和非临床音乐场合中的目标不同，我们的目标还是制造和/或体验音乐。它之所以是治疗是因为我们为了帮助这个人达到 Musicing 的境地而去做的那些特殊的事。

艾洛特相信："音乐是一种丰富的人类实践，是一种为了审美享受、自我成长以及自我觉知（但不仅限于此）的价值而有意或无意地创造的有规律的听觉—时间模式。"（Elliot，1995）如果我们在音乐治疗中也接受这个关于音乐角色的定义，那么也许音乐治疗就不仅是对音乐的一种另类的使用方式。也许它恰是另一种音乐风格，具有它自己的模式、标准、形态以及典型的互动模式。而且，也许在音乐治疗这种音乐形式中，音乐活动的根本原因，即那个最初的意义并没有像其他音乐形式一样，被经济或者是名望这样的其他原因所掩盖，而是以它最本真的样子为世人展示着。

以音乐理论作为音乐为中心音乐治疗基础的必要性

从元理论的角度出发去评判某个理论是不是音乐为中心的根据是其以

音乐理论为基础的程度。把音乐治疗理论植根于音乐概念中能给予音乐治疗理论更坚固的基础、更渊博的源头以及具有更大潜力的应用领域。

音乐理论之于音乐为中心音乐治疗理论就如同人格理论之于心理治疗理论。因此，我们说音乐为中心音乐治疗应该基于音乐概念无异于我们说心理治疗必须有可靠的人格理论作为支撑。当解释心理治疗方法功效的心理机制扎根于一般的心理学过程以及结构时，它的解释力会更强大。相似地，音乐治疗的理论和实践应该建立在一种基础深厚且可靠的音乐观上。

精神分析人格理论在最初建立时，其基础是与那些存在着较大心理问题以至于来寻求精神分析治疗的人工作的经验，它并未研究健康的人，这是该理论的一个缺点。支撑精神分析治疗理论的弗洛伊德人格模型本身基于的就是非常特殊的一群人，因为这群人都是因为心理问题来寻求治疗的，很明显心理并不健康。弗洛伊德的人格理论及其思想中都强调了人病态而不是积极的一面。这就如同我们对人体功能构造的了解都来自那些重病缠身的人一样，是不全面的。

这并不是说音乐治疗不能揭示音乐的基本特质，也不是说心理治疗不能阐明人格过程在其他领域的作用机制。音乐治疗和心理治疗都确实各自教给我们很多关于音乐和人类人格的知识。而且，音乐为中心的观点一直在强调临床和非临床音乐之间的连续性，这恰恰说明了音乐治疗中的音乐体验与普通音乐中的概念其实是相关的。用来解释一系列现象的机制应该与那些于特定领域实际存在的基础实体在概念上保持一致。如果音乐治疗理论在一定程度上基于一种对音乐深厚广博的理解的话，它就会变得更加有说服力，泛用性更广。

源于非临床场合的音乐概念可以成为音乐治疗的基础吗

对音乐治疗中的音乐和音乐治疗之外的音乐之关系的看法可以把音乐为中心的治疗师和其他治疗师区分开来。例如，更多使用音乐心理治疗理论框架的治疗师可能会认为这两者之间存在着显著且本质的区别。比如，音乐治疗中的即兴演奏包含着与非临床的即兴演奏截然不同的表达、形式、互动性或交流性特征。这种观点认为，音乐治疗即兴反映了如交流、表达以及关系等治疗需求，但非临床即兴只与音乐需求有关。这就意味着从这种角度出发，交流、表达以及人际关系等和音乐是相互割裂的。而且，这种观点削弱了音乐治疗和人们在非临床场合中进行的音乐聆听、创作、即兴以及表演的关系。

与之形成对比的是那些认为临床音乐和非临床音乐之间本质上存在着连续性的音乐治疗师。他们强调了临床和非临床音乐在功能和背景上的相似性。安斯德尔（Ansdell，2002）在他对社区音乐治疗的研究中强调了临床和非临床音乐演奏在背景及目标方面的相似性；李（Lee，2003）探讨如何通过对西方古典名曲的音乐学分析来为审美音乐治疗提供基础；笔者也讨论过作为爵士乐核心的即兴互动过程如何能成为音乐治疗临床即兴中的核心要素（埃根，Aigen，2002）。

在一项实证研究中，布朗和帕夫利切维奇（Brown & Pavlicevic，1996）发现，不知情的评判者能听辨出音乐治疗即兴以及非临床即兴。尽管该结果的出现也许是因为研究设计上的瑕疵，但让我们先假定这项研究的结果是真实、客观且准确的，临床和非临床音乐确实根本上存在着不同。即使我们承认了以上所有的这些观点，我们也不能说这两者在创造音乐这个活动本身上有着根本的区别。举个例子，临床和非临床音乐的区别也许类似于爵士乐和东南亚民族音乐的区别。我们会把注意力放在诸如配器、音色、节奏、音阶以及不同乐器之间的配合关系上。因此，仅凭临床和非临床的音乐可能在形式上有实质性区别这一点，我们并不能就推论这种区别会导致非临床音乐纯粹按照音乐规律组成，而同时临床音乐遵循着与音乐规律根本上不同的非音乐规律。

布朗和帕夫利切维奇（Brown & Pavlicevic，1996）和帕夫利切维奇（Pavlicevic，1997）认为，非临床的即兴建立于音乐功能而非互动和交流功能之上。音乐治疗即兴的特别之处是它包含了人际交互的维度。换句话说，在音乐治疗即兴中，音乐勾勒出奏乐者之间的人际关系；在如摇滚或爵士乐即兴演奏等非临床的即兴中，音乐的发展都遵循着音乐的规律而不是人际的。

在此，笔者想诉诸自己的亲身经历。以上提到的这种区分并不符合我作为一个即兴音乐的听众及演奏者的亲身经历。作为演奏者，我总是会和其他演奏者进行互动，而不仅仅在进行空洞的声音往复。而且，我们演奏出来的音乐也一定是乐手之间人际交互的产物或反映，这种交互可以发生在音乐结构、过程及体验的各个层次中。

同一段音乐可以从多个不同的角度被聆听，这是一个适用于所有对音乐的现象学研究的基本原则。我们可以单纯地聆听其声响，也可以去聆听制造这些声响的人之间的人际关系模式。音乐治疗即兴以及爵士即兴都可以从这些不同的角度去被聆听，而且基于你聆听的方式，这两者都可以被听成单纯的声响或者是人际互动（关系）。并不是当我们听爵士乐队的时候，我们就光听音乐，而听音乐治疗即兴时我们就只关注人际关系。不同的聆听方法在两者之中会带来不同的体验。

治疗师和来访者演奏的音乐从不只是治疗关系的声音化体现，因为这个关系是借由音乐元素所实现的。治疗师对乐器、调性、音色、和声以及速度的选择都是由来访者表达的音乐性质以及与来访者关系中包含的临床需要、动力以及交流模式所共同影响的。在爵士乐队中也存在着同样的情况。乐手们演奏的东西结合了他们所听到的其他人的演奏、他们对其他成员演奏习惯的了解以及他们互相之间的人际关系，其中包括每个乐手倾听别人的程度、倾向于引领还是跟随、人格上活跃还是冷静。实际上，爵士乐就像音乐治疗一样，也可以充分体现出音乐中的人际交流层面。

在音乐治疗即兴中，我们既可以听出音乐中的人际交流，也可以听到音乐化的交流。一个治疗师所秉承的理论和实践的音乐为中心性越强，他就越会在音乐干预以及其演奏风格中强调音乐化的交流。这可以部分解释布朗和帕夫利切维奇（Brown & Pavlicevic，1996）如上所示的研究结果。因为他们自己有在作为治疗师时改变演奏方式的临床偏好，所以那些评判者能听出区别来也是很自然的。如果评判者们听到的是一个音乐为中心治疗师演奏的音乐治疗临床即兴的话，因为其临床音乐和他们非临床时的音

乐演奏没有本质区别，所以评判者能分辨出这两者的可能性就不会有那么大。❶

同样，在爵士即兴中，我们既能听出音乐本身的交互，也能听出音乐中的人际交流。例如，我们会听到鼓手打出大三连音，或者键盘手做出和弦的延展；以上这两者可以反映出被伴奏的独奏者断句的节奏或旋律的变化。你也会听到鼓手做出意外的重音或者键盘手添加进意外的和弦外音，以促进独奏者用更具有探索性的方式演奏。总而言之，在音乐治疗即兴以及以爵士乐为例的非临床音乐形式中，你都能同时听到音乐以及人际交流。你所选择聆听的层面决定了你听到的东西。临床和非临床即兴演奏方法的区别并不是前者具有人际交流性而后者具有音乐交流性。当然，这不是说上面研究中的那些评判者不能从除此之外的其他背景线索中分辨二者。

很多音乐治疗师们已经开始运用这些非临床音乐的研究成果来阐释音乐治疗过程。音乐治疗中的音乐聆听、临床即兴的音乐结构以及音乐治疗中的社交互动部分都可以成为音乐学分析的对象，而我们对以上这些方面的了解也随之增加。

音乐治疗师和非临床音乐家除了在做音乐方面沿用相同的模式，两者聆听音乐的形式也非常相似。安斯德尔（Ansdell，1995）发现了一种人们在作为"音乐演奏的积极一员"时会采用的聆听形式，他把其命名为"演奏中聆听"或"社交性聆听"。这种聆听方式是"很多非西方的集体音乐演奏形式中的核心关注点"，而它也是"任何种类的音乐关系中的核心关注点，比如歌手和其伴奏者或弦乐四重奏的成员之间"。虽然音乐治疗师也会使用其他形式的聆听，但这种作为音乐家的聆听方式是治疗师的首要职责，其他种类的临床聆听是以此为基础的。李（Lee，2003）提出了可被应用于临床即兴演奏的聆听的六种层次，其中只有一种层次仅局限

❶ 在这里插入一段与此相关的逸事：在 2003 年秋天，笔者有一个偶然的机会去给作曲系的学生做一个关于音乐治疗的入门讲座。笔者播放了李（Lee，2003）的音频 6 作为临床例子。就在我播放的时候，笔者看到很多学生的脸上都露出了被戳中痛点的尴尬微笑。播放完这段音乐后，我询问他们为什么做出这样的反应。学生们向我解释道，这个音乐治疗的临床案例听起来就好像他们自己的作品一样。

于音乐治疗。从这种角度来看，这两位作者都认为常规意义上的音乐聆听技巧是音乐治疗师即兴演奏技艺的必要组成部分。

帕夫利切维奇（Pavlicevic，1997）采用了道林（Dowling）和哈伍德（Harwood）的"不变量"概念，并认为它是了解音乐治疗即兴过程的重中之重。❶ 不变量这个音乐特性是指即使音乐的其他维度不断变化时，某个维度中仍存在的连续性。不变量促使我们去把音乐感知成一个"连续的，不断展开的事物"，而不是一个由无联系的孤立声响所构成的断断续续的声音流。音乐的节拍保持不变，但在此之上和弦以及旋律发生着复杂的变化，这就是一个不变量的例子。帕夫利切维奇描述了我们如何将"达到相互交融状态的临床即兴理解为治疗师和来访者共同制造不变量的过程"。在临床即兴中，治疗师的很大一部分任务都可以通过不变量的角度来理解，因为它解释了治疗师与另一个独立的个体建立音乐交流，并为高度失调的演奏带来连贯性的方式。

有两个民族音乐学中用于描述非临床音乐的概念也被运用到音乐治疗即兴中，分别是"参与性瑕疵（participatory discrepancy）"（Keil，1994a）和"机动驱力（vital drive）"（Keil，1994b）。❷ 机动驱力是律动中的一个元素，它与爵士乐队中节奏声部去支撑和启示独奏声部的方式息息相关。不同种类的爵士乐独奏者需要不同种类的节奏声部，它们能按照独奏者演奏的不同方式有针对性地为独奏者提供支持。爵士乐中节奏声部创造机动驱力的任务与治疗师的任务是极其接近的。两者都在"创造音乐，并在律动中保持一定的重复性，同时也为独奏者进行个人化的调整，不断改变以驱使独奏不断继续"（埃根，Aigen，2002）。用帕夫利切维奇的话说，治疗师的任务是在即兴中建立一个不变量的区域，与之同时也加入足够的变化，以回应来访者表达的不断发展。

凯尔的参与性瑕疵概念强调，一致与不一致的平衡以及精细与粗犷的平衡是所有音乐演奏的核心。凯尔说："想要让音乐具有'人味儿'和社

❶ 回到我们之前提到的，把某个特定的概念贴上音乐为中心的标签要比给具体的某个人或某部作品贴标签有用得多。

❷ 两者在埃根（Aigen，2002）的著作里都被广泛地应用在对音乐治疗的分析中。

会价值，它必须要‘抢拍’和‘跑调’。当然我们所说的‘抢拍’和‘跑调’都只是从学院派的标准和西方的视角出发的。”（Keil，1995）而且，“音乐的力量就包含在它的参与性瑕疵中”。参与性瑕疵主要分为两类：“过程式的和结构式的”（Keil，1994a）。过程式的参与性瑕疵在拉丁爵士乐队的演奏中有所反映。其中，乐手们在某些特定段落中保持节奏上的一致，而在其余时间以一种节奏松散的方式演奏，并不必须要严格地吻合。结构式的参与性瑕疵可能由不准确的调音导致，乐手不是调错了音，而是遵循某些特定音乐风格的特点。

凯尔思想的主要贡献在于其展示了“生动、鲜活、优质的音乐并非源自音乐家完美的音准和准确的节奏……创造音乐的是能以独特的方式连接彼此，又同时保持着彼此独立性的能力”（Aigen，2002）。埃文·鲁德（Even Ruud，1998）发现，保罗·鲁道夫和克莱夫·罗宾斯与特殊儿童的工作中体现出参与性瑕疵。所以，他首先提出，理解参与性瑕疵有助于我们理解音乐治疗即兴。鲁德的发现证明，不管临床即兴有没有用到我们熟悉的比如摇滚或爵士之类的音乐风格，参与性瑕疵都是一种可以在音乐治疗即兴中找到的相关现象。

以上提到的这些包括 Musicing、演奏中聆听、音乐不变量、机动推力、参与性瑕疵以及其他在非临床音乐形式中寻找临床相关性的探索都已被用于阐释种种关键的音乐治疗过程。而这很好地回答了本节标题中的那个问题，其答案是一声响亮的“可以！”音乐治疗师和他们的来访者一起创造和聆听音乐，当其他音乐研究领域的架构与其应用的音乐治疗背景存在着明显的契合点时，并没有概念或方法论上的原因使得这些概念不能很好地被应用到音乐治疗上。

音乐存在于形形色色的社会场合中，如娱乐、宗教以及音乐治疗。在音乐变成治疗之前，它首先要是音乐。研究音乐性质及其在治疗中角色的音乐为中心理论强调了音乐的力量、体验、过程以及结构的重要性和普遍性。建立这些理论为的是将临床功效归因至以上这些音乐特质上，而不是归因至某些有音乐发生的特定社会场合中的次级特质上。

在音乐治疗中，从医学及心理学框架中搬运来的“治疗师（therapist）"和"来访者（client）"两个词中蕴含的社会意义起到一种很重要的支持作用，它允许音乐化的转变体验在音乐治疗中出现。然而，音乐为中心理念的一个重要观点是"使改变成为可能的社会结构成分本身并不是改变的实施者"（埃根，Aigen，1991a）。

第四章　Musicing 的核心价值

　　埃文·鲁德（Even Ruud，1988）曾研究过音乐治疗师们为了在科学界取得更多声誉而去套用外部理论框架的做法的代价。通过"抛弃那些形而上学的或唯心主义类型的理论"，音乐治疗师们把一些解答音乐中最重要问题的机会割让给了其他学科的学者：

　　　　在音乐治疗行业中建立"科学性"的同时，我们也把音乐在日常生活中的角色和价值这个问题转交给了音乐教师、音乐哲学家以及音乐产业。音乐治疗的这种概念在科学界赢得了更多声誉，但是同时却失去了它探寻如何运用音乐来指引我们生存以及与世界连接的那长久以来一直拥有的地位。

　　在音乐为中心的实践中，音乐不仅是一种艺术形式、沟通手段及治疗工具，它更是一种和他人连接的方式，其中蕴含的独特价值是音乐治疗实践的基础。音乐为中心视角正在为音乐治疗重新讨要回研究音乐本质以及音乐对于人类意义的重大责任。为此，我们现在就要探讨一下音乐为中心实践的基础是怎么建立在那些特别的音乐价值上的。

　　对价值的讨论一向很困难。第一，价值这个词本来就令人困惑，它有很多用法和内涵。它最初是用于描述事物物质意义上的价值的，和"美、真理、正义甚至是优秀都扯不上关系"（Frankena，1967）。随着哲学的发展，"价值"这个词的词义延展到可以去形容某种实践或信念"是我们认为好的或期待的"，最后甚至展开到我们所"奖赏、喜欢、尊重、珍爱或者疼惜的"。我们在这里运用的是价值的这个延展意义。

　　第二，对价值的讨论动用了一个在当代知识分子话语体系中很少出现的立场。后现代的知识分子一般来说都持有道德相对主义，也就是所有的价值都是相对的，与文化相关。跨越时间、空间或文化的界限去讨论价值在概念和政治上都是不正确的。如果谁这样做，他就会被当成是绝对主义或者是普遍主义（把某种价值当成是绝对的道德或者普世价值），而那个作者也会因为这种思想而背上骂名。不管他论述中有多少可取之处，他的立场都会自动失去价值。

然而，很多信奉后现代主义变体的或是意识形态超越后现代主义的学者却毫不犹豫地去呼吁将某些特定的价值"普世化"，例如，去给予某些被剥夺基本权利的人以公正待遇，去宽容地看待文化和个人的差异，以及去增强政治、教育以及艺术舞台中的宽容性。有一些人虽然持有这种看法，但却没有意识到这种立场也可能恰恰就是他们所摒弃的文化霸权主义，因为他们会将诸如知识自由和民主政体的概念当作"普世价值"来宣扬。而且当质化研究者采取某种视角，比如认为社会中的弱势群体成员需要由从主流社会中走出来的研究者来进行点拨时，那这个活动家兼研究者也就犯了这种文化霸权主义的错误，就像那些从普世价值文化运动中获利的商人和政客一样。

尽管我们没有必要在这里对这个话题进行更深一步的讨论，但是很重要的是，我们要认清很多当代知识分子用来扼杀价值讨论的论点是自相矛盾的，因为这种论点本身就建立在一种特定的价值之上。因此，现在我即将与读者们进行一些简短的对音乐价值的讨论。在我上文所描述的意义上，讨论中会有一些或许会让某些人认为是绝对主义或者普遍主义的内容。对于这种指责，我俯首认罪，但我同时要说明，当有证据证明某种价值在其应用上具有普适性时，这些观点就不一定是罪不可赦的。

保罗·鲁道夫和克莱夫·罗宾斯（Paul Nordoff & Clive Robbins, 1971）就毫不避讳那些促使他们去工作的价值。而且他们还厚脸皮地宣扬他们的观点，即音乐可以具有在丰富人类生命的同时超越他们生命的巨大力量：

> 在特殊儿童的心底同样也住着某些人类最深层的需要……在某种程度上它们住在每一个孩子心里，但在特殊儿童那里，它们没有被那么多日常的琐碎需要所蒙蔽……当我们使某人融入人类的普遍天性中

时，治疗的定义就被拓宽到无可估量了。普遍天性远不只是我们所谓的"正常"。目标中包含解放和发展人普遍天性的治疗比那些纯粹为了使人们正常化的治疗要更有效。共同价值超越了任何国家和文化的界限。普适的价值可以存在于音乐之中。这就是为什么音乐可以在特殊儿童的生命中占有如此重要的位置。

在"人类最深层的需要"一词中，鲁道夫和罗宾斯提出，在特殊儿童心中存在着普遍但一般无法得到满足的人类需要。这些超越文化和个人经历的需要非常适于用音乐去满足，因为音乐恰恰能超越文化的分歧和个人的差异。将特殊儿童音乐治疗的关注点放在使其"正常化"的做法在鲁道夫和罗宾斯看来局限到了一种无可救药的地步。这一方面在于它的出发点，另一方面在于它给治疗加上的那些不必要的界限，那些阻碍音乐治疗变成一种意义深远的、能改变人生的体验的界限。音乐能够通过与他人的音乐连接来覆盖人类普遍存在的自我发展的需要，而这种效果是跨文化的。这种观点在数万小时针对不同国家残疾儿童们的音乐治疗中被不断地证实。人们发现，在这些治疗中，孩子们对于来自不熟悉文化的音乐也有着积极的反应。

埃文·鲁德（Even Ruud，1988）经常写到音乐治疗中文化背景的重要性。他不仅被认为是一个对文化问题敏感的人，也是在音乐治疗界中强调文化重要性的先行者。因此，当他谈到音乐超越文化的层面时，这些话语就变得更有分量了：

> 或因为音乐那难以形容的美学特质，抑或仅仅是因为其作为声音的特点，音乐体验可能会超越那些文化或语言对音乐的既定描述。音乐多元的特性有时会强迫我们去发挥自己未被开发的身体或意识部分。这种被强化的觉知……可能会帮助我们建立看世界的新途径。而且，这种被强化的觉知所涵盖的不仅是我们的身体和心灵，也有我们与自然的关系以及我们在社会、文化和世界中的位置。从音乐体验中改变一个人的可能性就蕴含其中。

人类的自我发展（以及因此的治疗进展）可能和人与其身处文化之间的联系有关，但也可能与对文化的超越有关。因为音乐在一定程度上是文化的产物，所以它可以起到把人们引领入他们文化的作用。在这种类型的工作中，对音乐在当地的价值及音乐的风格特征的重视是必要的。

同时，音乐在各种人类文化中都普遍存在的现象又暗示在音乐中存在着超越文化的普遍特征。音乐这种超越文化的特性也能帮助那些囿于自己文化限制中的人走向自我实现。我认为，在音乐的价值中，这种超越文化的特性是其中的一个重要组成部分。

音乐价值的概念

音乐为中心的治疗师们对音乐概念的理解各有不同，而且作为一个小团体，他们运用的音乐风格也大相径庭。他们之间对于音乐的价值或许有非常不一样的看法。然而我认为，他们在作为人、音乐家及音乐治疗师的身份核心部分存在着价值上的深层次统一。❶

在我们开始进行对音乐价值的具体讨论之前，我要先对以下的观点进行澄清：第一，我并不是说以下的这些价值是在音乐中特有的，或者是只有音乐为中心音乐治疗师才能欣赏的。只有实证研究能决定它们独特与否。第二，我也不是说所有的音乐为中心音乐治疗师都会赞同以下的这些价值。与之相反，我想去讨论一下不同种类的音乐为中心音乐治疗师所持有的不同观点。我采用这种方式来阐释这些价值是为了强调，音乐为中心音乐治疗师的治疗方法能够反映他们所秉承的，内含于人类音乐实践中的价值。第三，我不能保证以下的讨论是包罗万象的，有可能会存在我并没有在讨论中涉及的其他种类的音乐价值。我选择讨论的是那些看起来和音乐治疗关系尤为紧密的价值。

本章的主要关注点是那些 Musicing 中包含的价值。有些读者可能会认为，音乐在世界范围内的表现形式极为多样化，且发源于多种多样的文化

---

❶　尽管把本段中的"音乐为中心的治疗师"置换为"音乐为中心的治疗师以及那些偶尔运用音乐为中心观点的治疗师"可能会更精确，但我在下文中会避免运用这个冗长的描述，而用"音乐为中心的治疗师"来代表以上两类人群。值得说明的是，前面提及的对于价值的论断相对于后者来说更适用于前者。

中，所以要证明音乐价值的存在真的很难。而且，即使某种音乐价值在某种特定文化中确实存在，但由于音乐文化的多样性，这种价值似乎不太可能放之四海而皆准。对以上这种观点我表示理解。然而，如果有一种叫音乐的东西跨文化地存在着，而且在不同形式下存在着某种不变的特征，那么 Musicing 必须有某些普遍价值的看法就并非空穴来风。换句话说，和其他人一起 Musicing 既需要特定的信念和实践，也反映了特定信念和实践的存在。去研究人们一起 Musicing 时需要什么东西是至关重要的，而去研究这些需要如何能融入更宏观的价值体系中并支撑起不同的音乐治疗手段同样尤为重要。

当我们把表面的行为从其下蕴含的信念上剥离时，我们就能更容易认识到普适价值的存在。比如，在一些文化中，用餐过后在主人面前打饱嗝是不礼貌的，但是在某些国家，这么做是对主人的一种高度赞扬。如果我们只看表面的行为，我们会认为这种习俗不是各文化共通的。然而，"对主人表示尊敬"也许是普适于全世界的。某种特定价值的表现形式可能会非常不同，但是其中蕴含价值的普适性是毋庸置疑的。

同样的，音乐实践的多元化并不能抹杀普适（或至少是普遍存在的）音乐价值存在的可能性。玛丽·露易丝·萨拉芬（Mary Louise Serafine，1988）提出了一个理论。她指出，各个文化中都存在着某些普遍的感知音乐的过程。她并没有提出任何和特定风格中的元素有关的过程，比如调性结构或和弦转换；她提出的都是那些广泛存在的过程，例如，模式、断句、部分重复以及抽象。萨拉芬强调，不同文化中的人类制造音乐以及对音乐感知的过程中存在着足够的相似性，而这足以说明音乐在跨文化的层面上具有某些普遍存在的特质。

尽管本书对于音乐价值的关注点与萨拉芬对于认知过程的关注点存在不同，但是两者都建立在同样的信念基础上，也就是这种普遍的相似性存在于音乐组织的基础层次上，而不是浮于表面特征上。笔者用这样的方式来开展本章的讨论是为了强调，在音乐治疗中，我们做的是和来访者"一起" Musicing。我们所着眼的是那些 Musicing 活动中内在的价值，特别是那些能带来更充盈、更令人满足的 Musicing 体验的价值。

Musicing 需要对沉默的理解

由于音乐家的关注点一直都在于运用声音，我们常常忘记了沉默作为音乐的组成部分究竟有多重要。沉默在音乐表演中的多个层次里都有所体现。宏观上，当交响乐队指挥举起指挥棒示意乐队准备时或是在两个乐章之间的过渡时间中，沉默都充当主角。反之，从微观的角度来分析，节奏声部（打击乐手和贝斯手）不停切断其乐器的延音以制造沉默，这种沉默或被其他乐器填补或完全留白，而律动由此产生。正如同吉莉安·史蒂芬孙·兰登（Gillian Stephens Langdon，1995）指出的，"如果我们仔细地研究一首曲子，我们就会发现音乐的力量并不简单由音符、节奏与和弦所创造。创造它的还有停顿和休止，也就是沉默。在音乐治疗中，情况也一样"。

最高等级的音乐造诣包括了对沉默所蕴含潜力的理解和欣赏。很多爵士和布鲁斯等音乐风格的最出色的音乐家都以他们特别的断句而著称，停顿和休止是定义他们演奏中音乐特性的重要元素。诸如贝西公爵（Count Basie）、迈尔斯·戴维斯（Miles Davis）以及比比金（B. B. King）等爵士和布鲁斯大师通过乐句和其间的沉默定义着他们的音乐风格。而且，不管是一支即兴爵士乐队还是一支古典弦乐四重奏组，音乐中的沉默都一定来自他们对音乐的共同理解以及在音乐创造中的互相配合。要想具有在一起整齐地断句或是创造律动的能力，乐手们需要明白，沉默不仅是大家都不出声，它同时也是通向音乐连接的一种途径。

音乐家和音乐为中心音乐治疗师必须具有对沉默的尊重和理解。沉默是无为、是接纳、是等待、是忍耐。学习去钦慕沉默中的价值也就是在学习以上这些品质中的价值。吉莉安·史蒂芬孙·兰登（Gillian Stephens Langdon，1995）说道："通过'沉默而坐'，治疗师开始在更深的层次上给予来访者空间。"兰登说明了我们应学习去适应沉默。而且，就像普通的音乐家一样，我们也需要去理解那共同的沉默如何成为"一个连接的场

75

所，而并不孤立冷漠"。尽管兰登承认，沉默可以作为一次治疗的开始，但沉默更经常在一段"非常动人"的即兴演奏后发生。在这种时候，她会控制住用语言处理这段体验的冲动，不打断这沉默，以使来访者和她自己充分地体会音乐所创造的空间。这样一来，沉默本身就变成处理这段体验的手段，而语言询问可能会干扰来访者对音乐的自然情绪反应，从而破坏这种体验。

不管是在一首乐曲开始之前的沉默，还是治疗师演奏中为邀请来访者演奏而留出的两拍的短暂空间，沉默都能鼓励参与。适当的沉默就和音乐干预一样，都能激发出来访者的音乐性。举例来说，约瑟夫·皮切尼尼（Joseph Piccinnini，2001）讨论了摇滚乐中的反拍是怎么促进人们演奏的。他提出，由于摇滚乐中强调的是每小节中的第二拍和第四拍，所以每小节的第一拍就变成一个需要被填补的空间。他认为，反拍的独特性质帮助解释了此风格音乐的治疗机制。

Musicing 要求聆听

与他人的 Musicing 中包含了专心聆听他人以及在对他人的回应中融入聆听成果的过程。在此之中，人的一部分注意力永远放在他人制造的声音上。不管是在爵士乐队、弦乐四重奏、团体音乐治疗中，抑或在任何形式的持有任何目的集体音乐活动中，以上的说法都成立。合作式的 Musicing 要求参与者密切地关注他人的音乐，音乐的质量和演奏者的聆听能力是紧密相关的。

Musicing 中存在着对外部世界的关注，这反映了一种对他人深刻的尊重。很多音乐治疗师都表达了对聆听的高度重视。盖里·安斯德尔（Gary Ansdell，1995）把聆听分为不同的类别，并发现，对于即兴音乐治疗师来说，如何去"边弹边听"是极其重要的。多瑞特·埃米尔（Dorit Amir，1995）评论道："为了服务我们的来访者，我们需要听到超越表象的声音……当我们能同时听到来访者内心和外露的音乐时，这种倾听就存在着唤醒来访者生命灵性的力量。"音乐治疗师南希·麦克马斯特（Nancy Mc-Master，1995）则用优美的诗歌来表达聆听的价值：

> 当我们心弦绷紧
>
> 等待着共鸣于空气的每一缕涟漪
>
> 这时聆听中出现圣洁的痕迹
>
> 这种聆听需要真诚
>
> 需要你对外部世界的每一丝热爱
>
> 还有一种信念
>
> 虽然短暂
>
> 但世间万物都有它的夙愿

音乐家需对一起 Musicing 的人怀有敬意，而这体现于对他人 Musicing 的尊重、崇敬和回应。这种尊重是整合于 Musicing 之中的，并且是音乐为中心音乐治疗师对来访者的倾听的基础。出色的音乐家，比如某些伴奏家采用的这种聆听模式可以直接运用到临床情境中，并使来访者们受益。盖里·安斯德尔（Gary Ansdell，1995）报告了一个能简明扼要地阐释上述要点的临床情境：

> 另外一个来访者告诉我，当她和我一起即兴演奏的时候，她感觉到了"共振（resonance）"。这个词是她从德语翻译过来的，所以我起初以为她想说的可能其实是"回应"。但是，她又说她所谓"共振"的意思确实就是听到她自己发出的声音被其他东西延续了，就像一个铃铛跟着她的声音共振一样。她听见了她自己被别人听见！"我希望生活可以永远像这样，有共振！"

"她听见了她自己被别人听见。"这位来访者的措辞很重要。她不仅仅感受到了她自己被别人听见，而且还"听见"了。音乐为中心音乐治疗师所采用的这种形式的聆听会直接地传递给来访者，使其学会在相似的层面内去觉知，并最终得到一段有意义的体验。发展像音乐家一样的聆听能力可以成为来访者治疗过程的一部分，从中他们可以得到一种新的意义来源以及与他人连接的方式。

Musicing 把个人和集体联系在一起

除个人独奏表演以外，在所有类型的非临床 Musicing 中，个人的表现都一定要被融入集体的创造中。即使在个人独奏表演中，一般来说在某些曲子或者环节中也融有集体的创造和期待。❶ 使自己的音乐既满足个人的意愿又对集体的合奏有促进作用是每个风格的音乐家都要争取完成的困难挑战。从这个意义上看，和他人一起演奏音乐的过程也是如下这个围绕着每个人的永恒问题的缩影：在社会框架内满足个人需要。

音乐家们互相配合的过程不仅是个人压制自己对音乐的敏感与表达以纯粹服务于集体的过程。实际上，那些最顶尖音乐家的演奏中体现出来的是一种个人与集体意志的平衡，而并不朝某一方面过分地倾斜。让我们想想举世闻名的柏林爱乐的弦乐组、艾灵顿公爵大乐队的萨克斯声部以及 The Band 等摇滚乐队的伴唱声部，其中的每一个听起来都是独立完整的整体，但又同时允许其中个人的声音被展现。最高水平的 Musicing 需要把大家的乐音艺术化地混合，同时又使个人表达与集体表达共存。如果以上的过程完成得很艺术的话，两种形式的表达应该是完全互补，而不是互相排挤的。

音乐治疗中音乐形式的范围可以很广。其范围中的一端是音乐上的绝对自由，另一端则是完全没有音乐上的自由。绝对自由的一端包括了一些心理动力学音乐治疗形式，这些治疗方法鼓励来访者通过音乐自由地发声。它们虽然鼓励即兴演奏，但是在其他音乐治疗形式中经常采用的一些作为即兴平台的音乐形式有时则会被有意识地规避。这种类型的音乐治疗建立在个人表达的价值之上。和绝对自由相对应的另一端包括了一些高度结构化的活动，比如鼓圈。在此之中，来访者没有选择乐器、演奏部分、乐句或是演奏力度的权利，这些都是被治疗师或领导者所控制的。这种类

---

❶ 当然，也有例外，比如爵士钢琴家塞西尔·泰勒（Cecil Taylor）。他的表演由单人的、自由的、无调式的即兴演奏组成。

型的工作建立在团体凝聚力的价值之上。

盖里·安斯德尔（Gary Ansdell, 1995）指出，只关注自我表达的人是不能为音乐治疗小组即兴做出积极贡献的，因为这样的人会"被困在一个由他们自己的行为和情绪所建筑的泡影中"。集体创造的过程需要个人去"抑制纯粹的自我表达冲动"。安斯德尔是对的，和他人一起 Musicing 的能力需要以聆听他人为基础，并结合他描述的那种对自我的抑制。不过这只是团体 Musicing 技能的起点。超越了这个层次之后，对团体音乐的个人贡献会变成自我表达的一种形式。当个人找到了某种蕴含在为集体做贡献之中的自我实现方式后，集体创造与个人表达之间的鸿沟就会被逾越。自我的表达不再需要被抑制，因为个人的表达已经通过为集体音乐做贡献的方式而展现。和他人一起 Musicing 所需的那些约束也不再是拘束了。

芭芭拉·海瑟（Barbara Hesser, 1995）对音乐治疗团体和其他种类的社会集体关系中出现的类似挑战发表了看法：

> 一段关系或者一个团体不可能满足某人的所有需要。对团体成员来说，令团体团结一致的同时照顾每个人的需要是很难的。在大多数的团体和社群中都存在这个问题。音乐治疗过程的一个目标就是找到团体成员之间的和谐与不和谐的平衡……不管是从音乐的角度还是从社会关系的角度，和谐与不和谐都可以通过一种美丽并令人深深满足的方式交织在一起……在高度完善的成熟团体中，这种平衡是有可能被建立的，但这需要每个成员都愿意去聆听以及接纳新的音乐形式，而不仅仅拘泥于他们所熟悉的。

就像音乐中包含着紧张和放松的平衡以及和谐与不和谐的平衡一样，人们在共同创造音乐时也需要去处理人际关系中紧张以及和谐的平衡。当这些紧张、和谐以及个体间差异能在乐队、治疗或其他场合中被融进集体的音乐时，这个团体就可以成为一个能使其中的个人完成艺术价值以及自我实现的场所。

在高级的 Musicing 中，个人和集体的需要都能得到尊重，甚至以上提到的这些两极化的特质都会被超越。这种境界描述了人类集体所能达到的最高成就，包括那些体育、政治以及科学成就。在以上所有的这些人类成就中都存在着个人需要和集体需要的交融。Musicing 提供了一条可以通向人类社会生活的捷径，而这种社会生活恰恰体现了人性最美好的那一部分。在团体音乐治疗中，音乐为中心音乐治疗师强调，音乐是一种集体的艺术化成就。通过这种举措，治疗师们积极地在音乐中融入了人类社会的核心价值。

Musicing 能催生超然的境界

音乐家在演奏中出现的超然境界是一种音乐中的高峰体验。音乐家经常会把音乐描述成一种外部赋予的东西，而并非音乐家通过自己的意愿有意识创造的。在某种意义上，Musicing 包含着放下手中所做之事的成分。音乐家们时常会感觉他们在被音乐演奏而不是与之相反。海伦·邦尼（Helen Bonny）和玛丽·普利斯特列（Mary Priestley）都讨论过这种体验。这种体验似乎是前者成为音乐治疗师的动力，而后者明显对这种体验的性质持有矛盾的态度。❶

这些体验的一个普遍特征是它们似乎不是通过有意识的积极努力而达到的。相反，它们一般是通过放下执念并培养对外部的开放性所达成的。学界普遍认为，超然是组成 Musicing 中那些最有力量时刻的必要元素。这些时刻能指引人们创造职业生涯，构建自我身份认同，有时甚至能改变人的一生。

超然以及放下执念是达成人类艺术成就的重要手段，这是这种体验的价值所在。在音乐为中心音乐治疗中，这种价值体现在治疗师对"治疗是由音乐完成的"这个观点的强调。有些时候音乐治疗师能做的最好干预就是"给音乐让路"（D·Gormley，个人交流，1990 年 5 月 1 日）。

---

❶ 请见本书第六章对海伦·邦尼妙悟般的体验以及玛丽·普利斯特列在此领域的体验的讨论。

Musicing 能培养对技艺的尊重

记载了苏格拉底在饮鸩当夜与众人对话的《斐多篇》以哲学家们对音乐的非凡讨论开场。苏格拉底的朋友们开门见山地询问他，流传在雅典坊间的他在监禁末期开始练习音乐的传言是不是真的。苏格拉底告诉他们，他经常会做一个梦，梦里有个声音让他去"演奏音乐，并致力于此"。可是他一直都没有把梦中的嘱托当回事……直到他开始被审讯，苏格拉底才开始思索，是否他把这种嘱托看得太轻了。所以他在自己被处决之前的这段时间谱写了一首给阿波罗的赞歌，并把一些伊索寓言改编成了歌曲……他要在给世界的最后一个剪影上刻上对音乐之力的敬畏与赞美：他至少要放声歌唱一次，在死之前。

————维克多·祖克坎德尔

《人即音乐家》

音乐能力既需要如注意力、创造力以及音乐知识等多种心理机能的参与，也需要包括粗大和精细运动能力在内的各种身体机能的加入。这两个方面的机能对 Musicing 来说都是至关重要的，而它们之间的整合也是音乐训练中的核心部分。高超的音乐水平背后一定蕴含着日复一日的刻苦练习，这样音乐家才能掌握乐器演奏的技巧。作为练习的结果，音乐家开始崇尚技艺中的价值：每天高强度且孤独地练习；年复一年，甚至用尽一生的时间去磨炼技巧并使其完美……这种对基本材料中的微妙变化的钦慕是工匠的精神。

记者、律师或心理治疗师等专业人士只在言语或思想的范围内发挥他们的才能。在这种职业中并没有实际的身体性操作。但在医学、建筑（设计、画图、建模）以及音乐治疗这样的专业中，专业知识是借助身体动作和实在的道具来实现的。从事于这些领域的人便发展出对实在技艺的钦慕，而这是在其他职业中没有的。

音乐为中心音乐治疗师在工作中内化了这种价值，而这种价值也可以传递给来访者。在很多种音乐治疗活动中，这种价值都得以体现，比如在刻苦练习演奏技巧时，或是为了某个录音或演出努力谱写一首乐曲时。在音乐为中心的理论框架中，对 Musicing 中所包含的操作和手艺的关注与爱是音乐治疗过程的重要组成部分。对 Musicing 的爱催生了对为实现 Musicing 所做的艰苦努力的尊重。音乐为中心音乐治疗师内化了这种对音乐技艺的尊重，并把它作为一个具有激励作用的元素去帮助来访者们克服一个又一个运动、认知、表达以及社交的障碍。

音乐技艺，或者是其他任何形式的技艺都是我们存在的证据，都是我们在每个人都要经历的死亡面前"我们曾存在过"的宣言。我们每个人都要经历死亡，但这并没有阻止音乐家去努力精进他的技艺，苏格拉底日渐迫近的死期也同样没有阻止他。同理，即使大部分的音乐治疗来访者最终都永远无法从音乐中获得经济效益或者职业上的成功，我们也没有理由不让他们去精进他们的音乐技艺，并从中获得价值和感动，不管他们是一个演奏员、作曲者或仅仅是个聆听者。

我们之所以鼓励这种态度是因为它印证了人类能够创造赋予时间意义的活动；而且它还显示，和其他人一起 Musicing 是我们人类能从事的最崇高、神圣且令人愉悦的活动之一。这是因为音乐家作为工匠，非常明白雕琢技艺的过程也同时就是雕琢自己的过程，而这个道理可以成为治疗的主要关注点。

音乐能创造连接

音乐就像连接人类心灵的结缔组织。它在各个听众之间、各个音乐家之间以及音乐家和听众之间构建着连接。它既能使同一文化之间的人变得更加团结，也能超越文化的界限创造跨文化连接。它还能成为社会中重要的黏合剂，把不同阶级和经济水平的人民团结起来。

因为 Musicing 具有其内在价值，所以它能围绕着振奋人心的人类活动去创造属于它自己的文化。这样一来，它便可以有效地缓解因政治、宗教或文化分裂而产生的负面效果。音乐通过一种既有益于个人也有益于整个社会的方式把人们团结到一起。以上这句话听起来可能太过陈词滥调，不言而喻，但这并不代表它不正确。

音乐作为人与人之间连接物的价值在音乐治疗中有着明确的体现。它使得关系的建立变得可能，不管是个人心理结构间的内部关系还是和他人的外部关系，也不管是治疗师和来访者之间的关系、来访者互相之间的关系还是来访者与他们在治疗外生活中接触的人的关系。社区音乐治疗（Pavlicevic & Ansdell，2004）和文化为中心音乐治疗（Stige，2002）的一个共同的中心思想是，当治疗师使来访者们投入社会中时，他们实际上就已在做出改变。音乐治疗开始超越私密且个人化的形式，不止在与世隔绝的封闭小房间内进行。音乐治疗师有意识地在更广泛的社会组织层面上进行干预，以使传统意义上的来访者融入集体，并同时构建集体内部的和谐与连接。音乐那使人们彼此连接的功能直接地支持治疗师的这种举措。

画家在画室里独自创作，作家在书桌前独自伏案写作，即便作曲家的工作也是孤独的。但是演奏家的工作主要是和他人一起完成的，是在与他人的连接中体现的。这不是说画家、作家以及作曲家不想去通过他们的工作与他人连接，但是其工作的性质意味着即使存在连接，这种连接也只能是间接的。当人们沉浸在音乐中，他们同时也就正在体现他们寄托于人类连接上的价值。音乐为中心音乐治疗师把这种价值直接地投入音乐中，并且有意识地把他们的治疗扎根其上。

第五章　音乐为中心音乐治疗的
原理、操作及含义

维特根斯坦错误地写道："我们只能把我们说不出来的东西付诸沉默。"其实不是的：说不出来的我们可以唱出来。

———维克多·祖克坎德尔

《人即音乐家》

有一次我问一个病人他咏唱及击鼓的含义。如同每一个尽职尽责的治疗师一样，我用不同的方式问了这同一个问题。首先我直接询问它的含义，他回答说不知道，他只是觉得这样做感觉不错。然后我问得更深入了一点："你能不能用简单的几个词来描述一下你的感觉以及它对你来说的含义？"此时组里的另一个病人大声说："女士，如果他能说出来，他就不会唱出来了！"

———卡洛琳·肯尼

《神秘大道》

音乐为中心的实践建立在音乐为中心的概念、价值体系以及理论上。本章所讨论的音乐为中心思想皆有其在实践和理论上的体现。也许并没有实践者和理论家会对本章中的每个观点都全盘认同——这些思想源自我的观察、研读以及和其他音乐治疗师的讨论。之所以列出来这一系列的讨论话题，我的目的并不是去穷尽或罗列，而是去阐释音乐为中心音乐治疗实践的核心中究竟存在着哪些类型的概念。

来访者在音乐中的体验至关重要

"玩音乐"是很多音乐治疗来访者进行治疗的主要动机。这个认识是音乐为中心治疗方法的一个核心出发点。不管是一名被钢琴所吸引的自闭症儿童、一群一起创作说唱歌曲的问题青少年，还是一位吟唱其年轻时代歌曲的患阿尔茨海默症的老年女士。在以上的每一个例子中（而且每个读者一定都能给出很多自己工作生活中的其他例子），我都可以断言，这些来访者的主要动机肯定就是对音乐的参与，❶ 而不是去完成某些非音乐的目标。而且我也可以说，在这些例子中，来访者参与音乐活动的动机和人们参与非临床音乐活动时的动机并没有什么区别。

当然，也有很多音乐治疗来访者参与音乐治疗是为了达成非音乐的目标。还有一些音乐治疗是为了配合其他比如临终关怀等的实践形式才被实施的，故这种音乐治疗的主要好处可能不在音乐领域中。这确实是个无法辩驳的事实。但是我要说的是对于那些参加音乐治疗主要是为了参与音乐的来访者而言，音乐为中心的立场可能是最为合适的。

这并不是说音乐治疗师应该不加批判地或天真地接受来访者们对他们自己病症的认识。来访者把参与音乐作为音乐治疗的主要目的也可能反映了来访者自己的一些局限。就我自己的经验来讲，我就遇到过一些有妄想症状的人，他们不觉得自己有一定要去接受精神科治疗的严重问题。他们把音乐治疗当成是音乐课，把他们的治疗师当作音乐老师。对于一些人来说，较为完整地使用音乐为中心立场在临床上是可行的；而对于另一些人来说，这种立场是不当的，因为它可能是某种形式的渎职或否认。实际上，音乐治疗师仍需要做的一件很重要的事就是去描述来访者需要得到治疗性关注的那些问题。每一位治疗师都有责任去决定如何良好地将来访者看待音乐治疗目的的视角融入自己的临床视角中。这也是为什么音乐治疗师必须根据每一位来访者的情况去个人化地调节音乐和治疗之间的比重，

---

❶　我用"参与"一词来囊括聆听、演奏以及创作。

以便更好地为来访者服务。

当然，作为音乐治疗师来说，完全采用音乐为中心的视角而不结合其他形式的实践也是可行的。但是这可能会比较适合那些能够和治疗师讨论治疗方法和过程的来访者，这样他们就能决定这种音乐为中心的框架是否和他们的个人目标相符。

音乐目标就是临床目标

当纯粹的音乐临床目标与来访者的需要吻合时，这种目标即可行，不管治疗师是从来访者直接的表达中得知，还是从来访者的动作表情中间接捕捉到的。这其中能反映出治疗师对来访者对临床体验看法的一种深深尊重，也同时给予来访者空间，以便能满足他们那些说不出来，但是通过其他方式表达出来的偏好。对于那些不能直接表达自己偏好的来访者而言，音乐治疗师需要运用个人的经验和知识来判断来访者的动机是不是主要在参与音乐活动上。

从音乐为中心的角度来看，通过纯粹的音乐语言来陈述临床目标是可行的。这并不是去否认来访者在非音乐领域会取得改善，更不是去否认这些非音乐的改变有时会成为音乐治疗师的主要关注点。这仅仅是说，当某人以相对纯粹的音乐为中心的方式进行实践时，他就是在尝试增强来访者的音乐表达和体验。在其他领域的改变会经常作为二级产物附属于主要关注点，也就是来访者的音乐能力上。然而，尽管我们很高兴看到这些改变，但是这些东西只是伴生的，并不是赋予其主要价值的东西。

这种思维方式的出发点是，音乐给人类生活带来的东西是独特而必要的，所以音乐治疗为人们所提供的经过特殊设计的 Musicing 机会也是必要的。音乐对于残疾人和那些需要治疗的人的功能和其他人是一样的，帮人们去达到这种 Musicing 状态的手段就是音乐治疗师的独特技艺，而这也把音乐治疗与音乐表演或是音乐教育区别开来。从这个角度来说，音乐治疗可以被看作是在创造一种特殊的 Musicing 场合，使得那些自己不能去 Musicing 的人可以进行 Musicing，不管他们不能 Musicing 的原因是在肢体、认知、社交，还是情感层面上的。

在这种视角下，让人们以一种能丰富其生命的方式与音乐和音乐体验产生连接就是最主要的临床目标。在这之中，他们的人格结构、和他人接触的模式、生命的意义感、表达自己的能力、自我意象等都有可能会发生改变，但是这些是音乐体验的二级结果。音乐治疗干预的靶点是来访者音乐化的演绎、感受、思考以及存在，其干预的工具也是音乐。这种干预效果可以辐射入一个人的存在中，但具体辐射到的部分是由音乐的类型、治疗师演奏的方式、来访者之前的经验、来访者的音乐喜好以及来访者存在问题的领域所决定的。音乐治疗师在其中的作用是去甄别来访者的需要，然后建立音乐体验以去应对这些需要。

治疗的主要关注点是增强来访者在音乐中的投入

音乐治疗来访者在参与音乐时需要同时发挥其接收与表达的能力。这就是说，他们不仅听音乐，还演奏音乐；而且在演奏音乐时，他们也同时在聆听。Musicing 同时发生在演奏和聆听音乐中，而且两者都可以成为可行的临床关注点。接受式的音乐敏感度在很多治疗手段中都被高度关注，比如在音乐引导想象（GIM）中；但是在一些来访者需积极投入音乐演奏的治疗模型中，它也可以成为主要关注点，比如在鲁道夫·罗宾斯音乐治疗中（Ansdell，1995；Aigen，1998）。

不管我们关注的是来访者接受方面还是表达方面的音乐性，在音乐为中心治疗方法中，临床过程和音乐过程都存在着一致性。因为音乐过程本身就是临床过程，所以从这个角度出发，有时临床互动从纯粹的音乐意义上本身就可以成为有意义的临床事件，而治疗师的主要关注点就是去通过各种策略来深化与区别来访者的音乐体验。治疗效果就蕴含在多样、复杂、深邃、瑰丽、奇特、自发且真诚的音乐表达中。这些在音乐中的体验能帮助个人去构建更完善的自我，并满足那些根本的人类需要（Ramsey，2002）。

个人发展过程和音乐发展过程是统合的

根据音乐为中心思想，我们没有必要去把临床干预方针先用语言详细说明，然后再转译成音乐。与之相反，整体的临床过程可以被容纳在治疗师的音乐思维当中。因为在临床方针指导下的音乐演奏本身就存在着内在的临床价值，所以我们没有必要为了发起一段音乐体验而去离开音乐的思维范畴。任何音乐的发展过程都变成来访者个人的发展过程，所以其中音乐元素的变化，比如节拍的转换、旋律的变化、表情的介入以及节奏律动等同时也都是来访者的个人体验。

布鲁夏（Bruscia，1998b）从音乐治疗对来访者影响种类的层面上研究了该问题。他把音乐心理治疗分为两种，一种治疗的目的是引起体验化的改变，或者说是蜕变式治疗（transformative therapy）；另一种治疗的目的是引起能用语言形容的觉知，或者说是领悟式治疗（insight therapy）。在音乐为中心心理治疗中，"音乐体验本身就具有完整的蜕变性治疗功效"，因为"音乐过程实际上就是来访者的个人过程"，而且"过程和结果是密不可分的"。

从来访者的角度而言，感到与音乐融合甚至是变成音乐的体验，或者用更平实的口吻讲，对音乐产生强烈认同的体验并不是临床目标的副产品，也更没有干扰临床目标。它实际上代表了临床的目标。对人类意识边界的扩大可以引领人们通往那些唯独在音乐中才能获得的新鲜体验。在某种程度上，来访者变成音乐，所有刻画音乐调性、音色以及节奏的动态过程都为他们敞开，等待他们去体验。举例来说，肢体残疾的来访者能体会到运动的感觉；情感局促的来访者能感受到流淌在和弦之间多彩的音乐情感表达；怯懦的来访者通过激昂的旋律和强有力的节奏能感受到勇敢；封闭的来访者能通过节奏的律动和他人相连。最后，不管是通过主动式的即兴演奏还是接受式的音乐聆听，所有的来访者都能感受到蕴含在他们音乐发展中那蜕变的潜质。

尽管雷科特（Lecourt，1998）和斯特里特（Streeter，1999）等作者批评了音乐为中心治疗师强调音乐融合过程中的临床价值的做法，但是音乐为中心立场的这种做法有着清晰的理由。例如，在鲁道夫·罗宾斯音乐治疗中：

> 把治疗师和来访者一同创造的音乐理解为一种统一化的整体是非常重要的。治疗师努力去维护来访者和音乐的连接，并不断地调整音乐以确保这种连接……治疗师音乐的性质是探测在来访者身上发生的事的一个可靠的信息来源，因为这段音乐之所以变成这样的形式是因为来访者也在运用他的能力参与其中，不管这种参与是主动式的还是体验式的（Aigen，2001）。

在音乐为中心音乐治疗中，音乐的细节特别重要，这是因为音乐过程就是个人的过程。而去理解，或至少是去体验这种音乐便可以领悟来访者的临床体验，尤其是对于那些不能表达出自己的体验的来访者来说。而且，重要的是这种领悟不需要让来访者以任何特定的方法来描述自己的体验就可以达成。

参与音乐的内在奖励

在音乐为中心治疗中，音乐不是其他行为的诱导剂，也不是从思想或感觉中挖掘感悟的手段。与之相反，其着眼的是音乐体验中的内在奖励，是它们提供了来访者对于音乐活动和体验的动机。在此我们要重点强调音乐的创造性、表达性、审美性、集体性以及超个人性五个维度。这些音乐体验中的维度在非临床领域中增进着人类的幸福，并提供给那些参与其中的人生活意义和目标。而且它们对于创建以音乐体验为其核心部分的身份认同感是不可或缺的。这些体验必须通过特别的方式才能在音乐中获得，而对于很多来访者来说，音乐治疗是获得这些体验的唯一途径。

创造性维度

对来访者创造力的刺激对于音乐为中心治疗方法必不可少。创造代表着一种对于生活的投入，它能抵消诸如抑郁和绝望的负面情绪，而这些情绪会使人们减少这种投入。对于"创造力"和"创造"之间联系的探讨或许可以帮助解释个中原因：

> 追根溯源，我们所有的创造性活动从原型上来讲都包含着对这个世界及存在于世界间的自己的创造。所以简单来说，我们去喜迎创造和创造性活动的到来，就是去喜迎生命的存在。反之，因过激的情感需求所产生的症状，比如抑郁、孤立以及自杀倾向则可以被视作对生命的拒绝。从这个视角来看，心理健康是与生理健康不可分割的，而抑郁导致的自杀就是一个明显的例子……对于在这种严重问题中挣扎的人来说，他们为维护和发展生命所做的努力已快要被负面情绪淹没，而对创造性活动的兴趣就是这种健康部分的残留。投身于创造性的活动，特别是音乐，是有治疗效果的，因为它能使人们发展出喜迎创造，以至于喜迎生命本身的能力（Aigen，1991b）。

在音乐为中心治疗方法中，有很多途径可以刺激创造性过程的产生，如聆听或演奏音乐、即兴或创作音乐、歌曲或纯器乐演奏，等等。但是以上体验的共同点是，其蕴含的治疗价值是由来访者的创造能力在有意识的Musicing中被激活、投入以及引导的程度来决定的。尽管其他音乐治疗理论可能会把对创造力的激活看作是一种在其他非音乐领域产生治疗效果的手段，但音乐为中心方法认为对创造力的激活本身就是一个可行的临床关注点，因为其中包含着能提升生命质量的元素。

表达性过程

表达性过程使我们与人类情感联系得更加紧密。音乐心理治疗方法经常会假设音乐能表达来访者那些因恐惧被压抑或者仍藏在潜意识里的感受和情绪。但是，以上两类情况中都假设了一种音乐和人类情绪在音乐治疗中的关系，即音乐能促进来访者去展现他们现在的感受，不管这些感受是有意识的还是在潜意识中的。

这么看来，很多精神分析音乐治疗中的元素是与美学中某些传统的表达理论一脉相承的，这些理论讨论了音乐和情绪之间的关系。❶ 这些理论的所有形式都是以下这个概念的变体，即音乐的功能是去激发人所经历过的感觉、心境以及情绪。这么一来，作曲家和音乐家就要寻找合适的声音形式来表达他们的经历，而当听众和乐手聆听或演奏这种声音形式时，他们就会体验到作曲者当初的情感。

心理动力学派的音乐治疗强调，音乐的主要角色是去表达人们意识或潜意识中的情感或是去把它们符号化。❷ 因此，音乐中与临床实践相关性最大的元素就是其中所蕴含的个人情感。音乐治疗在音乐—情绪关系上的传统观点与这种表达理论的共通点是两种视角都认为音乐的主要意义是非音乐的情绪体验。

但这种表达理论意味着赋予音乐价值的元素是从作曲家传达给听众的体验，而它是与音乐本身割裂的。音乐变成了用于勾起听众非音乐体验的纯粹工具，这一点是该理论的根本问题。这意味着在音乐之中存在着一种可以独立于音乐而存在的体验，因为作曲家在表达此体验前已经拥有了它，或者是它之前就以非音乐的形式存在于潜意识中。这种论断是有问题的，因为它意味着人们不是为了听音乐的实际体验去听音乐，而是为了其中所蕴含的情感信息。这似乎与大多数人对于音乐的体验并不相符。

从音乐为中心的视角出发，任何削减真实音乐体验意义的观点都不足以解释音乐治疗的机制。在上面的观点中，音乐被还原为一种纯粹的手段和传递信息的载具，而不是因其固有的内在性质被使用。因此，在音乐为中心的视角中，我们需要一个能更广博地看待音乐和人类情感关系的理论。

---

❶ 在第十二章中我会对这个话题以及后面会叙述到的彼得·基维（Peter Kivy）的理论进行详细讨论。

❷ 我需要强调，以上是我个人通过阅读学术文献得出的一个观点，并没有经过详尽的实践调研。尽管一些读者可能会同意这种观点，但另一些读者可能会认为这是一种对该领域不准确的刻画。也许它不能涵盖某些心理动力学音乐治疗的当代变体，但是我确信，即使不能做到放之四海而皆准，在大体上这种观点是没问题的。

彼得·基维（Peter Kivy，1989，1990）作为一位音乐美学家力图去保护音乐中情感的地位，但是他在某种意义上并未拘泥于不准确的表达理论之中。基维很关注"表达"和"表现形式"之间的哲学区别。在他的（1989）著作《声音情感》（*Sound Sentiment*）中有一幅圣伯纳犬的画像。基维发现，他自己紧握的拳头直接表达了他的愤怒，而圣伯纳犬的脸则只是难过的一种表现形式。某物去"表达"意味着去有意识地交流一种内部状态。当某人表达时，他一定要处在他所表达的那种情感状态中。当某物是一种表现形式时意味着这个东西在物理属性上与人在表达那种情感时的物理属性有着密切的关系。因此，那只圣伯纳犬的面部特征之所以是难过的表现形式是因为它和人类伤心时的面部表情看起来很类似，并不代表那只狗真的感觉伤心。

基维表示，音乐既可以表达感情，也可以成为感情的表现形式。当音乐成为某种感情的表现形式时，像悲伤这样的特征便是音乐的一种性质，而不是音乐对听众所施加的影响。音乐为中心理论认为音乐有时有表达情感的作用，但是也承认音乐在音乐治疗中往往被用作情感的表现形式。在鲁道夫·罗宾斯治疗方法中，治疗师对音乐的运用非常符合这一点，就像保罗·鲁道夫（Paul Nordoff）发现的一样，"我们在音乐中表达得很少。我们在临床中使用具有表现力的音乐元素"（Aigen，1996）。❶

出于多种原因，为多种多样的情绪和感受创造其音乐表现形式是具有内在治愈性的。首先，这意味着人们可以通过一种更疏离的方式来获得情绪体验，而不用真的因为某种具体的内部原因而体验到这种情绪。创造以及沉浸于能表现如悲伤、愤怒、爱或亲密的音乐中能为人们带来充实的情绪体验，而对于这些人来说，如果让他们真正体会到这些情绪可能会引发一系列问题。

所以，音乐治疗中的音乐可以在不直接表达某个特定的人在特定的时刻拥有的特定情绪的前提下与人类的情感连接。它是人类情感的普遍形

---

❶　鲁道夫当时是在强调，治疗师需要去避免习惯性地做出某些特定的音乐表现形式，这样一来治疗师才能带有临床目的地去使用它们而不仅仅是出于习惯。如果想了解更多鲁道夫和罗宾斯对于音乐中个人表达的讨论，请见埃根（Aigen，1998）。

态。当我们把来访者领入由作为情感表现形式的音乐所构建的丰富体验中时，我们可以通过给予他们普遍层面的人类情绪体验使他们变成更完整的人。这与音乐的自我表达特征起到互补的作用。而且，对于那些经历过有问题的情绪体验的人，体验在音乐中的情绪表现形式能帮助他们适应人类情感体验中涉及的那些能量种类，而且因为这种体验并不关乎与具体事件相关的个别情感体验，所以它并不会那么令来访者生畏。

审美维度

音乐为中心思想将审美体验视作一种人类必需的心理需要。当我们对人类活动足够了解后，就会发现它是一种能产生很强烈动机的需要。我们与我们生命中的美产生共鸣，而且对于创造和体验美的需要给了我们动力来构建能孕育美的环境。音乐为中心思想认为，音乐治疗中音乐的审美特质并不等同于临床过程，但是对临床过程来说是必要的。

音乐中的审美特质与很多其他特质都有着密切的关系，比如音乐所表现出的微妙性、表达性、坚定性、简单性、复杂性、美、神圣、统一、节奏凝聚力以及韧性，等等。如果能满足来访者的需要，以上元素都可以成为合理的治疗目标。举例来说，在团体即兴演奏中，创造具有审美价值的音乐肯定离不开小组成员互相聆听的能力以及对其他人的音乐做出恰当反应的能力。对一群多动症的儿童来说，这可以引领社交方面的非音乐目标的实现，比如倾听他人以及冲动控制。但是，正如之前所述，我们的临床目标是创造整齐的团体合奏；而冲动控制能力的增强是音乐创造，也就是主要临床目标的二级结果。这并不是咬文嚼字，因为治疗师的关注点是制造富有审美价值的音乐，而不是从社交角度来控制来访者的行为，所以治疗过程的主要关注点就不在可能引发不良动力关系的社交行为控制上；反之，治疗师和来访者作为协作的音乐家，一起为一个共同的音乐产物做贡献。

以上并不是说音乐为中心实践最主要的关注点就是创造审美价值高的音乐，或者说审美维度凌驾于任何其他包括交流和表达等的音乐体验维度之上。这只是说，在音乐治疗中，音乐的质量是特别重要的，它有时可以作为提升音乐中其他方面体验的工具，而有时其本身就是目的。归根结底，非临床领域音乐家的根本动力就是创造具有审美价值的音乐。音乐为中心视角认为，接受音乐治疗服务的人们和那些活跃在非临床领域的人们一样，也同样有去体验音乐之美的需要，而且其起到的推动功能在两者之间也是相似的。

集体维度

集体创造音乐能带给人的是一种融入比他们自身更广大的存在的感觉。归属感是一种关键的人类需要，也是完善的自我身份的重要组成部分。对大多数人来说，成为家庭、宗教、宗族、民族以及国家的一员就已经能将这种需要满足了。然而，很多音乐治疗来访者是极度被孤立的，比如精神病人、自闭症儿童、艾滋病患者、孤寡老人、中风患者，等等。因此，他们对集体体验的需要也随之加剧，但他们的残障又使这些体验的实现变得愈发艰难。

音乐的集体维度有两个方面：一个与社会交际关系更近，并不是音乐特有的；而另一个与一种音乐独有的"共睦态（communitas）体验"关系甚密。因为种种问题的限制，音乐治疗来访者通常没有太多以建设性的方式与他人良好相处的机会，不管这来访者是收容机构里的老年人、没有语言的自闭症少年还是几乎不出家门的精神分裂患者。一起创作音乐为他们创造了一个难得甚至是唯一的机会，使得他们能和他人一起投入有意义且建设性的活动之中。对这些人来说，团体音乐演奏本身可能就很有价值。这是因为一起创造音乐需要人们去跨越自身的孤立，而这恰恰是许多病症的重要特征。

共睦态超越了单纯的与他人在一起的体验，是一种体验社会关系的特殊方式。某些特定种类的社交过程，比如红白喜事等仪式会使参与者之间产生一种特殊的同志之情，这就是维克多·特纳（Victor Turner，1966）所提出的"共睦态"。特纳说：

> 对于个人和集体来说，社会生活是一种辩证的过程，存在着各种连续性的体验，比如从高昂到低迷、共睦态到结构、同质到异质以及

平等到不平等……每个人的生活都包括了在结构和共睦态之间的切换，也包括了在静态和动态间的转变。

特纳解释，在文化上，共睦态的对立面是对结构的强调：❶

自发式的共睦态蕴含着丰富的情感，而且其中大部分是积极的。而"结构"中的人生充满着各种客观上的困难：必须做很多决定；需要为集体的利益和需要做牺牲；而且还存在着一些人们必须要付出个人代价去克服的生理和社会上的困难。对于这种境地，自发式的共睦态似乎有种"魔力"。主观上来说，它的里面存在着无限的力量……如果在结构中的人不能定期地沉浸在共睦态的温柔乡中充电的话，结构化的事务就会迅速地变得枯燥机械。

共睦态感是生命意义中很重要的组成部分。很多人类活动都可以制造这种感觉，其中包括仪式、危机、体育以及宗教活动，等等。然而，由于种种原因，很多音乐治疗来访者参与社会活动的能力被大大限制，音乐治疗可能会成为他们体验共睦态的唯一机会，至少肯定是他们体验音乐共睦态的主要场所。而且，不管是在普通的时刻，还是在很多音乐治疗来访者身处的逐渐恶化的境地中，这一点都非常重要，其中一个原因是音乐以及音乐体验在创造、维持和增进人的自我意识的过程中始终充当着重要角色。

音乐为中心思想认为，与其他人合奏是一种制造共睦态的主要方式，而且音乐共睦态可以用其特别的方式从多个方面使参与其中的人们受益。音乐共睦态如此强有力的一个原因是它可以同时作用于多个体验层次：为集体奉献，标志着利他性；超个人和沉醉投入的体验，标志着宗教性和灵性；一群人一起精密地合作，标志着技巧性；集体一起创造美的事物，标志着审美性；和他人一起共同得到愉悦体验，标志着体育性。音乐共睦态可以如此强有力是因为它同时通过多种渠道作用于人类，而其他能让人感

---

❶　卡洛琳·肯尼（Carolyn Kenny, 2002）讨论了受理查德·格兰姆斯（Richard Grimes）影响的仪式研究领域，并且她认同卡瑟琳·贝尔（Catherine Bell）的观点。贝尔坚持"仪式并不只是一种调和结构和反结构之间矛盾的手段"。并且，她补充，我们应该特别重视对于像共睦态这样的从其他领域搬运过来的概念的批评。尽管我认为特纳的理论架构对于理解结构、自由和过渡之间的斡旋很有帮助，但我并不是指建立共睦态是仪式的最重要的，甚至是唯一的功能。

觉共睦态的人类活动形式经常只能涵盖其中的一种渠道。这就可以解释为什么一起体验音乐共睦态的人们之间会发展出如此强的纽带，同时也可以解释为什么这种体验可以成为音乐治疗师的重要工具。

正因为它对于人类发展的重要性，建立共睦态本身就可以成为合理的临床关注点。又因为它能使人产生强大的动机，所以它也可以成为通往其他临床目标的工具。笔者研究了包括自己在内的两位音乐治疗师与一位名为劳埃德（Lloyd）的发育迟缓男士运用通俗音乐元素进行临床即兴的方式（Aigen，2002）。在研究中，笔者讨论了劳埃德对于由他自己和两位治疗师组成的摇滚乐队的认同如何像上面提及的一样，既促使他更加投入社交，又同时增强他的自我意识：

> 而且，看似矛盾的是，在治疗的最后，探索、冒险、自发以及对不可预知的情绪领域的探索都成为这个乐队的一部分，加入乐队对自己的定义中。因此，那个给予劳埃德稳定、安全、自我意识以及连续性的东西同时又具有着变化、新奇以及不可预测的性质。当乐队本身对劳埃德来说变成了一个存在个人意义的东西时，他便开始去内化其中的价值以及它存在的方式，特别是那些冲击他的残疾和症状的东西。通过他对这个乐队的认同，我们希望去在他心中建立一种新的自我意识，以便促进他的健康，增进他的社会和心理功能。他对集体体验的基本需要帮助克服了他的恐惧和抵抗（Aigen，2002）。

就像音乐治疗师的身份与他们的临床及非临床音乐体验经历有关一样，音乐治疗来访者在构建身份的过程中也会受到他们的音乐体验及这些体验所组成的关系的影响。因为音乐共睦态的力量可以如此之强，所以它具有深层地改变自我形象的能力，而且这些改变也会展现在人在外部世界的行动中。

超个人维度

尽管在我们刚刚讨论过的四个音乐体验的维度，也就是创造性、表达性、审美性以及集体性中都可能存在着超个人的成分，但是音乐治疗实践中还存在其他并不能被归入这些范畴中的超个人维度。音乐创造了一系列的超个人体验类别，其中包括了超越个人存在的或者对意识和觉知造成重要改变的体验。就像在共睦态领域中那样，这种体验在音乐，特别是音乐治疗背景下的性质和类别也同样是一个需要经过实证研究的问题。我相信，这些类别中的每一个都有其在音乐中的特别表现，而这些也是被音乐治疗师所运用，并试图在每天的工作中和来访者一起创造的。

对这些类别分别进行深入讨论其实并不在本书的关注范畴之内，但在此有一种超个人体验的维度我不得不提，因为它可能只限于音乐治疗的范畴之内，即通过音乐体验的超个人维度与那些不能或极难通过其他形式来与外界建立连接的来访者连接。

很多音乐治疗的来访者体验到的世界与正常人体验到的相距甚远，这些人包括自闭症儿童、痴呆症患者、处在昏迷状态的病人以及罹患严重精神分裂的人，等等。音乐互动可以创造出一个能令音乐治疗师和这些人产生交汇的场所，而这可能会成为这些人唯一和他人建立联系的方式。对于那些被大家认为不可能与他人创建有意义连接的人们来说，音乐可以为其创造一个可供其与他人发生接触的体验世界。实际上，历史研究显示，鲁道夫·罗宾斯早期关于建立来访者音乐世界的讨论就已经涉及音乐的这种作用（Aigen，1998）。

如果某人相信灵魂的存在，他也很自然会相信存在有能使灵魂在其中互相发生联系的超个人领域。与这种明显带有灵性或神秘主义色彩的观点相反，当我们套用一种更加心理学化的理论框架时，我们便可以着眼于人类体验的各种维度，这也是在当前的讨论中我们经常援引的视角。通过音乐，人可以觉知到他人的存在，并以一种只在音乐中存在的方式与其产生互动。音乐变成了一种在人们之间建立交汇的工具，因为它能在其他领域都不适用的情况下提供一种替代的体验领域，以供人类意识存在其中。

这种音乐性的交汇本身就可以成为一个正当的临床目标，而并不需要被重新定义为达成某种其他目的的工具，尽管这种经由音乐的超个人连接经常会起到其他方面的作用。例如，安斯德尔（Ansdell，1995）描述的达格玛·格斯托夫（Dagmar Gustorff）与一个身处昏迷状态的病人工作的案例。在这个案例中，两人在音乐中的交汇成为"一种对重生的呼唤"。

音乐性的交汇在此达成一个最重大的非音乐应用：它拯救了一个人的生命！尽管很多和这个例子中相似的音乐交汇并没有产生这么重大的结果，但是，因为一些来访者由于种种原因被孤立在其生活的世界中，所以音乐为中心的理论框架也把这种通过音乐体验的超个人维度产生的交汇视为一种合理且本身就存在价值的临床目标。

*　　*　　*

对于前面讨论的音乐治疗在创造性、表达性、审美性、集体性以及超个人性五个维度中的好处，笔者还有一些要补充的点。我们也许会问，在以上这些人类体验维度中的好处是否与音乐为中心音乐治疗的核心概念，也就是音乐体验和表达才是主要的临床好处矛盾？换个方式来问，我在介绍这些似乎是非音乐的好处时，我是不是把音乐当成通向非音乐结果的手段，以至于与之前我所称的音乐是体验的媒介而不是导致非音乐结果的手段的这种说法相矛盾？

以上这些确实是值得考虑的重要问题。针对此问题，我要提及一些重要的发现，以说明这些看似存在于非音乐领域的好处并不与音乐为中心思想的核心前提相矛盾。

内部满足感

对于艾略特（Elliot，1995）的音乐教育哲学来说，类似的问题也是存在的。艾略特驳斥了音乐教育是审美教育这样的主流观点，因为这把音乐教育当成发展广义上而不是独特于音乐的审美情趣的手段。他把Musicing 归入米哈里·契克森米哈赖（Mikhail Csikszentmihalyi，1990）的心流（flow）体验的范畴之内。

心流体验，又名福流体验。它可以从任何需要技巧和意愿的人类活动中获得，例如，体育和艺术。这种体验的共同点是它们都能促进人类自我的发展。当我们致力于：

> 追求那些并非纯粹属于生理或者是社会方面的满足时，"我们便打开了我们的意识，以便去体验那些可能拓展自我存在的新机遇，而这也促进了自我结构的建构和更新"（Csikszentmihalyi & Csikszentmi-

halyi，Elliot 引用）。我们的动机并不是任何形式的物质奖励。我们的动机是当我们把我们的意志和知识运用到某个目标为导向的活动时产生的那种愉悦或"心流"。愉悦是伴随着自我成长而出现的情绪体验（Elliot，1995）。

艾略特讨论了快感（pleasure）和享受（enjoyment）的区别，这和当前话题密切相关。尽管生理和社交需要的满足可以让人产生快感，但是只有能使人成长的活动可以令人享受。"就算只付出了很少努力甚至完全没努力，我们都可能会产生快感；但是我们不可能享受。对大脑进行电刺激或者化学刺激都可以产生快感；而享受不行"。而且，我们去从事具有心流和自我成长特征的活动并不是为了"物质奖励，而是为了它本身，是为了做事者的自我而做"。艾略特表示，尽管心流体验是在

给予人们内部奖励的活动中产生的，但"内部"并不代表它和真实世界没有任何关联……有什么比通过做自己擅长的事来完成挑战而从中得到的自我成长和愉悦更实际、更有用或是更有趣呢？

通过这种方式，艾略特把"为了某事本身而做某事"从内在价值的意义上定义为"为了做该事的人的自我而做某事"。尽管有人也许会认为这种说法属于诡辩，但是艾略特的详尽论述起码是具有某种借鉴意义的。而且对于本书作者来说，它是很有说服力的，也与现在讨论的话题非常相关。如果音乐治疗中某种形式的 Musicing 可以被认为是心流体验，同时又如果艾略特的论点，即当我们说我们做某事是为了它本身时，我们也就是为了我们的自我的这种说法是对的，那么音乐是媒介的观点就可以作为音乐为中心思想的核心组成部分而被保留。艾略特的工作证明，当我们说音乐为中心音乐治疗师可以把音乐体验和表达当作首要目标时，我们并不是去断绝这些体验和所有人类都很关心的自我发展的关系。艾略特提出了一个能使人们把音乐的实用价值定位在音乐内部的视角。

体验的分类范畴

艾略特（Elliot，1995）认为，音乐体验是契克森米哈赖所提出的心流概念的子集。尽管音乐体验中的一些特征在体育或美术活动中也会出

现，但艾略特仍然坚持音乐体验具有特别性，因为音乐体验的产生条件存在着特殊性，而且"它们的认知与情感特性以及它们带来的感觉……与其他形式艺术中的同类体验都不同"。

相似地，我们可以把音乐中创造性、表达性、审美性、集体性以及超个人性的体验归为总的该类体验中的子集。如此，我们就可以提出，这五个领域的体验都是人类必需的，而对于那些不能自己创造这些体验的人来说，音乐治疗师可以帮助他们。不过，因为我们用音乐去创造了那些包含于非音乐大类中的体验，我们又再一次面对了刚刚的那个问题，也就是这种做法是否违背了音乐是媒介的这个观点。这究竟是不是意味着我们实际上用音乐去实现了一种非音乐的结果？

在此，我要再次重申，音乐治疗师做的事是为音乐创造、音乐表达、音乐审美、音乐共睦态以及音乐超个人体验创造条件。所以，举例来说，尽管音乐共睦态可能是泛指的集体体验中的一个子集，但这并不意味着它没有可以区别于大类中其他成员的特点。又因为创造音乐共睦态体验的唯一途径就是 Musicing，所以当我们关注这五种领域的体验中的任意一种时，我们都并不是在利用音乐通向一个非音乐的目标。正如艾略特（Elliot，1995）指出的：

> 在 Musicing 与音乐聆听中所涉及的自我成长、自我觉知以及心流体验的性质是作为整体的音乐实践独有的，是那些可供 Musicing、聆听以及音乐挑战在其中产生的实践独有的。因此，音乐演奏、音乐聆听以及从这些形式的活动中产生的那种投入是自我成长、自我觉知、心流以及自尊与众不同的来源。

音乐共睦态的性质是什么？它是如何在音乐治疗中出现的？它与其他形式的共睦态体验有什么本质上的区别？这些问题都需要用实证研究来回答。然而，这种思维方式隐含的是，不管人们是以听者、演奏者、治疗师还是来访者的身份来参加音乐活动以及音乐治疗，人们都有音乐共睦态及音乐表达的基本需要，而这些是不能被其他形式的共睦态和表达来替代的。这样一来我们就保住了音乐为中心的基本前提，而且证明了人们投入音乐主要是为了音乐本身提供的东西，而不是因为它能提供一种能用其他手段取得的一般性的体验。这并不是说人们不会因为任何的非音乐原因而投入 Musicing 中；这只是说以上这种对音乐所能带来体验的分类并不代表音乐是在被用于达成非音乐的目的。

对音乐过程的体验本身就是治疗

尽管不只有音乐为中心思想关注临床过程与体验，但是它的这种关注有其独特的维度，因为从某种意义上说，音乐过程本身就是治疗。在以领悟为导向的治疗形式中，临床成果包含在对那些原来隐藏在潜意识中的想法和感情的觉知中；在行为主义音乐治疗中，成果以新行为的形式体现。与其相反，在音乐为中心思想中，来访者的成果不是一种在治疗结束后相较于原来的新状态，而是一种逐渐显现在临床过程中，并蕴藏其间的事物。来访者在 Musicing 中的表现就是临床成果。如果我们将一个人的成长或是进步理解为其人格或应对世界方式的整体且永久的改变的话，那么音乐为中心音乐治疗的目标并不一定是这些。反之，发掘那些有可能只显现在 Musicing 过程中的潜在技能、能力、功能和体验本身则是我们的目标。音乐功能本身就是有价值的临床关注点，不需要通过其在非音乐领域或音乐治疗室之外的泛化来赋予其正当性，因为 Musicing 本身，不管是接受式的还是主动式的，都被认为是一种自身就存在价值的治疗性活动。

上文中强调过的接受式的 Musicing 能力是非常重要的。鲁道夫·罗宾斯音乐治疗和音乐引导想象（GIM）两种音乐治疗模型都建立在音乐为中心的基础上，但是它们两者在实施方式上却大相径庭：一个强调主动式的音乐体验，而另一个完全发生于接受式的体验之中。然而，其二者却都可以通过音乐为中心的方式进行实践的这个现象揭示了音乐为中心思想并不局限于某一种特定的模型、某一种使用音乐的方法或是某一种功能层次的来访者。而且，尽管鲁道夫·罗宾斯方法非常强调来访者主动式的音乐演奏，但是很多时候来访者接受式的音乐能力也会成为关注的焦点。聆听有时是主动演奏的一部分，但还有时聆听是独立的，音乐演奏出来就是为了让来访者倾听（Aigen, 1998）。

尽管在音乐治疗中，主动式的音乐能力非常重要，但是接受式能力的激活也同等重要。当来访者存在着阻挡其接受各种人类体验的内部障碍时，来访者能允许他自己在治疗中体验到的东西实际上和他能做的东西一样重要。而且在某些时候，治疗师能给予来访者最好的东西就是一段动人的人类体验。

音乐特质指导临床干预

在音乐为中心的工作中，临床干预的呈现方式就是依照来访者和治疗情境的不同特点来定制音乐体验。因此，治疗方法的个人化对于 Musicing 体验的创造是至关重要的。以上的看法是"音乐和个人过程紧密相关"这个观点的衍生。因为音乐的特征能如此精准地定义来访者的临床过程，且从某种意义上说，本身就是临床过程，所以从治疗师的角度来说，根据来访者的需要和表达来调整和演绎音乐是至关重要的。这就是为什么音乐为中心的从业者会如此仔细地分析临床音乐，并且把音乐和临床过程的联系放在如此重要的位置。

尽管音乐过程不需要用非音乐的方式来被解读，但是能够用语言来解释音乐治疗过程仍然是很重要的。这种重要性凸显在很多方面：当与来访者和其家属交流时、当进行学术交流，如撰写文章或者做学术报告时、在向能影响音乐治疗开展的政府或管理部门解释音乐治疗时。但是存在用语言描述音乐治疗性质的实际需要的事实并不意味着音乐治疗过程不是以音乐为基础的。这只意味着我们对音乐治疗要有更多的宣传意识（Ansdell, 1999b），而且我们也要意识到，我们对音乐治疗过程和目标的语言性描述并不是其现象本身。我们不应该无意中把音乐过程的性质与用于与他人谈论这种性质的手段混为一谈。

临床音乐的灵感有很多的源头，而且也有不同的使用目的：去反映来访者外露或隐藏的情感、去体现来访者总体的人格特点或对世界的态度、去呼应来访者的肢体动作、去巩固来访者的音乐表达、去细腻来访者的音乐表达、在对音乐的共同创造中与来访者相连接、去鼓励来访者积极参与或克服障碍、恐惧及不安全感……然而，使这些事发生的原因不仅仅是治疗师在音乐中的意图。干预的成功与否是由个别化的音乐选择所决定的。决定一个干预或策略是否成功的是音乐的客观性质❶与来访者及治疗关系的特征之间的交互关系。

这种信念体现在鲁道夫·罗宾斯音乐治疗中。例如，来访者和治疗师的临床即兴音乐中的细节被给予很大的关注。不管是在和弦中或旋律中，不同音程会传达不同的紧张度和松弛度，这个原理是该治疗方法的基础。在不同的背景下，我们体验音程的方式可能会不同，比如，同样的音程在五声音阶、全音阶和全音音阶中传递的感觉会不同，但是背景的影响并不代表音程没有它本身的特性，就像一个字在不同的上下文背景中会代表不同的意思，但它本身也有其具体的含义。

音乐的主观和客观性质一直以来都是充满争议的话题，不是所有的音乐为中心治疗师都能就这个问题达成一致。有些人可能会认为，音乐上的紧张和解决属于音乐的性质，而有些人会把它看作因为音乐刺激而产生的心理现象；有些人会认为这种现象是纯粹超越文化的，而其他人觉得这和文化有关。但无论如何，音乐的具体性质和临床干预存在相关这一点都是适用的。

同样，这一点不仅同时适用于即兴和预先谱写好的音乐，也同时适用于接受式和主动式的音乐治疗方法。很明显，在即兴式音乐治疗中，治疗师在音乐元素的选择上有着大量的空间。介于中间的情况是治疗师演奏一首谱写好的音乐作品，但是在触键、音色、速度以及和弦的转位和性质方面加入自己的选择。即使是在对音乐录音的挑选中，治疗师也会在其中融入自己的意图。如在音乐引导想象中，治疗师会有意识地挑选带有特定紧张和解决模式的音乐。在以上的每种情况中，音乐的特性都是很重要的；演奏什么音乐很重要，如何演奏这段音乐也同样重要。音乐并不只是一个

---

❶　埃根（Aigen，1998）探讨了音乐的客观性质与鲁道夫·罗宾斯音乐治疗的关系。

通用的"黑盒子"❶，不能无视来访者的需要和偏好以统一的方式加以运用，而且治疗师所做的音乐选择可以视为其治疗意图。

虽然我用了诸如"选择"和"决定"之类的词语，但我并不是暗指治疗师的 Musicing 总是（甚至是经常）被有意识的成型意图所指导。即兴式音乐治疗中，在弹每个音前都加以思索是不现实的，因为音乐过程时常在电光石火之间发生，而且即兴式音乐治疗是一门不能被削减为一系列具体的固定规则的艺术。通常，治疗师音乐干预背后的要素只能通过事后的分析来被重新建构。

音乐是一种独立自主的治疗推动力

在不同形式的音乐治疗中，不管它们是不是音乐为中心的，音乐所承担的功能一般都通过治疗师这个人去实施。这种情况在音乐心理治疗中存在，其中音乐可以被用于反映来访者的状态或对来访者产生滋养的作用；它也在音乐康复治疗中存在，其中音乐的节奏部分可以用于替换治疗师的指导语以促进肢体活动。

然而，音乐为中心的治疗中存在着一种特殊情况，在其中音乐承担了治疗师的部分角色。在这种形式的工作中，经过特别遴选的音乐内部动力和过程会被有意识地运用，以使得治疗中的某些方面变得去个人化。如果不这样去做，这些方面中便有可能会出现问题、令人生畏或极具挑战。当治疗过程中出现的一些对来访者来说比较困难的要求可以由音乐来提出时，治疗师和来访者之间的关系就可以继续成为来访者的避风港。当来访者面临音乐所提出的那些挑战时，治疗师和来访者之间的联盟就可以被来访者利用，而很多时候完成了这些挑战就意味着来访者取得了显著的进步。不管是使用即兴音乐还是事先谱写好的乐曲，还是进行接受式或者主动式的音乐演奏，抑或是依照心理动力学或者音乐为中心的理论框架，我

---

❶ 黑盒子一词是指一种无固定形态的装置，其内部特征是不重要的、不相关的或不能被观测的。能被观测到的只有输入它和它输出的部分。

们都可以通过这种方式来运用音乐。

对于那些在运动功能或认知能力方面存在不足的来访者，治疗师可以有意识地挑选那些对来访者存在需要的领域有挑战的乐曲。比如，我们可能会让一个过分活跃的孩子演奏一首慢节奏的乐曲，或者让一个注意力有缺陷或是冲动控制存在问题的少年演奏一首包含休止的乐曲。来访者必须克服他在某些领域的局限才能用音乐要求的方式来演奏某首曲子。因为我们的关注点在良好完成音乐作品所带来的内部满足感上，所以来访者面临的那些挑战便是由音乐提出的，而不是由治疗师提出的。

具有这种功能的不仅仅是特定的音乐作品；不同的音乐风格也具有它们不同的内在音乐挑战。例如，某些通俗音乐风格需要演奏者保持速度上的稳定才能创造出令人满意的愉悦体验，而这对一些运动功能或认知功能存在障碍的来访者来说，可能是非常具有挑战性的。然而，来访者那对于完成音乐的渴望能赐予他们克服残障的动力，而且这样也能规避当来访者觉得被治疗师过分要求或者治疗师给予太大压力时可能会产生的不良治疗动力（Aigen，2001，2002）。

治疗师的即兴演奏水平在这里是至关重要的。举例来说，如果某治疗师和某来访者进行即兴演奏，而治疗师非常刻意且脱离背景地停止和开始演奏以锻炼来访者的冲动控制能力，那么演奏中的开始和停止便失去了音乐上承前启后的基础，音乐就变成由治疗师指挥和控制的玩物，进而来访者也会成为同样的存在。这样很可能会导致来访者更强烈的抵抗情绪。但是当这种开始和停止有着音乐上的前提时，对来访者在运动、情绪以及注意力方面的要求在来访者看来就内含于音乐之中，而非源于治疗师的命令。要达成此状态，套用如爵士或者摇滚等合适的既有音乐风格有时是一种可行的办法；另一种方法是在治疗师和来访者之间创建一种在音乐和人际上合理的自发音乐形式，并同时在音乐中加入一些适宜于来访者的挑战。

而且，这种对音乐的运用可以指导治疗师在治疗情境下的音乐即兴与创作。例如，出于某种原因，某治疗师想去帮助来访者延长其参与音乐的时长。达到此目的的一种方式就是在或即兴或提前创作的音乐中不额外带有结束的意味。要演奏出这样的音乐，治疗师需要运用特定的和弦转位、伪终止式、上一句的结束音同时是下一句的起始音的旋律以及不结束在主音上的旋律主题，等等。用这种方式思考可以使得治疗师能直接按照他们的治疗策略来针对性地运用音乐元素。

这种思想和工作方式并不只局限于主动式的音乐治疗手段中。在音乐引导想象中，音乐也被当作一种独立自主的存在，且有时会被用于克服某些治疗关系中出现的挑战。丽莎·莎莫（Lisa Summer, 1998）讨论了纯粹音乐移情现象。在这种现象中，音乐承载了一些具有潜在问题的移情性投射，而如果不是音乐，这些投射就会被强加于治疗师身上（见第六章）。正因为音乐具有承担这种重要角色的功能，治疗师和来访者之间重要的同盟关系才得以保全，而其中所用的音乐作品的音乐材料之间的内部交互作用是解释此过程的关键。

音乐分析能揭示临床过程

因为治疗师在干预中所运用的音乐的性质与治疗师的治疗方针和临床效果有着直接的关系，所以不管是作为正在进行的临床工作的一部分，还是在回溯研究之中涉及，音乐为中心的音乐治疗都非常强调临床音乐分析的重要性。我们推断，治疗之中出现和使用的音乐的意义及临床作用与其中的和弦、节奏和音阶都有着密切的关系。这个论断同时适用于来访者主动式和接受式地参与音乐时的情况。

就像我们之前讨论过的一样，音乐为中心治疗的关注点通常是给予来访者更加丰富的音乐体验，而来访者体验的丰富程度可以从他与那种个别化、充实化、表达化的音乐的关系中体现出来。揭示某个特定音乐互动或活动中的临床价值的最好方法就是细节化的音乐分析，它能阐明那些存在于来访者音乐表达或那些来访者能够接受式参与的音乐中的微妙或戏剧性的变化。

这也是为什么鲁道夫·罗宾斯音乐治疗要对治疗过程进行录像且详细

分析其中的音乐部分。音乐中的所有元素都有其临床意义。鲁道夫和罗宾斯（Nordoff & Robbins，1977）设计的三种评估量表分别用于测量音乐反应、音乐交流性以及音乐活动中治疗师和来访者关系的性质。研究临床音乐的方法还有对其进行扒谱，并对扒下来的谱子进行音乐分析。扒谱时最经常使用的记录方法是五线谱（Lee，1992，2000），但是卡尔·伯格斯通-尼森（Carl Bergstrom-Nielsen，1993）展示了先锋派和其他非传统风格的音乐所用的图形记谱法在临床记谱领域的使用方法。

　　此外，某些当代分析音乐治疗方法的评估部分中也包含了对音乐元素的分析。贝内迪克特·莎伊贝（Benedikte Scheiby，2002）描述了节奏、旋律、和声、速度、句法、主题、强弱以及乐器选择等音乐元素在康复机构中的音乐治疗应用。朱莉安娜·考斯基（Juliane Kowski，2002）研究了分析音乐治疗中的技术如何被用来与某位没有语言的来访者建立交流。研究者分析了治疗师和来访者钢琴演奏和歌唱的乐音，并将它们用于揭示来访者的某些能力，其中包括：节奏上的对答能力、保持速度稳定性的能力、有意识地运用渐强和渐快的能力以及在治疗师和弦伴奏的背景下演奏钢琴旋律的能力。这些音乐维度被用于在分析音乐治疗的理论框架中评估来访者的交流功能和关系水平。

　　最关注音乐性质的两种音乐治疗方法应属音乐引导想象以及鲁道夫·罗宾斯音乐治疗。鲁道夫·罗宾斯方法要求治疗师所具备的临床音乐性中的重要一点就是演奏不同音乐风格、音阶以及调式的能力，而不同的音乐承担着不同的临床功能。不管这种对音乐的选择是有意识的决定还是在当时情境下的一种直觉性创造，理论上来说，这种音乐选择的临床功效都和该音乐的特质有着紧密的联系。举例来说，如果我们运用了日本五声音阶，那么作为一项临床干预，它的效果就和组成该音阶的音程关系以及该风格所对应的和声关系有着密切的相关性。

　　同样，作为音乐引导想象治疗师的音乐干预，音乐录音的性质与特征也被密切关注。尽管由音乐所激发出来的那些想象是治疗师在选择乐曲以及创建基于主题的音乐程序时非常重要的依据，但是这些曲子的音乐特质和其所激发的想象是紧密相关的。海伦·邦尼（Helen Bonny，1978b）提出，"曲目的音乐性质决定了音乐刺激的效果"。"它们是对音乐引导想象这个方法有最大影响的变量"。

因此，尽管这两种音乐为中心的治疗方法存在着很多不同点，但是它们都将音乐的具体性质视为干预手段的基础，而且，有趣的是，两种方法都鼓励治疗师去动用自己创造性的临床直觉来组织其音乐干预，同时也督促治疗师以一种回溯的态度去检视其通过直觉所选择的那些音乐元素，并理解其中的临床意义。

对表演和音乐成果的关注可以成为治疗的一部分

出于多种原因，音乐为中心的音乐治疗师可能会发现他们自己活跃于某些超越传统心理治疗框架的活动中。因为他们在治疗内外对音乐的应用方式存在着连续性，所以某些非临床的音乐体验途径也可以被汲取入治疗中。因此，音乐为中心的治疗师发现，在他们的临床工作中纳入音乐表演的元素经常是一种有效的治疗方式。

有时这种表演的场所在机构之内，带有私密性质；而另一些时候，表演场所会拓展至公共区域，而且治疗师可能会不参与演出。❶ 人类对音乐的欲求有时需要通过表演才能得到至高的满足。在非临床情境中，这是一种很常见的现象。

音乐为中心思想认为，人类存在着一种对音乐的欲求，它可以解释人类为什么被音乐吸引及人类为什么愿意在治疗情境下投入于音乐，而它同时也可以赋予人们进行表演的欲望。尽管某些治疗师会把这种活动和他们的专业活动划清界限，但是另一些音乐治疗师已开始将把他们的触角向公共领域拓展，并且为这种拓展建立了理论架构。帕夫列切维奇和安斯德尔（Pavlicevic & Ansdell, 2004）对其中的要点进行了介绍。

而且，来源于音乐治疗过程中的录像有时也会被公之于众。当然，

---

❶　埃根（Aigen, 2004）举了三个音乐治疗中音乐表演的不同例子，这些表演的公开度处在不同的层级上，从机构内的表演到公共场合的表演。

有些录像可能源自真实的治疗中，并搭配着用于解释治疗录像的文本；还有些录像可能是参考真实治疗中发生的临床事件而再次创作出来的。

把临床音乐以及以临床过程为灵感的音乐带入公共领域反映了音乐是媒介的这个音乐为中心理念中的核心概念。当音乐成为达成非音乐目的的工具时，音乐就变成第二位的了。然而，当音乐是媒介时，有些治疗中极为重要部分的临床意义是不能通过语言来传达的。音乐体验本身就是一种对它自己意义的传达。就像非临床音乐一样，它的意义和显著性就蕴含在声音之中，深藏在体验之内。而且，正因为音乐体验的本质是音乐体验而不是临床体验，所以我们在非临床音乐领域中的那些动机会同样地适用于临床音乐体验中。

音乐体验不需要伴有语言加工

因为音乐体验本身就有其临床价值，所以音乐为中心理论认为，通过语言或者其他认知渠道对来访者在治疗中所出现的体验进行加工并不是必要的。以上这个问题可以延展至许多的学术论题中，而音乐为中心音乐治疗师通常持有的观点是，通过把音乐体验转译成语言或是心理治疗术语等其他形式会使其本来的面目受损。不管来访者的语言能力如何，以上的论断都成立。有人说，鲁道夫·罗宾斯音乐治疗并不强调语言层面的领悟是因为在此流派的发展初期，接受此疗法治疗的来访者要不就是没有语言能力的人，要不就是不能受益于语言层面领悟的人。按照上面的观点来看，这一类的说法并不正确。

很多音乐治疗来访者是没有语言功能或者语言功能严重受损的，例如某些自闭症儿童、患有选择性缄默症的人以及失语性脑卒中患者等。在音乐治疗师中很明显地存在着一个普遍的信念，也就是很多时候治疗在没有语言层面的领悟或者缺乏对音乐体验的语言加工时也是可行的，因为这已经被很多针对这种特殊人群的临床案例所证实。而音乐为中心的观点认为，不光是对于那些没有语言的人，这种说法对于所有人都成立。

关于对音乐体验进行语言加工的必要性，学界内存在着多种看法。❶ 有些人认为，语言在音乐治疗中永远都不是必要的，它不仅没有临床意义，有时甚至会降低音乐体验的影响力；还有些人认为，语言在某些情况下是必要的，需要视来访者的情况而定；另一些人认为，尽管有时我们需要使用语言，但临床语言互动除了被用于解释音乐体验以外还有其他的用途。在一定程度上，以上的这些观点都带有音乐为中心理念的色彩。唯一与音乐为中心理念互斥的观点就是音乐体验要想有临床价值就一定要伴有语言层面的领悟。

理论家对于语言加工必要性的观点可以追溯到其对于音乐在音乐治疗中之作用的观点上。比如，玛丽·普利斯特列（Mary Priestley，1994）认为："作为音乐家，分析音乐治疗师一直面临一种不良诱惑，即令治疗关系中产生的音乐发展出其自己隐含的意义，而这些意义就像门德尔松所说的，'对语言来说过于精细'。"她认为，放任这种情况发生是危险的。治疗中的语言和音乐部分会被人为地割裂开，治疗中语言的部分会失去音乐所赋予的情感元素，音乐也会失去语言解读所提供的那些深层次的内容。

普利斯特列坚持，音乐的意义一定要转化为语言，因为"通过音乐完成的情感宣泄如果不辅以对所宣泄情感的说明和了解，它便只能提供一种暂时的缓解。如不把它上升到语言层面的领悟，这种紧张的情感便会再次袭来"。

如果我们相信音乐治疗中音乐的作用是提供情感宣泄或者表达被压抑的及隐匿在潜意识中的感情，那么以上这种观点是有道理的。因此，这种

---

❶ 参见斯特里特（Streeter，1999）提出的和音乐为中心理念迥然不同的观点，以及《英国音乐治疗杂志（British Journal of Music Therapy）》在刊登完她的文章的下一期中刊载的回应她文章的四篇文章，分别由埃根（Aigen，1999）、安斯德尔（Ansdell，1999a）、布朗（Brown，1999）以及帕夫列切维奇（Pavlicevic，1999）所作。考斯基（Kowski，2002）的研究也很有趣，她研究了分析音乐治疗如何可以应用于没有语言的来访者，继而佐证了音乐为中心性在很多不同的音乐治疗模型中都有所存在。

强调语言加工必要性的观点是与某些对音乐的特定看法相联系的。❶

　　然而，以上的这种对音乐的理解并不被音乐为中心音乐治疗师所接受。在音乐为中心的视角下，尽管情感释放也许会在音乐治疗里的音乐中发生，但它并不经常被看作某种形式的释放过程，而更经常地被看作一种集体、审美或/和文化现象，其创造本身就有内在的临床价值。因此，之所以音乐为中心的治疗师不把 Musicing 后的语言表达当作必需是因为他们相信，音乐治疗中的音乐体验并不主要是一种宣泄，而又因为 Musicing 的过程从这个角度看来并不主要是情感宣泄、情绪表达或是把压抑的感情符号化，所以音乐体验并不需要涉及语言加工，就可以具有其治疗价值。

治疗关系是一种音乐性的关系

　　音乐为中心理论令治疗师们可以从音乐的角度思考治疗过程，也鼓励人们有意识地运用音乐家的思考模式来发现提高人类生命质量的方法。

　　这种视角强调了来访者和治疗师之间的特殊关系，其中涉及两人作为音乐家的互相交汇。该视角很重视二者在对音乐的热爱的基础之上建立的独特治疗关系，而这种治疗师和来访者之间治疗性的交汇主要以一种音乐家和音乐家的关系的形式呈现。这种形式的关系能跨越治疗师和来访者之间存在的障碍，触及那些封闭的人或是很猜忌的人，前者比如自闭症儿童，后者比如遭虐待的受害者或是有妄想症状的人。治疗性的交汇从根本上来说是发生在两个音乐家或 Musicing 者之间的，对以上这种观点的强调可以帮助构建治疗师和来访者之间的互相依存和平等。治疗师和来访者同时受到同一段音乐中的力量和特征的影响。这样说来，音乐为中心思想与人本主义和超个人主义心理治疗方法中的某些观点非常吻合。

---

　　❶ 仅凭某个观点就对整个流派下定论是武断和片面的。尽管玛丽·普利斯特列是分析音乐治疗的创始人，但很多当代的此流派治疗师不断在其中注入新的思想，使其已经超越了普利斯特列最初的理论构架。因此，以上的这段材料应该被理解为一个展示某人对于语言加工必要性的观点是怎么与这个人对音乐治疗中音乐性质的观点紧密相关的例子，而不是在笼统地描述分析音乐治疗的理论观点。

在一段音乐关系中，治疗师给予来访者的主要信息是"我是来协助你玩音乐的"，而不是"我是来改变你、修理你、控制你、拯救你的"。来访者所面临的那些对他们的要求和挑战来自他们内部，源于他们对音乐创造的渴望。换句话说，是音乐在要求他们。这并不是说即使在有必要的时候，治疗师也不能指示、要求甚至是冲撞来访者。我的意思是，当来访者面对这些要求和挑战时，他们的反应模式并不那么大程度上取决于他们个人内部或人际间的动力关系。在面临音乐所施加的要求时，来访者会变得更加自如，进而从中取得更大的收益。

音乐为中心思想遵循整体主义原则

科学界中的还原分析法把现象拆解为部件，并进而研究这些部件间的功能关系，以求理解现象本身。[1] 心理动力学的解释方式及人格模型是还原主义的，因为它们希望用人格组件之间的交互作用来解释人们的行动与体验。行为主义也基于相似的理论基础，因为复杂的行为需要被拆解为组成它的简单行为。还原主义认为，一旦某个现象的结构被解释清楚了，我们实际上就已经对这种现象给予了科学解释。这种观点为科学解释所需要的深入程度提供了一种标准，但这种标准基于的是一种无法被证明的形而上学观点，因此，它仅是一种具有可能性的理论。

音乐为中心思想认为，临床音乐是一种发生在人整体层面的现象，而且在这种组织层面上它能最好地被理解。把人看作是完整及统合存在的人格理论与音乐为中心思想对审美过程的理解更为契合。审美过程源于对创造的需要，而这种需要是人的一种属性，而不是自我的、内在小孩的或是神经元的需要。

进而言之，从病理或残障类型的角度来审视音乐治疗过程并不契合音乐为中心思想。从整体主义的立场出发，我们不应该把音乐表达还原成人格组件的交互，不管这些组件是健康的还是消极的。音乐为中心治疗师们

---

[1] 这部分的讨论主要摘自埃根（Aigen, 1991a）的著作。

尝试去针对的不是诸如精神分裂症、自闭症、阿尔茨海默病以及对他人的不信任等问题；他们把治疗工作视为通过音乐去调动一个具有各种各样普适需要的人的过程。这里面包含着对丰厚人类关系的需要、对有意义活动的需要、对生命意义的需要和对与他人以一种富有表达力的方式产生连接的需要。一脉相承地，戴维·拉姆齐（David Ramsey，2002）的研究揭示了在他与失语症患者们的音乐治疗中出现的七种"人类必须体验"，分别是"奋斗、胜任感、沮丧、幽默、同志之情、集体感以及对自我的坚持"。

精神、情感、智力和肢体等方面的残疾会使得这些需要难以被满足，而且有时那些非病理性的，没那么严重的问题同样也会造成类似的障碍。音乐为中心思想及其指导的音乐为中心实践并不局限于某种人群，也不是以疾病为导向的。实际上，在音乐为中心的治疗中，尽管接受治疗人群的功能水平差异很大，但是针对各个人群的音乐治疗过程的特征却惊人地相似。相对于残疾状况之类的东西来说，人类的需要似乎在决定治疗进程上起到了更显著的作用。

体验和感受音乐的需要是一种人类内在的欲求，把它还原成其他的驱力、需要、缺陷，甚至用这些东西来解释它并不能增进我们对它的理解。它之所以成为人类健康的基础是因为它自身的性质。那么，音乐治疗过程就不用被视为其他更基本的心理、行为和神经机制的反映或象征，而本身就是我们感兴趣的现象。治疗中的治疗关系是被音乐化地构成的，而且来访者个人内部和人际的冲突也被音乐地得以表达或解决。这不是说这种冲突和情感以一种音乐化的方式表征，因为这是一种相对更二元论或还原主义的说法。与之相反，如果我们从音乐为中心的角度出发，我们更应该说，在身份认同的过程发生时，来访者和治疗师的个人特性与他们的表达紧紧捆绑在一起。音乐的发展就是一种个人的发展。

我们不光把人看作一种整体的存在，我们也通过这样的视角去看待音乐本身。我们不单独从割裂的音乐元素的层面上来探讨音乐治疗中音乐的价值，而是从音乐体验作为整体的意义和显著性来着眼。为了支持此观点，安斯德尔（Ansdell，1995）说道："音乐只有作为一个不可分割的整体时才能给人以鼓舞，也就是给人以舒畅和生机……那些节奏、旋律及句法的'作用'是随着音乐合奏自然到来的副产品。"

正如安斯德尔观察到的，当音乐被还原为一系列元素，那么音乐治疗就离受还原主义哲学指导的音乐处方式治疗，也就是比如"治疗帕金森症的节奏、治疗哮喘的旋律等"这样形式的治疗不远了。保持音乐体验的整体面貌和把音乐治疗中的人作为整体的人来看待在逻辑上是存在联系的。在音乐为中心的立场下，音乐治疗并不是在使用音乐中的元素来治愈疾病或残疾，音乐治疗是在把整体的音乐体验带给人类，让他们在过程中取得内在的收获。

一种关于泛化的替代观点

下面我们要讨论的这点乍一看似乎和音乐为中心的关系没那么紧密。毕竟，我们可能会觉得某个治疗师可以正当地在通过音乐为中心的方式进行工作的同时用一种传统的眼光来看待治疗干预，把在治疗室之外以及其他功能领域的泛化当作治疗成功或有价值的依据。

我认为这个问题实际上由两个不同的问题组成，在这里我要把它拆成两半。在大部分对于泛化的讨论中，这两个问题通常并没有被区分开来；当治疗师讨论某个在治疗中出现了积极改变的来访者时，这往往会导致概念混淆。

第一个问题关乎于来访者在治疗室中的改变在多大程度上能显现在他生活中的其他方面。换句话说，在治疗中变化了的东西在治疗外也会发生变化吗？要回答这个问题，我们应该去检验来访者在治疗之外体现出的音乐功能的变化。

我们要问的第二个问题和刚刚的其实存在着本质上的区别：音乐中显现的变化在多大程度上能延伸到其他功能领域中？也就是说，随着音乐功能的改变，来访者的运动、认知、情绪、心理、神经或交流领域的功能会在多大程度上得以提高？

因此，存在着两种维度的泛化。要回答问题一，我们应该去讨论来访者在治疗外的音乐功能是如何伴随着其在治疗内的音乐功能的进步而变化的。让我们将其命名为"第一类泛化"。这确实是一种泛化，因为在治疗中的变化会在治疗外得以体现。要回答问题二，我们应该去讨论来访者的非音乐功能在治疗内外都是如何变化的。这也是一种对功能的泛化，因为音乐功能的变化延展到了其他功能领域上，不管我们评估的是治疗中还是治疗外。让我们把它称作"第二类泛化"。

当大多数人问及来访者在音乐治疗中取得的进步的泛化情况时，他们其实问的是问题一和问题二的结合。他们真正想知道的是，这些在治疗中出现的音乐上的变化能多大程度上体现在治疗外的非音乐领域中，有时候我们会把这种情况称作"第三类泛化"。实际上，很多人可能相信，第三类泛化是唯一能衡量音乐治疗价值的泛化，而第一类和第二类泛化在某种程度上都是纸上谈兵，不切实际的。

然而，当我们把思考的对象置换为例如语言治疗或者物理治疗这样的治疗，前两类的泛化就变得非常切合实际了。语言治疗师和物理治疗师肯定非常想看到第一类泛化，希望去了解治疗之中出现的语言和运动功能的改善能多好地泛化到治疗之外。持有整体观的治疗师可能也对第二类泛化很感兴趣。他们希望知道语言和运动功能的改变对来访者在其他领域的功能水平会产生什么样的影响，比如在治疗内外的情绪领域中的影响。但是，为什么这些在其他领域好像显得特别合理的现象一到了音乐治疗这里就变得好像是对泛化这一概念的故意歪曲了呢？

对于言语治疗师和物理治疗师来说，他们干预的媒介，也就是言语和肌肉动作也同时是干预的工具以及干预的目标领域。言语治疗师通过言语去增强语言功能；物理治疗师通过操纵肢体动作来提升运动控制能力。然而，对音乐治疗师的传统认识却有所不同；音乐治疗师通过音乐来进行干预，以在其他功能领域内造成影响，所以其结果和手段是互相割裂的。

在音乐为中心治疗师看来，Musicing 是一种必要的人类活动，参与其中会有独特且珍贵的益处。因此，音乐治疗师和言语治疗师一样，干预媒介同时也是合理的手段和目的，所以第一类泛化和第二类泛化也被看作音乐治疗中可行的泛化类别。对于音乐为中心的治疗师来说，如果来访者在治疗内的音乐性进步在治疗外以音乐的形式显现，那么他们会认为这是一种很好的治疗结果，而且也是一个泛化的成功例子，因为音乐为中心的治疗师认为，音乐参与和体验的意义是十分重大的。❶

对以上这种论点可能的驳斥是，当来访者去接受言语治疗和物理治疗时，他们想针对的是言语和运动的问题，而音乐治疗师的来访者不是来针对音乐问题的。因此，尽管在言语治疗和物理治疗中媒介、干预手段与发生的改变都处在同一领域，但是这也不能作为在音乐治疗中采用同一立场的依据。

现在让我们来想一想音乐治疗的来访者们究竟是因为什么而来进行音乐治疗的。"为什么"在哲学上一直是一个复杂得出名的议题。例如，如果我们问为什么肯尼迪总统会被刺杀，那随之而来的就是一系列的，对应不同概念层面的答案。不用说列出所有的答案，我们光是列举一下这些答案的类别就要费不少工夫：第一类，对于步枪射击原理以及其能造成的身体伤害的描述；第二类，对当时社会的动荡局势、不同政治势力以及肯尼迪作为某种政治观点代表人物的特殊角色的描述；第三类，那位疯狂枪手的履历以及对其可能的心理活动的分析；第四类，对美国政治史上暴力所充当的角色的分析。很明显，所有这些层面上的分析，其中包括物理的、社会的、心理的以及政治的，都为这个问题提供了答案。

那么，人们到底为什么来音乐治疗呢？对于这个问题，同样有很多不同层面上的合理答案。当然，一些人出于自己的意愿而来到音乐治疗，希望处理他们非音乐领域的问题。对于心理处于正常的范围内但想解决某些心理相关问题的人和那些想参与自我实现过程的人来说，这是非常正常的。

但是，也有很多音乐治疗的来访者不是像上面描述的一样，自己决定去参加音乐治疗的。这些人中包括几乎所有的儿童，以及任何患有发育迟缓、痴呆、严重精神障碍还有那些身体受损以至于很难告诉他人他们的需

---

❶ 如想对治疗的手段和结果以及它们与音乐治疗实践的关系有进一步的了解，请见施蒂格（Stige，2002）和加勒德（Garred，2001，2004）的著作。

要的各个年龄层的人们。所以，这些人为什么要来音乐治疗呢？

以下是一些常规的答案：家长认为音乐治疗在某些方面能帮助到孩子；机构的管理者认为他的患者/来访者能从音乐中受益；音乐治疗是他人（校委会或治疗小组）为患者制订的治疗计划中的一部分，等等。对于所有那些替来访者作了参加音乐治疗决定的人，他们肯定期望这些来访者能在音乐治疗中取得一些除了音乐以外的进步。

但是音乐为中心思想却特别关注于音乐治疗在来访者的体验层面赋予他们的内部奖励，并围绕着这个层面来构建音乐治疗的解释模型。❶ 为什么一个在别处都缩手缩脚的自闭症儿童每次来到音乐治疗中就喜笑颜开？为什么一个患有紧张型精神分裂的女人居然每周都能离开她的居所来进行音乐治疗？为什么一个伴随有物质滥用的精神病人很愿意参加音乐治疗，而在其他形式的治疗中都并不积极？

我认为，以上的这些人来音乐治疗的原因都是音乐，这才是吸引他们的东西，这才是他们的动力，而这也就能解释他们为什么在音乐治疗中能表现得比他们在生活的其他方面中更健康，更完全。他们参与音乐治疗的原因是因为这里有他们投身于 Musicing 中的机会。因此，如果我们把一种对 Musicing 机会的缺乏看成一种音乐问题，我们就可以说他们来音乐治疗是因为音乐的问题，这样一来，音乐治疗就可以类比于言语治疗和物理治疗了。

对于其他领域功能的泛化不是衡量
音乐治疗的必要标准

带着音乐为中心思想中特有的对泛化的理解，我想进一步地讨论为什么音乐为中心治疗师的临床关注点可以不放在把音乐功能直接泛化入非音

---

❶　尽管相关的文献较少，但来访者为了音乐目标而来参加音乐治疗的观点并不只是本书作者臆想出来的一个离奇念头，而且，这种缺乏文献的情况正在迅速地转变。举例来说，普克特（Procter, 2004）就把音乐治疗过程描述为"来访者发现更健康的和音乐的关系的过程"。

乐的领域。从大体上来说，Musicing 为来访者所带来的提升可能确实能造成其他领域中的变化。然而，用音乐为中心的视角来看，这些领域既不是干预所针对的点，也不是我们想直接提高的。在 Musicing 中，我们经常会看见来访者表现出比他在其他场合中更高的功能水平。虽然如此，但是泛化的缺席并不能损害音乐治疗干预的价值，不管是第一类，也就是在治疗之外的音乐水平的泛化，还是第二类，也就是在其他非音乐领域的泛化。原因如下：

对于那些只对第三类泛化，也就是从治疗中的音乐发展泛化到治疗外的非音乐领域感兴趣的人来说，关于泛化的问题恰恰需要他们来回答。对他们有意义的问题并不是"为什么这些收获不能泛化"，与之相反，这个问题应该是"能不能使来访者平时接触的环境以及他人对待来访者的方式更能激发他们，促进他们展现出那些在音乐治疗中出现的潜力"？换句话说，泛化的缺少并不是因为治疗有缺陷，而是其他的人和环境没能激发出来访者身上那些音乐治疗师已经观察到的能力和敏感性。

因为 Musicing 被认为是一种格外重要的人类活动，所以，音乐为中心的治疗师有时会认为来访者所投身的音乐活动及体验本身就是有价值的。在这种时候，治疗师并不直接追求任何形式的功能性改变，不管是治疗内外的音乐功能还是其他领域的功能。来访者体验到自己在音乐中，这种体验本身在基本人性的层次上就是至关重要的，并不需要通过任何外界的东西来证明它的意义。

当我们从社会的层面来思考艺术时，这种观点就显得不那么激进了。艺术之所以在我们的社会中存在，根本上并不是因为它所附带的任何外在的东西，而是因为参与艺术这件事本身对人类来说就是有价值的。没有人会因为没有具体的证据来证明参观艺术馆或者聆听交响乐能给非艺术方面的人类功能带来提升而质疑艺术馆或者交响乐队的价值，即使要质疑对于艺术的财政支持方针，人们也不会从这个方面。在音乐为中心的立场中，音乐艺术对于残疾人的意义和它对正常人的意义没有本质性的区别。因此，如果在临床情境外人们对音乐的参与不需要非音乐理由的话，那么在临床情境内，我们便也不需要这样的理由。

　　以上的这些意见都不意味着非临床情境下的改变或是其他领域的功能不重要，也并不是说音乐为中心的治疗师就一定不追求来访者在这些领域内的提高。实际上，在下一章中我就要提到，鲁道夫·罗宾斯方法中标志它音乐为中心性的一个重要方面就是"音乐发展即个人发展"，即对一个人音乐存在的改变可以作为模板来引领更健康的自我发展。我的意思是这种改变并不是衡量音乐治疗作为一种临床治疗形式成功与否的唯一或最重要的方面。如同没人去质疑人们因为交流和运动的障碍而去向言语治疗师和物理治疗师寻求帮助一样，我们可以把这个例子做一个延伸——在某种意义上，音乐为中心思想认可，人们来音乐治疗是因为他们具有音乐上的缺陷。这并不只是句空谈。

第六章　音乐治疗模型中的音乐为中心思想

　　本章讨论的要点有二：第一，我想介绍一些音乐为中心的具体概念和理论，并且强调其中的音乐为中心性元素；第二，我想展示一系列具有音乐为中心性的音乐治疗方法，以说明这种思想并不仅仅局限在某一个具体流派之内。❶ 因此，我会按音乐治疗模型的顺序依次介绍其中的概念和理论。

　　就像笔者之前提到的一样，绝大多数音乐治疗模型的内部都在渐渐地变得多样化和区别化，以至于模型内部的区别都有变得超过模型间区别的趋势了。实际上，不同模型内部产生分化的方式有类似之处，所以在音乐引导想象、分析音乐治疗以及鲁道夫·罗宾斯音乐治疗等多种方法中，我们都能找到音乐为中心的治疗师，而他们之间的共同点可能比那些和他们相同流派的治疗师之间的共同点还要多。音乐治疗行业正在经历一个重构的过程，其中老的标签仍带有它的含义，但是它们并不能提供某治疗师治疗理论框架的全部信息。因此，关于音乐为中心的概念与某些音乐治疗模型及其当代发展之间的关系问题很需要进一步的探讨。

　　我对这些流派的解析是提纲挈领的，并不详尽。其中，对一些核心概念和治疗手段的讨论偏向于关注那些使他们具有音乐为中心性的元素。以下的介绍既不是要为这些流派提供完整总览，也不是要对其核心特征进行全部汇总。

---

　　❶　这不是说音乐为中心思想只存在于使用这些治疗方法的治疗师之中。有很多音乐治疗师都持有音乐为中心的思想，但同时他们并不把自己归于任何一种流派或方法，而且，在同一个流派的治疗师中，其音乐为中心的程度也常大相径庭。

分析音乐治疗

虽然从名字上可能看不出来，但是玛丽·普利斯特列（Mary Priestley）所创建的分析音乐治疗（AMT）的基础概念与音乐为中心原则非常契合。我们会在以下三类话题中涉及这些原则：（1）人类情感的音乐性特质及其与治疗师功能的联系；（2）音乐元素的临床角色；（3）音乐是超个人体验的载具。

尽管分析音乐治疗并不完全是一个音乐为中心的流派，但是普利斯特列对音乐的看法很显然超越了经典精神分析的视角，这种视角通常通过心理退行和升华过程来解释音乐的感染力和其治疗作用。相反，她对音乐及音乐对人类的显著意义有着更开放的观点；她提出的"内部音乐"概念把音乐看成一种人类生命中的必需品——"就和消化、呼吸或睡觉一样"（Priestley，1975）。实际上，可能会令一些读者感到惊讶的是，她引用了鲁道夫·斯坦纳（Rudolf Steiner），一个与鲁道夫·罗宾斯方法关系较近的哲学家来表达音乐对于人类存在的重要程度："旋律存在于人类的灵魂中，音乐家演奏的其实是他们的灵魂。"（Steiner，Priestley，1975）

音乐和治疗关系在该流派的治疗中均扮演着至关重要的角色。在 AMT 中，"通过音乐，治疗师和来访者的关系变成了通向治疗性变化的一种有效途径；而通过治疗关系，音乐有效地促成着这些改变"（Bruscia，1987）。普利斯特列很明显地吸纳了音乐为中心思想中很重要的方面，因为她把音乐本身当成了一种促成改变的因素。

尽管普利斯特列把她带有超个人主义和音乐为中心性的观点和她较传统的观点隔离开来，但她还是展露了和美国音乐治疗先驱 E. 塞耶·加斯顿（E. Thayer Gaston）相近的观点，强调了音乐治疗中审美体验的核心角色，但也同时承认这种体验不在音乐治疗的系统专业实践范畴内（Aigen，1991a）。也许，我们发展新的音乐治疗概念就是为了给那些始终在音乐治疗中起着活跃作用，但是因为与传统观念不和而被排斥的体验和概念在学术讨论中谋求一个显著的位置。很显然，普利斯特列也认同这个理念，她把她的工作描述为"去填平那个横跨在穿着笔挺白大褂的，受过现代高等教育的医学界人士和披着褴褛皮草的古代萨满和跳大神者之间的沟壑。两边都教给了我们很多很多"（Priestley，1975）。

人类情感的音乐性以及治疗师的角色

在普利斯特列（1975）的理论架构中，"内部音乐是在某人的思想结构背后隐匿的情绪氛围"，它体现在所有的人类行动中。人的内部音乐的性质是由那些"因习惯性的态度、对过去经历的反应以及对未来的期待所导致的未被表达的情绪"所决定的。人们的内部音乐决定了他们施加于其他人身上的情感，并显著地影响他们所有的社会关系。从这个观点来看，我们内心深处的情感是通过我们与这个世界的互动音乐化地表达出来的。

因为我们是音乐化的存在，所以普利斯特列（1975）所阐释的音乐治疗师的两个首要功能也是音乐化的，其分别为"节点"和"共鸣弦"。音乐上的节点指的是乐器上面那些不振动，但能使乐器的其他部位振动并发出乐音的那些点，比如吉他上的琴枕和琴桥。在治疗中，治疗师的不变能使得来访者释放自己，尽情地使他自己的情感产生振动。是治疗师的不变及其存在给予了来访者表达其内心真实情感的机会。

与节点概念相反的是共鸣弦的概念。共鸣弦在音乐中是"并不直接被拉或弹，但随其他弦共鸣，使声音丰富"的琴弦。作为共鸣弦，治疗师可以与来访者未被表达的情感共鸣，使其通过治疗师的音乐和语言上升到来访者的意识层面中。这种对来访者还未表达方面的共鸣对来访者来说是一个"成为自己的许可"，而这些方面在来访者的早年人生中可能曾一次次地被他人否定。

普利斯特列对这些概念的叙述显然不仅仅是形而上学的。她并不是说治疗师的功能"像是"一条共振弦或者我们的情感生活"像是"音乐。她的音乐治疗基本概念清楚地表明我们从根本上就是音乐性的存在，我们的情感生活也存在着音乐性的特质，所以音乐是一种能使我们克服内心障碍，并在生命中取得更大满足感的绝佳途径。尽管她的很多具体技术源于精神分析思想，但是普利斯特列关于音乐和人类天性的基本看法使得一些超越其最初理论架构的概念得以发展，而这些概念是与某些音乐为中心理论的元素完全契合的。

音乐元素

玛丽·普利斯特列并没有详尽地对音乐材料及其临床功效进行描述。然而，她书中的一些论点表明，尽管她表达过一些与音乐为中心思想相矛盾的观点，但她对音乐的很多看法与该思想的基本前提实际上是一致的。例如，她发现"旋律的形态脱胎于作曲家的生活经历。它们有深刻的内涵"（Priestley，1975）。她描述，有一次她给一个脑积水的 3 岁儿童在大调上演奏了一曲"欢快的儿歌"，他没有明显的反应；但当她使用小调弹奏的时候，她回忆道："他的眼睛密切地注视着我，而且他整个小小的身体都在紧密地表达着专注……我们共同体验了包含在音乐中的苦难。"

有意思的是，保罗·鲁道夫在他音乐治疗生涯的第一次治疗中和一个男孩的工作经历和普利斯特列的经历有异曲同工之妙。那个男孩在鲁道夫演奏中国五声音阶（由大调的一、二、三、五、六级音所构成）时看起来沉静安详；但当鲁道夫开始弹奏日本五声音阶（由自然小调的一、二、三、五、六级音所构成），这个孩子开始哭泣。鲁道夫在这两个音阶之间互相转换了几次，每次他都观察到了孩子相似的反应。

鲁道夫的这个经历帮助他确立了一个鲁道夫·罗宾斯方法中的核心概念，即不同的音阶和音乐风格都有其特别的属性；这些音乐中的特征反映了该风格音乐起源地的文化中的世界观；治疗师根据来访者的需要、特质及以上两者和不同音乐风格中各种元素的交互关系去探寻对某个来访者最有效的音乐，这是音乐治疗过程的一部分。

普利斯特列认为有必要将临床演奏的曲调进行记录。所以我们可以推断，她认为音乐的性质和临床干预中的某些维度是密切相关的。换句话说，她部分承认了音乐本身是临床干预的一部分；音乐并不只是治疗师进行干预的一个途径，有时音乐本身就是干预。关于这个音乐为中心的概念，她继续阐述道：

　　我发现有四个音阶在即兴中非常好用，分别为多里安……爱奥里亚（自然小调）……钢琴黑键所构成的五声音阶，以及一个由 A、B、C、#D、E、F、#G 和 A 组成的东方音阶。对于我来说，前两个具有平静、接纳以及连续的特征。那个五声音阶喜悦并且超脱，因为其中没有小三度……人们可以一起即兴而不产生不谐和音……那个东方音阶带有一种受控制的愤怒的辛辣感，可以搭配以低音上来回重复的主音和属音使用。

　　普利斯特列并没有像开具音乐处方一样把以上的观点继续引申。与之相反，她强调，治疗师在运用临床音乐时应该考虑音乐材料的内在性质。

　　在讨论即兴的结构时，普利斯特列表示，她一般不在临床即兴中使用非临床的曲式，不管是 12 小节布鲁斯、二部曲式、三部曲式还是回旋曲式，因为这些曲式会把来访者带离潜意识里的内容，而这些内容组成了她治疗中着眼的材料。但也有例外，即当来访者压抑性的超我阻挡了情感非结构性的表达时。对于这样的来访者而言，设置一些如"以一个特定的音阶或调式来演奏"的要求可以减轻这种压抑，继而使得那些"本不能被接受的情感得到表达"。总而言之，尽管普利斯特利确实对即兴音乐中的形式内容给予了一些关注，但有些时候这关注是因为音乐本身的内在特质，而另一些时候是因为它们为治疗提供了结构，进而能削弱来访者的防御机制。前者看起来与音乐为中心的思想一致，而后者不一致。

接受式创造性体验

　　玛丽·普利斯特列（Mary Priestley，1994）以一篇题为《不可言喻之物》的文章作为她最近一部著作的尾声。在文章中，她尝试去描述一种带有超然之美的音乐体验。[1] 她把这篇文章放在书的末尾的行为可以被解读为一种她内心深处矛盾的体现：从一方面来说，将其作为尾声可以体现出

---

　　[1] 苏珊·哈德利（Susan Hadley，2002）认为这是普利斯特列的理论架构中一个独特的超个人维度。

某种重要性，但从另一方面来说，似乎普利斯特列想把这种想法埋藏在书的底部，而且，实际上，她也明确表达了她内心的矛盾，说她自己"对于写这篇尾声感到害怕"，因为她觉得这样做有可能会使这种音乐再无法出现，且会"破坏表演者内心深处一些重要的东西。"

以下是她对这种音乐的描述：

> 当治疗师和病人即兴演奏时，有时候会出现一种状态，其中音乐开始改变它的性质，对治疗关系的双方进行控制。治疗师可能会觉得音乐开始变得比两人更强大，然后继而感觉音乐在演奏他。实际上，与其说他感觉自己是演奏者不如说他感觉自己变成了一个乐器……两个演奏者以一种奇异的方式被音乐连接起来，又同时被其掩盖住。经历完这种体验，人的意识状态会有所转变。人会失去自己狭隘的自我概念，而感受到一种更加宏大的存在……这种"接受式创造性体验"（RCE）在"永恒的现在"中发生。

尽管 RCE 似乎在普利斯特列的理论中并不占有什么重要位置，但是该书的这种设置很明显是她深思熟虑的结果，因为她对其的研讨是非常深邃细致的。她讨论了这种体验在个人和团体音乐治疗中的发生方式，也分别叙述了 RCE 的不同类型。这种体验有些是强烈但安静的，但是也有些带有"狂喜感"的特征，并伴有"汹涌澎湃的喜悦感"。

根据以上的描述，很难想象普利斯特列居然说她从来没有跟来访者提到过这方面的体验，与之相反，她补充道："音乐已经把它都说完了，我们还有什么其他可说的呢？"她继续描述道："当你触及它的魔力时，你崇敬它无价的脆弱易逝。事后的沉默是有丰富意义的。"她把 RCE 认作一种"即兴音乐的副产品，并不是有效治疗的必需部分"。最后，普利斯特列发现，尽管 RCE 可以用荣格的术语来解释，而且感觉它和荣格描述的阿尼玛（anima）和阿尼姆斯（animus）的交汇现象很接近，但是很明显，由于她倾向于认为 RCE 有令人痴迷的特性，而这是荣格的理论框架所不能解释的，所以她并没有采用这种解读方式。

普利斯特列对这些音乐体验摇摆式的描述和整理方式以及将其排除出她整体理论框架的做法的确是由当年在音乐治疗界流行的思维导向所决定

的。对本书而言，她比较突出的贡献是对音乐治疗中超然音乐体验的认可，以及她认为并不需要通过语言处理或解读来赋予这种体验临床价值的观点。这种体验的价值在于它能提供人类必需的亲密感与欢乐，而且同时也能在来访者的内部以及来访者和治疗师之间的"调谐过程"中起到重要的作用，"继而情感就能被更好地回应，产生更多的共鸣。"因为 RCE 所具有的超然性、不可言喻性以及特别的音乐表征，它很显然是一个音乐为中心的概念。它延展了 AMT 现有的概念，并且同时也为运用其他治疗框架的治疗师提供了一个重要的解释工具。

音乐为中心思想与传统 AMT 概念的一个重要不同是认为对 RCE 体验（用普利斯特列的话说）的创造本身就可以成为一个重要的临床关注点，而不只是主要治疗目标的副产品。并且，对于持有的整体临床框架更能容纳这种体验，且在治疗中会主动去寻求它的治疗师来说，和来访者谈论这种体验不一定是那么具有破坏性的干预手段。实际上，当治疗师遇到这种强有力的体验时，最好要与来访者讨论，不管是在治疗中还是治疗外，因为这能帮助来访者把这种体验整合到他们的生活以及他们对自我的整体概念中。

音乐引导想象

推动海伦·邦尼（Helen Bony，2002a）开创音乐引导想象（GIM）的一个重要动机是她在演奏小提琴时的一段妙悟的体验。在这段体验后，她决定把她作为音乐治疗师的使命定为"找到就像发生在我身上的这件事一样，能把音乐注入人们生命中，并对其产生改变的方法。"很明显，这种显然不仅限于治疗场合的音乐高峰体验恰恰占据了 GIM 实践的中心位置。因为 GIM 很重视这种在非临床音乐过程中也会出现的体验，并且把非临床音乐当作治疗工具以及产生转变功效的作用源，故显然与一些音乐为中心思想中的基本原则相契合。

作为治疗的音乐

由于 GIM 方法深深扎根于"作为治疗的音乐"的概念之中，所以它与我们第三章中描述的一些音乐为中心思想的特定元素非常契合。在海伦·邦尼（Helen Bonny，1978a）的第一本对 GIM 进行完整介绍的著作中，她力劝音乐治疗师去探索这个方法，因为它"比任何现存的音乐治疗方法都更贴近'作为治疗的音乐'模型"。她对"音乐所具有的大部分唤起功能都因为要符合对话治疗的条框而被局限和削减了"的现状感到痛心，而在 GIM 中，音乐可以作为"首要的治疗形式"而被运用。

在这部重要的作品中，邦尼（Bonny，1978a）频繁地提及音乐的临床效果。她发现：

> GIM 中所包含的过程会对人类的存在起到整合作用，并且能提供一种更完整的自我概念。而推动这种过程的是音乐本身……在音乐本身中所隐含的创造力似乎传达给了被引导的聆听者一种创造性的脉动。

这并不是说邦尼一定同意本书所列的所有音乐为中心的核心观点。她对 GIM 好处的讨论中显示出，她认为音乐可以被用作通向非音乐目的的手段，比如刺激想象或者是解决个人问题。但重要的是某些 GIM 理论框架中的核心思想的确与音乐为中心的观点相吻合。我的猜测是，尽管邦尼没有直说，但她应该会认为，在 GIM 中，有些时候音乐是通向非音乐目标（比如刺激人们想象或是解决人们内心冲突）的手段，但在另一些时候，音乐被用作体验的媒介，而其唯一的目标就是帮助人们成为更完全的人。这种音乐可以作为媒介的观点的存在意味着如果治疗师愿意，GIM 完全可以在一种音乐为中心的框架中得以实施。

GIM 中对于非临床音乐录音的使用

鲁道夫·罗宾斯音乐治疗和分析音乐治疗等音乐治疗模型中使用的音乐都是在治疗中现场创造的或者是专门为治疗所创作的。与之不同，GIM

所用的音乐全部都是为了非临床目的所创作的。❶ 这一点对于本书来说具有重要的意义，因为这意味着在那些纯粹因为音乐目的而被创造的音乐之中也存在着能在治疗里起到最强大深远作用的现象和力量，也标志着 GIM 的临床音乐体验特征中蕴含着比之前研究中认为的更强的与非临床音乐聆听体验的联系。

临床和非临床音乐之间是否存在区别？如果存在，区别是什么？布朗和帕夫列切维奇（Brown & Pavlicevic，1996）以鲁道夫·罗宾斯音乐治疗为背景对这个问题进行了探索。他们发现，不知情被试可以从特定的音乐互动模式中区别出临床和非临床的即兴。另一位鲁道夫·罗宾斯治疗师科林·李（Colin Lee，1996）在他的这本书中附赠了一盘 CD，他希望读者可以"聆听其中所表达的治疗关系，但同时也可以把它当作纯粹的音乐来聆听"。在鲁道夫·罗宾斯音乐治疗的学术圈子中，那些强调临床和非临床音乐之间相似性的治疗师更能被划入音乐为中心的范畴内；而那些强调两者在结构元素、互动形式或是内涵上的区别的治疗师则没有那么音乐为中心。

尽管我并没有看到 GIM 界针对这个问题出版过任何文章或书籍，但我认为，关于为什么这种非临床工具能有如此显著的临床功效的问题是很有研究必要的。因为我没有 GIM 治疗师的资质，所以我自己不能去做这个分析，但我认为音乐为中心思想能有效地解答该问题。

如果区分临床和非临床音乐体验的不是实际的音乐，而是其发生的背景，那么这就能部分解释为什么非临床音乐可以有如此的临床价值。从这个角度出发，治疗师的水平就体现在他是否能创造一个可以让某种特定音乐体验发生的条件，而不是能用一种和非临床情境下完全相反的方式来使用音乐。为了音乐本身而 Musicing 就是为了自我而 Musicing，这个关于 Musicing 的观点也可以支持我们的论点。如此一来，非临床 Musicing 中的一个重要特征便也在 GIM 实践中得到体现。而且，在 GIM 中，音乐上的

---

❶ 这句话在某种相对的意义上是正确的，但是并不绝对。我们可以说因为鲁道夫·罗宾斯的治疗师强调对不同音阶和风格的运用，所以他们在某种意义上是在运用非临床音乐；而且某些分析音乐治疗师在治疗中也会运用一些提前创作好的乐曲。

解决也能促进个人冲突的解决，这是一个音乐过程和个人过程相互交融的重要例子。

音乐是种运动

为了给 GIM 实践建立坚实的理论基础，邦尼（Bonny，1978b）引用了苏珊娜·兰格（Susanne Langer，1942）和莱昂纳德·麦耶（Leonard Meyer，1956）的理论，但是她最崇尚的还是维克多·祖克坎德尔（Victor Zuckerkandl）。她认为祖克坎德尔"可能是当代最伟大的音乐哲学家"。音乐是种运动的观点在 GIM 的早期实践中便作为其理论基础出现，这个概念就取自维克多·祖克坎德尔的理论。邦尼直接引用道："乐音就是力的传导者……听到音乐就意味着听到了力的运动。"（Bonny，1978b）

据邦尼观察，"写在纸上的一个或者一串音符并不具有丝毫运动的属性"（1978b）。她运用祖克坎德尔关于音调动力性质的理论解释了运动如何在音乐中存在，以及意义如何从这种运动中脱颖而出。在祖克坎德尔看来，因为音阶上每个不同的音都和主音有着不同的关系，所以每一个音级都有着不同的动力特征；它们指向不同的方向，其力道也有所不同。

邦尼（1978b）认为："音乐本身包含着对终止的渴望，而这与人内在的自我实现动力存在着相似性。"通过这种方式，她把祖克坎德尔所归纳的这些现象和 GIM 实践联系在一起。这体现了一个很重要的音乐为中心理念，也就是音乐发展和个人发展互相交融。尽管邦尼在这个问题上并没有继续深入，但通过这个概念，她不仅帮助我们更有效地理解音乐，也确实在某种程度上解释了音乐对人类巨大的吸引力。因此，她的思想已经超越了祖克坎德尔的思想，并且为多种音乐为中心的实践奠定了理论基础。

音乐元素在 GIM 程序中的角色

在 GIM 中，音乐的编排方式和其临床用途之间存在着明显的联系，这主要体现在情感元素的呈现以及被音乐化的方式上。这种方法使用的是古典音乐，因为它们：

体现了一种心境或者情感，而且过程中音乐会显著地发生转变，并在最终解决之前经历复杂的发展过程。这种和声和旋律之中的复杂性（或张力）有助于人敞开他们内部世界中更深层的内容（Bonny，2002b）。

因此，音乐发展的轮廓与来访者内部体验的轮廓是紧密相连的。

研究曲子中的音乐特征组合对听者情感反应的影响方式的方法叫"内部形态学（inner morphology）"。邦尼希望超越心理动力学对音乐的看法去理解音乐的临床功效。她认为，在 GIM 中，对聆听者影响最大的一些变量按重要程度而言依次是"音调、节奏和速度、乐器和/或人声的调式、旋律（线）和和声以及音色（色彩）。"

这种对音乐元素的重视与祖克坎德尔的理念及音乐为中心理念中音乐分析可以为临床过程带来启发的观点相契合。然而，在作为本段主要参考依据的那部著作中，邦尼并没有在这个领域进行非常详细的讨论，而且她也没有把她关于 GIM 过程的这种看法与祖克坎德尔的观点联系在一起。与之相反，她更加关注蕴含在音乐元素使用方式中的那些一般性的指代含义。

举例来说，在分析乐曲时，她所运用的一个重要维度是该曲子中音调的方向及音域。她发现这个方面和 GIM 的临床过程通过以下的方式相互关联：

> 高和低之中所蕴含的意义和西方文化价值体系以一种错综复杂的方式互相交织。高意味着"向上走"或"上面"；而在社会系统中，上意味着"凌驾于别人之上"、"好"以及"愉悦，轻松"……在西方宗教礼拜音乐中，女声以高昂的音调演唱的乐曲彰显着一种至"高"的宗教境界。对于一些西方人来说，这可能是一种超然的体验。

音乐元素的临床功效部分决定于其传达给听者的指代意义。在邦尼对祖克坎德尔的引用中，她认为，存在于音调中的动力是我们理解 GIM 过程的重要途径。她最初的观点建立在音乐的特征上，而随后她选择了一条不同的、可能更保守的方向。但是在她早期为 GIM 理论所搭设的基础概念里，对 GIM 中音乐对听者体验的影响机制的解读是很音乐为中心的。

对录音的选择：GIM 的审美维度

GIM 程序由各时期最优秀的西方古典音乐所组成。尽管早期的 GIM 专著中并没有对音乐审美价值的讨论，但在对乐曲的选择中隐含着对审美体验的重视。美的体验作为所有在治疗中所使用的乐曲的核心，竟然完全没有被加以讨论，这不得不让人好奇个中缘由，尽管这可能只是一个意外事件，而并不是因为概念性的原因。但是，从 GIM 程序对音乐的选择上，我们可以发现 GIM 过程中隐含着对来访者审美体验的重视。

然而，在选择乐曲版本的问题上，邦尼提出了一些看法。她选择版本时最重要的一条标准就是其"最贴切地表现出了作曲家的情感"。她表示，不同听者之间对哪个版本能"激发深邃的情感反应"存在共识，而这些版本的特点是其表演者能"投身于音乐，并且不管音乐流淌到哪里，都能随之而去"。也许这些版本在 GIM 中特别有效的原因是它与来访者所听到的指导语有异曲同工之妙，即"投身到音乐之中，然后让音乐带领你去你需要去的地方"。这种在音乐体验中的完全沉浸是音乐为中心思想中重要的一环，而这证明了音乐在 GIM 中的中心地位。

音乐是 GIM 中的核心推动力

海伦·邦尼（Helen Bonny, 2002c）写道："通过音乐引导想象，音乐中的内在价值以及音乐的性质能够渗透进人的自我，撼动人内心的平衡，进而产生改变。"在对音乐内在特质的临床价值的讨论中，邦尼通过在音乐机制中搜寻音乐治疗的机制而与音乐为中心阵营产生联系，同时也证实音乐在她的方法中的核心地位。

丽莎·莎莫（Lisa Summer, 1998）认为，在 GIM 中，"引起改变的是音乐，而不是人的引导……治疗师并非主要的治疗推动剂，音乐才是"。进入意识改变状态的 GIM 来访者会体会到"一种自我概念界限的模糊感"，而且会"与音乐'合一'"（Summer, 1992）。由于这种界限的模糊所导致的接纳性增强可以使听者"踏入与音乐结构同步的健康的自我实现过程中"（Summer，1992），因此，音乐便不只是来访者发展的催化剂；不断向前发展的音乐轮廓与来访者个人发展的性质直接相关。❶

在 GIM 中，音乐不只是改变的主要推动力，而且与来访者发生主要关系的对象也是音乐。来访者和音乐之间的重要关系不是 GIM 中的附带品，而是影响了 GIM 治疗中的结构和治疗师引导的重要存在。

把音乐放在主治疗师的位置上使得"音乐可以滋养来访者，继而成为他移情的客体"。莎莫把这种现象定义为"纯粹音乐移情"，由"音乐在过程中起到重要治疗功能的治疗关系"所组成。

运用纯粹音乐移情对治疗有很多好处：从治疗的一开始，来访者就被给予更多的自主权，这使得分离变得更容易，而且使得来访者能够把治疗的收获看作是来源于自己的，而不用受制于和治疗师的关系；音乐的表征可以很模棱两可，这意味着它可以比最中立的治疗师还要中立，这便可以引发去个人化的移情反应；因为音乐可以承载来访者的移情，所以放在治疗师身上的移情就少了；音乐那"复杂，多层次"的特质意味着来访者能"同时体验到蕴含在一个情景或一些互相联系的记忆碎片中多种不相干的情感"；最后，当音乐主题承载了移情化的投射时，主题被修改和变形的方式为"来访者对其内部那碎片化体验的整合提供了模板"。

莎莫的工作阐释了一系列在 GIM 实践中占有核心地位的音乐为中心法则。音乐是主要的推动力。音乐被当成一个独立自主的存在，可以把可能出现问题的动力去个人化，以促进来访者的发展。音乐主题的整合能促进心灵破碎部分的整合，这明显体现了一种个人发展和音乐发展的交融。总而言之，尽管莎莫把 GIM 归于"心理动力学—超个人主义的理论框架中"，但这并不妨碍它具有一系列音乐为中心音乐治疗的特征。

---

❶ 这个观点在鲁道夫·罗宾斯方法中也有所出现，笔者在下一节的"音乐发展就是自我发展"一段对此有所讨论。

鲁道夫·罗宾斯音乐治疗

鲁道夫·罗宾斯音乐治疗是最原汁原味的音乐为中心治疗方法。我们讨论到的所有音乐为中心理论和实践的特点都能或多或少地追溯到这个方法的创始人，保罗·鲁道夫和克莱夫·罗宾斯的工作中。此外，我之所以想要去把音乐为中心理念发展成一个完整理论体系的最主要动力就是我作为该流派的研究者和治疗师所持有的那些经历和体会。

尽管音乐为中心思想可能是从鲁道夫和罗宾斯的工作中起源的，但是它很明显超越了这个方法的范畴，并影响了音乐治疗界中的其他模型和治疗师。因此，音乐为中心思想是足够广博的。而且，在鲁道夫·罗宾斯音乐治疗内也有一系列不同的实践方式。尽管这个模型作为整体而言是音乐为中心的，各个治疗师还是会不同程度地在他们的实践中整合入各种医学和心理治疗的理论。就像音乐为中心的思想不仅仅局限于鲁道夫·罗宾斯治疗师中一样，鲁道夫·罗宾斯治疗师也不仅仅局限于音乐为中心的思考方式。

本节并不是要详尽叙述鲁道夫·罗宾斯方法的音乐为中心性。与之相反，在这里我们会讨论三种鲁道夫·罗宾斯方法中的理论概念，从而概括性地介绍该方法：首先我会介绍一个由鲁道夫和罗宾斯两人创建的概念；其次，我会介绍一些从对他们的工作档案的再次研究中得到的概念；最后，我概括了一些当代鲁道夫·罗宾斯理论家的概念。如果想更深入地了解支撑鲁道夫·罗宾斯方法的音乐为中心理论，读者可参阅安斯德尔（Ansdell，1995），埃根（Aigen，1995）及特里（Turry，2001）等人的著作。

音乐儿童

在音乐治疗界中，由鲁道夫和罗宾斯（Nordoff & Robbins，1977）提出的"音乐儿童"（the music child）应该是最早出现的音乐为中心概念。就像其他那些因为反复使用而被大家熟知的经典概念一样，我们应该用新眼光再次来对音乐儿童概念进行回顾，并思考如何把它与当代的环境和问题联系在一起。相信这会对我们大有裨益。

这个概念是鲁道夫和罗宾斯的工作中的核心思想。《创造性音乐治疗》(*Creative Music Therapy*) 一书用了很大的篇幅来描绘其在现实中的表现。音乐儿童被描述为：

> 一种每个孩子都拥有的存在——它能让孩子对音乐体验产生反应、在其中找到意义并且投身其中、从某些音乐表达形式中获得快乐。因此，音乐儿童就是每个孩子与生俱来的个人化的音乐性。音乐敏感性是人类代代传承的对音调和节奏的运动顺序和关系的复杂敏感性，音乐儿童概念提示了音乐敏感性的普遍性；它也指出了不同的孩子对音乐反应的特异性……音乐儿童这个概念是一个囊括了接受能力、表达能力以及认知能力的集合；当一个孩子能被推动去自主地运用这些能力时，音乐儿童便可以成为他人格组织的中心 (Nordoff & Robbins，1977)。

在音乐儿童的概念中，有三个重要的性质与本书的核心思想紧密相关：它的与生俱来、它的普遍性、它可以作为晶核，使新的人格在它周围发展结晶的特性。

如果音乐对我们人类并不是必需的，那么为什么我们每个人身上都带着对音乐天然的爱好呢？其他的一些心理架构，比如语言能力以及和主要抚养人产生情感绑带的倾向都有着明显的生存价值，而且人具有以上提到的这些能力意味着与他人的语言沟通以及父母和孩子之间的情感关系是我们生而为人的必要体验。所以，音乐与生俱来的特性意味着它是一个必要的人类活动。没有音乐，我们作为一个人就没那么完整。如果这种观点成立，那么把音乐体验作为临床关注点以及体验的媒介就完全可行，因为这样的音乐治疗也是在给予人们一种人类必需的体验。对音乐产生反应的能力和创造音乐的能力的普遍性表明音乐不仅仅是为了那些受过训练的音乐家准备的，它是生命给予每个人的礼物，不管这个人的功能水平如何或处在生命的哪个阶段。

但现实是，很多音乐治疗师所服务的残疾人被剥夺了接收或表达式的能力，甚至是两者都被剥夺。这些人的种类很多，包括发育迟缓的儿童、脑损伤的成年人、休克状态的病人以及痴呆症晚期的人，等等。但是音乐儿童的普遍存在意味着不管这些人在其他方面的障碍有多大，某种程度上他们都有 Musicing 的可能。有时，音乐治疗体验能被用于发展其他领域的技能。但是哪怕没有这样的泛化，音乐儿童的普遍性告诉我们，不管 Musicing 能在多大程度上增强他们生命中其他领域的功能，Musicing 的机会也是每个人都应得的，是属于每一个人的权利。所以，对于音乐治疗来说，不一定非要在其他功能领域取得泛化才代表着治疗的成功。

音乐儿童不是人类内心世界的一个与核心特质分离的边缘部分。就像音乐通常位于一个文化的核心位置一样，音乐儿童同样也是个人存在的重要部分，为音乐这个整合了情感、认知、表达以及与身体关系的重要活动提供基础。尽管以上这些东西对于个人发展的重要性毋庸置疑，但是它们并不是随随便便就能被提升和填补的。根据音乐儿童的概念，音乐可以把所有的这些功能领域集结起来，作为人格发展的基本模板来发挥作用。

音乐发展就是个人发展

保罗·鲁道夫和克莱夫·罗宾斯合作的第一个长期案例阐明了将在音乐中的投入表现作为自我实现模板的方式。在一部未出版的手稿中，鲁道夫和罗宾斯第一次探讨了音乐互动在自我发展中起到的作用：

> 随着他反应能力的提升以及音乐交流能力的增强，他整合出的那个反应结构为他提供了一种积极的身份认同体验。这是一个具有标志性的过程。在他发现并搭上这列疾驶的功能整合列车，随即直接经历了这些交流性的体验后，他发现并认识了他自己。在治疗的这个阶段，他发展出了他的音乐自我，也就是在他人格之中所奠定的，作为他不可或缺一部分的一种音乐化的敏感性（Nordoff & Robbins, Aigen, 1998）。

音乐自我之中蕴含着人格发展的核心，它可以将人的认知、情感和身体层面整合成一个贯通统一的自我。音乐自我和音乐技能并不被看作徘徊在自我边缘的存在，需要被这个人吸纳进其核心部分才能产生临床功效。

与之相反，处在中心的恰恰是音乐自我，而其他领域的功能与觉知是从它辐射出来的。通过干预某人的音乐，治疗师实际上是在直接与人类最核心的一个部分相接洽。这直接证明了我们之前提到的一个音乐为中心观点，即 Musicing 本身即是一项人类必需的活动，并不需要被转译或泛化入其他领域就能成为合理的治疗目标。

音乐自我的发展会变成"一座灯塔，一个新的中心，更好的人格会围绕着它建立"（Aigen，1998）。鲁道夫·罗宾斯的工作重心不在行为上，因为人的行为被看作内部动力、结构、力量以及限制所导致的结果。我们不只要简单地改变行为，而是要"提供另一个'发展蓝图'……令另一种更健康完善的心理结构能得以建立"。为来访者提供更健康发展模板的是音乐本身，这体现了这个方法中的音乐为中心性："就像基因为构建一个功能完备的身体提供计划一样，把人类天然的认知和情感发展规律与音乐规律结合，我们就能得到构建完善心智的蓝图。"

音乐在鲁道夫·罗宾斯方法中被认为是具有内在性质的，比如，音调和节奏中蕴含着想往各个方向运动的推力。这些音乐中的必要元素和人类发展的过程是如此吻合，这意味着这两者之间的联系可能不是偶然。Musicing 的一个重要功能就是去促进个人的发展。决定鲁道夫·罗宾斯治疗的一个重要特征就是治疗师会有意识地去运用音乐中存在的力来达到治疗目标，这也是一个它之所以成为音乐为中心音乐治疗的重要原因。

对音乐世界的建设

音乐是一种极其广大的存在。人们可以在其中生活，在其中工作。只有在音乐的世界中我们才能像看待任何其他个人特征一样看待那些病理症状。

——保罗·鲁道夫

在各种音乐治疗文献中，音乐被认作是语言、隐喻或者是象征。人们为了研究这些现象，曾使用专门开发的概念工具进行分析。在鲁道夫和罗宾斯的工作中，音乐也被用作交流的媒介，但这个方法对其的运用远不止于此，音乐在这里被用于制造另一个体验世界，让来访者可以活在其中。

鲁道夫和罗宾斯看到，那些极度孤立的来访者能够通过音乐进入人类关系的世界中，这也刺激了他们提出音乐可以成为体验世界的概念：

> 也有一些孩子，他们是如此孤独，以至于我们很难去窥见他们的生命体验以及对生命的解读。这些孩子在任何日常的情境下都无法感受意义，也不能吸纳来自正常生活中任何的模式或表达。他们与世界厚重的隔阂把他们排除在能赋予人们灵魂的情感交流体验之外。他们深重的情感障碍不禁使人联想起一片人类难以栖居之地，而他们的一生注定要在其中度过。某个孩子可能活在狂风骤雨之中，另一个在冰天雪地之内，而还有一个可能走在一望无垠的贫瘠沙漠之上。对这样的孩子来说，音乐可能是难得一见、扣人心弦、抚慰心灵的。音乐可以变成供他们栖居其中的另一片天地，一个他可以看见除了他自身局限以外的东西的世界（Nordoff & Robbins，1971）。

很多残疾人不具备能力去在现实生活中制造属于人的意义。充满意义的行动、有感情的自我表达以及人与人之间的关系是我们日常生活很稀松平常的部分，但这些东西对另一些人来说可能是关闭的。然而，通过为每一个来访者建立独特的音乐世界，这些包含着人类生命中必要元素的体验便可以在其中传达给他们。音乐就像一个飞机，可以带着来访者在极度孤立的个人世界和正常的社会化世界中穿梭。

对鲁道夫和罗宾斯早期工作的研究显示，来访者在音乐中完成了一些在音乐外不可能完成的成长，其中包括"解决了复杂的内心冲突、解除了在非音乐场景中被施加上的束缚和障碍以及对价值体系与自我形象的重塑"。（Aigen，1998）当来访者开始音乐治疗时，他就迈进了一个新的体验世界，而这个世界是由独特的音乐语言组成的，这个世界包含着它自己的"价值体系、认识论、精神信念体系以及形而上学"。当我们以能想到最广袤的方式——也就是音乐世界来描述来访者所参与的音乐治疗时，这些极度孤立的人竟能如此地逾越他们的残障也就不是那么难理解的事了。

鼓动

加里·安斯德尔（Gary Ansdell，1995）提出，在对音乐的治疗性运用中，音乐的"鼓动"（quickening）特质是一个重要的元素。[1] 他观察到，音乐在情感上感动我们，在肢体上驱动我们，这两种"动"之间存在着紧密的联系。鼓动一词在这里的定义是去"赋予其生命，注入活力"，而安斯德尔用这个词去形容音乐"把蕴含其中的活力和动力注入人类的身体和精神中"的方式。

安斯德尔强调，音乐通过使我们的情感发生运动来推动我们身体的运动。这一点非常重要，因为鼓动这个现象不仅仅是一种对身体纯粹生理性的激活。与之相反，音乐激活的是人的心灵，而心灵带动身体运动。因为"音乐和身体的运动形式有着本质上的相似性"，所以当运动功能因残障而被损害时，如果身体动作可以具备音乐的例如"流畅性、连续性、协调性、目的性和方向性"等特征时，运动能力在一定程度上就可以得到恢复。

这些特质是音乐特有的属性，普通的声音没有，这是安斯德尔观点的中心。决定音乐治疗价值的是拥有这些特质（流畅性和连续性等）的音乐现象的性质。所以，举例来说，如果我们想了解某个帕金森症患者的动作的流畅性和连贯性怎么能在投入音乐时得到增加，我们就应该去留意治疗音乐中旋律和节奏的流畅性和连贯性。

安斯德尔关于鼓动的观点是由维克多·祖克坎德尔的音乐理论所支持的。保罗·鲁道夫在教学中也表达过对祖克坎德尔观点的肯定。祖克坎德尔认为，音乐中确实存在着运动："听到音调的时候我就在和音调一起运动；我感受到它们的运动，就像我自己在运动一样。聆听音调的运动就是在跟着音调一起运动。"因此，演奏或聆听音乐就是在体会运动。

安斯德尔认为，"残疾或疾病最恶劣的危害之一就是对意志的腐蚀"，而音乐能够通过激活意志来最直接地克服疾病摧毁人心的后果。但是，就像安斯德尔强调的一样，音乐远远不止纯粹的生理刺激。音乐给人类最大的馈赠就是"它的那种不仅能鼓动肉体，还能鼓动灵魂的无法用语言形容的力量，其能让人们希望去行动，希望去回应，希望去创造"。

---

[1]　安斯德尔称是哲学家伊曼努尔·康德（Immanuel Kant）和神经学家兼作家奥利弗·萨克斯（Oliver Sacks）启发了他去运用这个词。

安斯德尔借鉴祖克坎德尔在音乐学中的观点并把其应用于音乐治疗临床中的做法是一个音乐为中心理论的鲜活例子。它非常重视对音乐本质的理解，并把音乐现象置于音乐治疗理论的中心位置。

音乐是人的身份

戴维·阿尔德里奇（David Aldridge，1989）认为，"音乐形式和生理形式之间存在着相关"。这种观点是从他对医学领域的创造性音乐治疗的研究中得出的。他把人的身份看成"一种在这个世界中被不断继续创作的音乐"，所以我们应该以"'交响乐化的'而不是'机械化'的方式"来理解他人。

阿尔德里奇称，只有把人看作统一的整体，就像我们理解音乐的方式一样，我们才能最好地理解人。人不只是由血肉组成的，在"关系的模式、节奏以及旋律轮廓方面"，人也被看成"音乐化的存在"。音乐和人中都存在着互相交织、错综复杂但又互相协调的节奏。在音乐中，这是显而易见的，而在人的生理和社会功能上，这种现象也是存在的。我们可以把身体功能的问题想成是"跑调了或者是跑拍了"。因为音乐和生理形态存在相似性，所以音乐治疗师可以把来访者的音乐表达理解为对他自己的身份特征的一种描绘。这种相似性源于人和音乐都能被理解为"有规律的振动"。

阿尔德里奇的概念一石二鸟地为鲁道夫·罗宾斯音乐治疗提供了支持。如果节奏的协调是人类机体正常活动的必要条件，而它又与交响乐的特征，而不是比如汽车之类的机械的特征更相近的话，那么人体能利用音乐去疗愈的原因也就变得更好理解了。当生理过程被理解为和音乐过程类似的过程后，自然就能推理出人类能从鼓动现象中获益。留给我们的问题是，这种相似性存在的原因究竟是因为人类创造了音乐以作为一种通往健康和意义的途径，还是音乐和人体根本就是同源的？

第七章 当代音乐治疗理论框架
中的音乐为中心思想

就像我之前所说的，音乐治疗理论正在迈向一个新的发展纪元。在音乐治疗前60年的发展历史中，大部分音乐治疗理论都是由音乐治疗界中作为先锋的个人创立的，他们对于音乐治疗这个领域中存在的可能性有着各自独特的理解，并发展出了多种新的治疗形式。在20世纪六七十年代中诞生的这类方法包括分析音乐治疗、行为主义音乐治疗、柏尼松音乐治疗（Benenzon Music Therapy）、音乐引导想象、鲁道夫·罗宾斯音乐治疗以及诸如弗洛伦斯·泰森（Florence Tyson）和朱丽叶·埃尔文（Juliette Alvin）等人创立的没有被命名的多种方法，等等。然而，自上一个新音乐治疗理论得到世界范围的广泛认可已经超过30年了。

在如今的音乐治疗行业中，新的治疗框架大多是集体智慧的结晶。社区音乐治疗（Ansdell，2002；Pavlicevic & Ansdell，2004）、文化为中心音乐治疗（Stige，2002）以及音乐为中心音乐治疗等理论架构都是在对音乐治疗界的子领域的研究中被创建的。❶

这些框架大多来源于对多种实践的归纳，而不仅仅反映了个人的观点。也许这是一种行业渐渐成熟的标志，因为这代表着已经有足够数量的从业者在致力于音乐治疗的发展，而且这些新的理论框架是与普适理论的概念相统一的，因为它们都把现存的治疗方法涵盖到了更大的集合中。

本章关注的重点是这些理论框架中的音乐为中心性。把对这些理论框

---

❶ 审美音乐治疗（Lee，2003）是一个例外，它是由个人创立的。但是，李声称他并不是想创造一个新的音乐治疗理论。与之相反，他选择去探索一系列哲学问题以及个案材料，以"强调在音乐为中心的临床实践中不可或缺的那些元素"，其呈现的方式与本书并无本质性的不同。所以李的工作更像是一个框架而不是模型，因此我把它放到本章中介绍。

架的分析涵盖进本书的原因有二：（1）这些理论框架本身具有对未来的音乐治疗行业产生重要影响的潜质；（2）展示这些理论框架和音乐为中心思想之间的契合点有助于进一步支持其在音乐治疗中的重要性。

审美音乐治疗

审美音乐治疗（AeMT）是一种"既是音乐为中心的又是人本主义的"（Lee，2003）当代音乐治疗方法。科林·李（Colin Lee）认为它"延续了传统的鲁道夫·罗宾斯治疗方法"并结合了李关于音乐、治疗以及审美体验的个人经验和见解。罗宾斯和罗宾斯（Robbins & Robbins，1998）的著作中保罗·鲁道夫关于音乐的讲解对李起到了至关重要的引领作用，使他开始研究当代音乐治疗与古典音乐的关系。

用曲式作为治疗结构：一种在音乐治疗中进行音乐学分析的方式

李认为，他对于音乐治疗中治疗结构的看法受到了鲁道夫在音乐治疗即兴中使用的作曲式方式的影响。AeMT拓展了鲁道夫的方法，并"试图从普遍音乐结构的角度出发来理解音乐治疗过程、每次治疗的结构以及即兴演奏"。AeMT否定了音乐治疗中临床需要决定治疗中音乐形式的传统观点，而反之认为"音乐形式会影响治疗形式"。AeMT考虑治疗中的音乐元素时"会优先从音乐分析和作曲的层面出发"，这一点也是它与鲁道夫·罗宾斯方法的不同之处。

李基于奏鸣曲式将每次音乐治疗划分为四个部分，其中包括呈示部、展开部、再现部和尾声。在这个模型中，艺术形式中内含的音乐任务是和临床任务相互关联的。举例而言，音乐中的核心主题在呈示部中被初次引入，就和来访者被引入治疗中一样。在展开部中，主题被更完全地发展、润色以及变形，而治疗师的治疗目的也渐渐完整。再现部中音乐回到原调，"巩固主要的音乐主题以及临床收获"。尾声中总结性的音乐陈述同时也"展望了未来的潜在进步的可能性"。

李坚定地认为,在 AeMT 治疗之中,所有的音乐元素以及选择都要受整体审美逻辑的指导。治疗中的音乐元素应该围绕在整体音乐形式周围。AeMT 治疗中的音乐选择应该和古典音乐作品一样严谨。音乐治疗中的音乐应该具有像能在音乐厅里演奏的严肃音乐作品一样的音乐整体性,而且应该可以用同一种工具对它们进行分析。这样做是因为临床发展与音乐发展紧密连接,而对音乐的音乐学分析是解释这种音乐发展的最好方式。

以上对奏鸣曲式的讨论只是李的多种观点中的一种。在这个总领域中,他也涉及其他要点。举例来说,他用巴赫音乐中的对位作为模板,以帮助理解治疗师和来访者之间那作为治疗核心的音乐对话。

即兴演奏中的审美特征

李把临床即兴演奏比作"探索"。在这个创造性的过程中,治疗师探索"在治疗和艺术上恰当的音乐";该过程同时又反映了来访者"对于他们在世界和音乐交流中的位置的探索"。这种必要的临床过程可以被归于作为其基础的艺术过程之中。

有效的临床即兴要求治疗师能够找到作曲和即兴之间的关系,也就是规则和自由之间的关系。不管是不是在临床环境下,音乐即兴都有一个普遍的基础:对于主题的陈述、重复、发展和展示"都是为了组成完整的音乐整体"。李认为,能在结构中自发创造的这种自由本身就是具有治疗意义的,因为那种在非临床背景下通过集体即兴创造出来的自由体验在临床情境下也同样可以被激活。它们能帮助来访者"脱离疾病的束缚"。即兴音乐的这个特质被认为是 AeMT 的基石。

在李包括此观点在内的很多观点中,他都找到了临床和非临床音乐过程之间的共同点。此外,这些共同点也被看成能决定音乐的治疗效果的重要方面。而奠定 AeMT 音乐为中心性的就是这些共通音乐特征的临床功效。

社区音乐治疗

社区音乐治疗是一种"以社会背景为基础，以音乐为中心的音乐治疗模型，其中特别强调社会和文化因素对音乐治疗实践、理论和研究的影响"（Ansdell，2002a）。这种方法在一篇网络文献中第一次出现（Ansdell，2002b），之后专著《社区音乐治疗》随即出版，此书由梅赛德斯·帕夫利切维奇（Mercedes Pavlicevic）和盖里·安斯德尔（Gary Ansdell）编纂（2004）。❶ 许多音乐治疗实践位于传统音乐治疗和社区音乐之间的边缘处，而这些实践现在并不被包括在常规的治疗模型之内；创建这个方法的目的就是要为这些实践搭建一个治疗框架。

可能不是所有读者都熟悉社区音乐这个概念。在英国，社区音乐被定义为"一种参与性的音乐活动；在活动中社区音乐家为指定社区里的人服务，帮助他们演奏出源于他们自己的趣味和想法的音乐"（Atkinson，Ansdell，2002a）。尽管音乐治疗和社区音乐两个行业在 20 世纪后半叶渐渐分道扬镳，但它们"源于同一个信念，也就是音乐是一种与人打交道的工作"。

安斯德尔提出社区音乐治疗的概念为的是拓展音乐治疗的定义，并为那些很多音乐治疗师都已经在从事的实践提供一个理论化和专业化的背景。而且，他的工作也帮助划清了音乐治疗和社区音乐之间的界限。

因为社区音乐治疗扎根在临床与非临床音乐演奏中的共同点之上，所以它很自然地带有音乐为中心的立场。安斯德尔（2002a）❷ 讨论了社区音乐治疗和传统音乐治疗模型之间的多个不同点，其中有三点是和这个方

---

❶　尽管持有各种理论取向的治疗师现在都在进行社区音乐治疗的实践，但是受过鲁道夫·罗宾斯方法训练的治疗师是将其进行概念化的主要力量。这不只是一个巧合，因为传统的鲁道夫·罗宾斯音乐治疗中的很多元素中本身就存往这个方向发展的趋势。举例来说，鲁道夫和罗宾斯的工作中对治疗边界的划分在当代音乐心理治疗师中属于比较灵活的，而且在他们的团体治疗中，把为演出做准备当作治疗关注点的做法屡见不鲜（Aigen，1998）。

❷　这一部分的引文皆选自安斯德尔（Ansdell，2002a）。

法中的音乐为中心性特别相关的。

在专业身份上，"社区音乐治疗师认为他们的专长主要在音乐领域而不是心理学或医学领域"，而在传统音乐治疗模型中，音乐治疗是位于保健领域中的。因为其音乐化的身份，社区音乐治疗师主要关注为个人及团体提供参与音乐的机会。作为治疗师，社区音乐治疗师主要致力于去除那些阻碍个人或团体参与音乐的障碍。社区音乐治疗师认为自己更接近于"治疗性驻场音乐家"而不是一个实施医学或心理治疗干预的人。在社区音乐治疗中，音乐共睦态是一个很重要的部分，所以治疗师和来访者之间的关系是尽可能平等的，主要被道德而不是专业原则所指导。

社区音乐治疗不像传统的音乐治疗一样在私密的环境中进行，也并没有严格定义的治疗边界，"社区音乐治疗师通常在任何需要音乐和音乐演奏的环境下工作"，不需要远离平时的社区活动场所而另开发一片私密空间来进行治疗。例如，因为在机构的组织生活中，音乐是一个很自然的东西，所以音乐治疗师作为其公共生活中的一部分也是很自然的一种存在。

来访者所在的社区本身也是社区音乐治疗师的工作对象，"其总体目标是增加社区中的音乐意识，并且增进生活于其中的人们的生活质量"。再回到音乐治疗师对于音乐的运用与非临床的运用方式非常相似的话题上，在社区音乐治疗中，演出可以作为对平常工作成果的一种很自然的展示。它同时也可以成为社区中"精神、价值以及希望的一种印证"。这种模糊的治疗边界以及较低的保密程度背后的原因是无论在治疗内外，音乐给予人的东西都是非常相似的，这是一种音乐为中心思想的体现。

安斯德尔对这个观点深信不疑。他说："音乐治疗起作用的方式必须与音乐本身在一般情况下对人和社会的作用方式相同。"从这个角度出发，社区音乐治疗建立在对音乐的一种全局式理解上。它既能让人向内探索他们的内心世界，同时也能让人向外"去与共睦态连接"。对音乐的参与会自然地使人想去与其他人分享音乐体验，而社区音乐治疗师认为他们应该承担起这个责任，为音乐体验搭设平台，而不是把这个工作抛给来访者自己或者社区中的其他音乐家。

文化为中心音乐治疗

文化为中心音乐治疗（Stige，2002）❶本身并不是一种音乐为中心音乐治疗方法。实际上，它甚至并不是一个具体的治疗方法，而是作为音乐治疗的第五大势力被提出的。与其并列的前四大势力均来自心理学领域，即精神分析、行为主义、人本主义思想以及超个人心理学（Brusica，2002）。然而，文化为中心思想中存在的某些基本思想可以为音乐为中心治疗提供概念上的支持，所以我认为它是值得被囊括进本书的。

伯莱恩乔夫·施蒂格（Brynjulf Stige，2002）认为，音乐治疗师的工作对象远远不限于个人和小团体，针对的问题也不只与个人本身相关。与之相反，治疗的目标可以是增进个人与其身处文化的关系："治疗可以教会你怎么进入文化，找到你在其中的位置，甚至有时候找到你'超越'文化的位置。"因为音乐的意义不仅限于它私人和个人化的层面，它也有文化上的意义，所以音乐治疗师的工作渐渐地更着眼于社会因素以及非临床情境中的有意义事件。施蒂格严肃地强调了音乐学对音乐治疗的支持作用，其潜台词是非临床音乐研究中的概念与音乐治疗存在明显的相关性。

人类的个体发展不仅仅发生在文化之中，其中也包含着对文化的妥协：

> 因此，人类的个体发展需要涉及文化和集体……当与个人进行工作时，我们也需要考虑其所在的文化。所以，我在前面提倡的那种关于健康的观点令我们想去研究人对文化和社会的参与。

在斯蒂格看来，音乐治疗师应该对社会背景有更强的意识，并且对在治疗中发生的显著事件进行比传统观念所主张的层次更多的分析和理解。他认为，音乐治疗师从事的工作使他们能以一种影响深远的方式扎根于社区，从而超越音乐治疗工作的传统概念。

斯蒂格的观点也包括对传统音乐治疗观念的扩充，使其不仅仅是一种

---

❶　这部分中所有没有注明的引用都取自施蒂格（Stige，2002）。

在密闭的私人空间中以特定频率发生的治疗活动。他对音乐治疗定义的扩充给很多音乐为中心的治疗提供了概念上的支持。这不是说斯蒂格是为了提供以上的这种支持才提出这些观点。与之相反，这只是从他观点中所得出的一种自然的推论。

他对音乐治疗的定义是"在来访者和治疗师经过计划的互相合作过程中出现的情境化健康（situated health）的 Musicing"。传统的定义把音乐治疗描述为"一种通往治疗性或与健康相关结果的手段"，而斯蒂格提出的"情境化健康的 Musicing"的说法恰恰是与传统思想相对立的。斯蒂格的定义强调"音乐是一种对话媒介以及情境化的和健康有关的活动"。"和其他个人、小组、社群，以及其他文化价值、实践以及象征的关系"都是与健康有关的事。而且，"在音乐治疗中，手段和结果并不是割裂的，而是人的同一个改变过程中的不同方面。我们说音乐治疗师的工作是促成健康的 Musicing 的发生是非常有道理的"。

因为斯蒂格把音乐作为治疗媒介，所以他的观点可以支持把 Musicing 体验作为可行治疗关注点的想法。斯蒂格认为，把来访者带入与文化以及文化价值的关系之中也可以成为治疗师的工作焦点，这同样为那些在演出或活动场地而不是私密的治疗室与来访者工作的治疗师提供了实践的基础，使得他们的工作焦点超越了改善个人心理问题或是增进生理功能的范畴。

斯蒂格解释道："如果一个音乐治疗理论忽视了 Musicing 的文化和社会层面，那么它就不具备坚实的根基。" Musicing 的这些层面大多由其他学科研究，比如民族音乐学。而斯蒂格把音乐治疗实践与社会中对音乐其他形式的应用放在同一个连续体之上，进而创造性地对治疗的概念进行拓展，使其不仅仅包含了文化部分和外部世界，而且有时让来访者必须涉身到这二者中；但传统的音乐治疗师很少对这些部分加以干预。

文化为中心音乐治疗所呼吁的很多要点与音乐为中心治疗中的一些标志性的实践方式有着多方面且直接的联系，其中包括把人们在音乐中的投入视为 Musicing、把公共表演当作治疗的一个层面、与那些在传统视角看来不属于音乐治疗的音乐活动产生联系、在为音乐治疗构建解释性理论时，着眼于那些超越传统的对健康和治疗看法的音乐概念、认为在社会场合中公开地表演音乐有时候是个人发展的必要元素。

*   *   *

在审美音乐治疗、社区音乐治疗、文化为中心音乐治疗以及音乐为中心音乐治疗等当代治疗方法之间存在着许多重合点。这种音乐治疗概念如雨后春笋般出现的现象证明了音乐治疗行业正处在一个新的发展阶段。而看似矛盾的是，这个阶段的特征中同时包括融汇和区别化。看似不相干的实践和信念在理论框架中被归在一起，使得这个行业的融合性增强；但与此同时，对音乐治疗师而言，出现了更多可以用来命名他们工作的标签。对于那些想把他们的核心理念以及喜爱的实践方式套入更合适的理论框架中的音乐治疗师来说，有更多的选择肯定是有利的。只要音乐治疗师们不断改善、区别以及探索这些不同的当代治疗方法中的分支，新方法的不断出现就会裨益深远，可以为我们的工作提供更多的解读方式，而不是让那些冗余的概念标签反倒对治疗起反作用。

第三部分

支持音乐为中心理论的音乐哲学

　　就像第二章中讨论过的一样，有人提出，存在着一种基础理论，它能涵盖所有的音乐治疗实践并能解释其中所有相关现象。按照这种观点，如果所有的音乐治疗都涉及人类行为，或者所有的音乐治疗都有人类大脑的参与，那么行为主义学习理论或神经科学就必须是所有音乐治疗的基础。然而，对于以上这样的论断，有人只同意他的前提，也就是所有的音乐治疗都有人类行为和神经过程的参与，但并不同意它的结论，即与这些领域相关联的概念与解释模型在其相关领域之外也依然有着重要地位。

　　尽管 Musicing 是通过人类行为表现出来的，但这并不意味着它缺乏那些在审美表达和体验中存在的意图、才智以及动机，而这些特质是行为主义心理学所不包括的。简而言之，作为一种智慧性的行动，Musicing 并不适合于用条件反射来解释。

　　而且，尽管没有大脑就没有 Musicing，但这并不意味着只要理解了音乐体验和音乐现象与大脑在神经学上的关联，我们就可以解释所有形式的音乐治疗实践中形形色色的过程。之前我曾说过，如果我们说所有的音乐治疗理论都必须以脑科学为基础，就如同是在说，如果想要理解一个文字处理软件的运行机制，我们必须理解计算机中电路板的物理结构一样。实际上，能让我们理解软件运行方式的是程序员编的代码，而不是对其在物理学意义上的性质的钻研。同样，在音乐治疗里，当我们的关注点是人类的动机、意图和体验时，神经学的知识不能为临床过程提供有用的信息。

　　发展从音乐出发并忠实于音乐的音乐治疗理论是非常有价值的，这个观点被来自各个流派的理论家所认同。这说明了音乐体验的性质和概念才是所有种类的音乐治疗中共性最强的元素，而某个特定的行为主义理论或者神经过程不是。这也使得音乐为中心概念成为一个音乐治疗中普适理论的可能来源。

　　在第二章中，我们讨论了卡洛琳·肯尼（Carolyn Kenny）关于普适理论的概念。整个第三部分中所提供的理论框架贯彻了肯尼普适理论的概念，即既涵盖了各种领域及类型的实践，同时也突出了音乐治疗过程各自的独特性。从肯尼（Kenny，1998）的工作中借鉴的还有她在能对音乐治疗起到支持的音乐理论和其他学科中的观点之间寻找概念统一的做法。

150

图式理论，又名隐喻理论，是一种解释人类理解世界方式的方法，它在本部分占有至关重要的地位。就像我们之前提到的一样，这个方法由马克·约翰逊和乔治·莱考夫（Lakoff & Johnson，1980；Johnson，1987；Lackoff & Johnson，1999）发展而成，并被广泛拓展到多种学术领域，包括文学分析、政治学、法律、社会学、认知及临床心理学、数学、认知语言学以及哲学等（Lackoff & Johnson，1980，2003）。此外，它还被广泛地应用于多个领域的音乐研究中，适用范围很广，也不乏对其深入运用者。相关的文献包括多种期刊文章、章节、书籍以及博士论文。

我想解释一下我在这本关于音乐为中心音乐治疗的书中运用这个思维系统的原因。

在最初接触图式理论时，我把它当作音乐分析的一种形式。很多音乐理论家、音乐学家和音乐哲学家都认为它在对于很多类型音乐的阐释中都非常适用，❶ 而这也意味着它也可能在音乐治疗领域被同样丰富地应用；又因为它是一种从音乐研究中借鉴的方法，所以这样做也与音乐为中心的基础相一致。

这本书中的很大一部分是在论证音乐体验的临床价值。而作为其基础的观点是音乐体验本身就是有价值的。就这个意义而言，它的好处不需要被还原至行为、生理或心理架构，或者是泛化入非音乐的功能领域中。作为一种理解人类最基本的认知和感受过程的方法，图式理论既保证了音乐体验的整体性，又同时把这种体验的机制与人类全方位的功能联系在一起，并能用这样的方式来为我们去理解由音乐体验所组成的创造人生意义的活动提供灵感。

图式理论展示了人类天然思维方式中大量存在的隐喻化部分，而这能很自然地拓展到音乐治疗师设定临床目标的方式上。举例来说，当某个音乐治疗师设立了一个例如增强冲动控制能力的目标，这个目标中就存在着一种对人类行动的隐喻，即其被一种物理性的力所驱动，这种力需要被容

---

❶ 奥唐纳（O'Donnell，1999）以及约翰逊和拉森（Johnson & Larson，2003）分别把图式理论应用在对感恩而死乐队（the Grateful Dead）和披头士乐队（the Beatles）的音乐分析上；布劳尔（Brower，1997~1998）把其运用于埃德加·瓦雷兹（Edgard Varese）的音乐；萨思洛（Saslaw，1997~1998）通过这个角度研究了勋伯格（Schoenberg）的作品。

纳或者引导，就像大坝挡住水体一样。图式理论主张，在音乐体验与其他领域的人类功能中，起作用的隐喻性架构都是同一批，起作用的方式也相似，而且音乐可能在对这些体验架构的创造中有独特的作用。因此，图式理论可以有效地展示音乐中的组成部分和音乐体验与人类身心功能平衡的关系。而且，具体来说，对治疗目标背后的隐喻基础的理解可以为我们提供一个渠道，使得我们可以通过治疗目标与音乐体验中共同采用的那些隐喻将它们联系起来。

因为在图式理论看来，人类拥有的很多知识其实都有非语言的隐喻化基础，所以在组织体验以及进一步获取知识的过程中，语言化的理解并不占据最主要的位置。很多人类知识都基于一系列的认知图式，这些图式来源于我们在这个世界中的身体体验而并非源于我们对这种体验的语言化思考。图式理论就基于以上的这个观点。在这种视角下，体验本身就包含着很多的认知成分。

这个观点与本书所介绍的音乐为中心哲学以一种重要的方式紧密相连。它把音乐体验/交流与人类同外界联系的其他方式放到了同一个水平面上，并且展示了音乐体验和表达为何具有认知上的重要性。这种思想又支持了音乐体验本身就足以成为治疗体验的音乐为中心概念。总而言之，笔者运用图式理论的第一个原因就是它为与音乐为中心理论相契合的认识论提供了核心组件。

第二个原因与其对音乐的独特看法有关，它补足了维克多·祖克坎德尔的哲学理论。这两者的结合为音乐为中心理论提供了一个更强更广的基础。最简单地说，图式理论研究的是我们体验、思考以及谈论音乐的方式，而我们可以从中获得关于音乐特质的新见解。祖克坎德尔研究的是组成音乐性质的调性、和声以及节奏元素，其理论告诉我们人类以及我们所栖身的现实的特质。因此，祖克坎德尔和图式理论家就好像是分别站在一个球体的两极，虽然两者相隔的距离很远，但是如果将两者相互结合，我们便可以建立一个更完善的概念系统。

考虑到以上这些因素，第三部分中的内容安排如下：在第八章中我会对图式理论进行介绍。此前我已经介绍了把它纳入本书的原因，在其中我会着眼于它在音乐治疗中的一些意义，而且我还会展示它所提倡的，适合作为普适音乐为中心音乐治疗理论基础的音乐观。在第九章中，我们会讨论维克多·祖克坎德尔的观点，其中的目的有二：（1）提供一种对于音调现象的看法，以对图式理论中对音乐的观点起到补充作用；（2）为我们之前讨论过的一些包括鼓动在内的音乐为中心现象提供音乐概念上的基础支持。

　　尽管笔者把这两种方法进行了较完善的整合，以应对那些关于音乐和音乐体验的重要问题，但是这并不意味着二者之间不存在差异。因此，在第十章中我会对图式理论和祖克坎德尔的理论都再次进行研讨，其目的是拓展它们的含义并调和一些两者间明显的矛盾，并且阐明，两者中仍然存在的那些区别并不能抹杀它们为我们理解音乐治疗现象所起到的帮助。

第八章　音乐治疗与图式理论

图式理论（schema theory）简介

乔治·莱考夫和马克·约翰逊（George Lakoff & Mark Johnson，1980）在他们的著作《我们赖以生存的隐喻》（*Metaphors We Live By*）一书中提出了一种看待人类认知、经验以及交流的哲学视角，其在一系列学术领域中都有很大影响，这些领域包括语言学、哲学、认知科学、临床心理学以及音乐理论等。他们的基础理念是"我们用以思考和行为的概念系统在本质上是隐喻化的"。他们认为，"隐喻的实质就是以某种东西为依据来理解另外一种东西"。莱考夫和约翰逊的观点与传统的隐喻概念有所分歧的是，他们认为对隐喻的分析不止牵扯到对语言的研究。与之相反，他们强烈主张，"人类思维过程的本质主要是隐喻化的"。

举例来说，让我们回想一下在第三章出现的那个把音乐比作河流的隐喻。我用这个隐喻来说明因为人对音乐的投入特别彻底，所以在超然的音乐体验中，音乐可能看起来消失无踪的道理。这个隐喻有没有对你理解我的观点起到帮助呢？如果没有，这说明笔者选错了隐喻。如果有的话，这就体现了隐喻的大致作用。隐喻提供了一种概念化的理解方式。与人们普遍认为的不同，诗化不是它唯一的特征。在莱考夫和约翰逊看来，我们在语言中对隐喻的运用方式能帮助我们理解人类体验的特性以及人类思维和行动的基础。

纵观莱考夫和约翰逊的论著，他们一直在试图证明隐喻并不只是一种文学表达手段。与之相反，隐喻是一种存在于人类认知和交流中所有方面的广泛存在的概念化思维方式。让我们举一些我们日常生活中出现的语言和认知上的隐喻：我深处重压之下；他思维敏锐；这篇文章直中主题……这种隐喻式的思维方式在我们心中是如此根深蒂固，以至于我们很多时候都不把它们当成隐喻了。

　　我们隐喻式思维的基础存在于意象图式之中。意象图式是一种动态的认知结构，它源自我们作为三维空间生物所共有的体验，其作用是对体验进行组织和整合。萨斯洛（Saslaw，1996）提到了一些和音乐尤为相关的

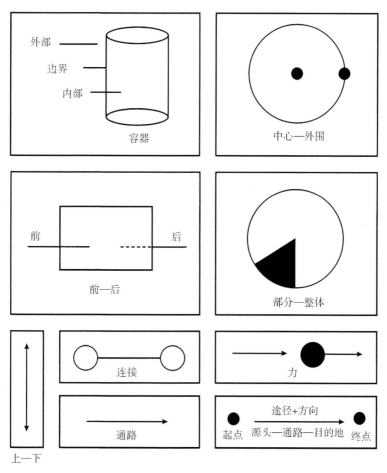

图 8-1　意象图式示意图

图式，其中包括"容器""上—下""部分—整体""力""前—后""中心—外围""连接""通路"以及"源头—通路—目的地"。❶ 图1展示了萨斯洛对这些图式的图像化表达。

"在我们的知觉、空间动作和对客体在物理层面上的操纵中，图式常常会在其中起到作用"（Johnson，1987）。尽管图式在这里以图像的方式呈现给读者，但这种做法是为了阐明道理。在真实世界中，"意象图式并不是具象且固化的意象或图形……它们是一种概括且抽象的用于组织我们心理表征的心理结构，而并不是显示在我们心中的具体图像"。

我们对它们的体验是直接的。这种体验可分为两种：一种源于我们和我们身体的关系，例如，"容器""中心—外围""前—后"以及"部分—整体"；另一种源于我们对外部世界中方位的理解，包括"连接""力""通路""源头—通路—目的地"以及"远—近"。图式把很多拥有相同结构的不同体验类型连接起来。这就能解释为什么我们往往会运用类似的语言去解释不同的现象。

意象图式形成于那些我们能用身体来感受的体验领域中，如身体的空间移动。在其他领域，比如人类情感或音乐中，意象图式没有那么牢固。我们把这些从更牢固的体验领域中发展出的图式应用于后者那样的领域中。❷ 这种对后者的描绘通过隐喻完成，就像在我们对情感状态的描述中经常会出现的那样。

这种现象被称作"跨领域映射"（cross-domain-mapping）（Lakoff，Saslaw引用），这种现象会在我们从较直接的体验领域推导至较抽象的领域时出现，就像我们把在肢体空间中的体验转换为心理状态时发生的那样。举例来说，心境以及其他的心理状态常常被用"内—外"或"上—下"的空间概念来表示。让我们想想几个实际的例子：我觉得高兴（或低落）；我的心情沉到谷底；我身处层层迷雾之间；我曾经抑郁但是现在

---

❶ 在本书中，图式的名字都加双引号。在英文原著中图式名称皆用大写字母书写。——译者注

❷ 虽然莱考夫和约翰逊（Lakoff & Johnson，1980）提及了人类"用身体的体验去把非身体的体验概念化的倾向"，但是他们又明确地表示他们并不是说身体的体验一定比任何其他的体验，比如情绪或文化体验更为基本，而且他们还认为，音乐也可以成为某些图式的发源地。

走出来了……即使在我们用"感觉"这个词来表达情绪状态时，我们也在运用这种跨领域映射，因为它字面上描述的是身体或者触觉感知，但是我们却用它来表示心理状态。这种用法可以继续延伸，比如当我们表示某种特定感情被激发时，我们会说某事或某人"触动"了我们。

还有，让我们想想"源头—通路—目的地"图式（随后我们会更具体地讨论其在音乐治疗中的应用），它表示了"人类意图被理解为一个目的地，而意图的兑现被理解为从一条路的起点走到终点"（Saslaw，第220页）。同样，以上的这些也反映在我们所使用的语言中："我们为了达到这个目的'经历了艰难的过程'；有些人可能会'走捷径'；有些事'挡住了去路'。"

图式理论表明，我们能很自然地运用隐喻式映射，而且这种运用并不是随意的，它遵循一定的规律，这是因为在不同领域中，体验的结构是存在相似性的：

> 为了解释为什么某些隐喻式的映射要比其他来得更有效率，乔治·莱考夫和马克·特纳（Mark Turner）提出，这种映射方式并不是简单地把某个领域中的结构强加到目标领域中，而是在两个领域之间建立一种相似性。这种相似性不是杂乱无章的，而是为了凸显在两种领域中都存在的那个意象图式结构（Zbikowski，2002）。

这种映射手段能够丰富我们对不同体验领域的知识和理解。而且，它还证明了我们的理性知识在很大程度上发源于我们身体与这个物质世界的作用关系：

> 通过这种形式的映射，我们可以通过身体领域（如在空间中移动）来推想出一些抽象的目标领域（如抽象推理）。我们利用我们在来源领域中的知识映射于目标领域。这样一来，即使是我们能理解的最抽象的概念都能通过隐喻来与具身的意义结构相联系（Johnson，1997-1998）。

图式根深蒂固地隐含在人类所参与的所有有意义的活动中，它起作用的主要方式是把体验整合成某种人类能理解的东西。而且，"为了让我们能够拥有连贯且有意义的体验，继而能对其进行理解和思考，我们的行动、知觉和概念中必须含有模式和规则。图式就是这些进行中的模式化活动中反复出现的模式、形态以及规律"（Johnson，1987）。

尽管图式理论起源于语言分析领域，但它的许多特征使得它特别适合于音乐治疗领域：（1）它用广义的视角看待意义，故包含着一种用整体主义视角看待人类的方式，这与 Musicing 相关；（2）它看重人类作为自己的体验和现实的积极建设者的作用，且在这些体验和现实中，音乐可以占据重要的地位；（3）它特别适合去揭示音乐和音乐体验的性质，并且把音乐特质与其他人类的功能领域看得同等重要。我会先对以上三点逐个进行拓展说明；之后，在本节的剩余部分中，我会讨论图式理论的一些其他元素，并在其中突出音乐治疗和图式理论的相关之处。

（1）在不同的音乐治疗背景中，"意义"这个词有着不同的含义。图式理论提供了一种能将诠释"意义"这个词的不同方式联系在一起的渠道。有的意义是功能性的、日常的；有的意义带有存在主义色彩，可以成为治疗的关注点；而图式可以在这两种意义之间建立连续。图式隐含在这两种意义之中，并且实际上，它对两者进行了整合。约翰逊（Johnson，1987）描述了这种对"意义"的看法：

> 意义是一个关于人类理解的事情。这不在于我们谈论的是某人生命的意义、某历史事件的意义还是一个词或句子的意义。关于意义的理论就是关于我们如何理解事物的理论，不管这些事物可能是什么……虽然我们猜测，在这些不同的对意义的观点之间存在着一种统一，但这并不是说我认为意义的概念是单一的；这是一种信念，坚信在不同"意义"的意义之间存在着连接，坚信我们作为人类是整体化的，而不是由一堆不相干的模块搭建成的。

这种对意义的看法可以为我们提供一种理解音乐治疗中多种多样的关注点的方式。我们可以把它们看作连续体，继而能对普适的音乐治疗理论起到支持作用。音乐治疗使来访者有机会去创造有意义的体验，从而可以为所有形式的智力、认知以及语言过程创造模板。从这种角度来看，音乐治疗中那些通常被人认为带有教育性质的方面，比如教授语言、辨认身体部位或者是通过音乐学习他人的名字，与音乐治疗中的那些更与心理治疗相关的方面，比如带有存在主义色彩的对生命意义的探索并没有本质性区别。

当一个发育迟缓的儿童第一次唱出他自己的名字时，当一个患有精神分裂的成年人寻找到他生命中的心理一致感时，抑或是一个痴呆的老人在她逐渐碎片化的体验中尝试建立秩序时，虽然这些情境非常不同，但是其中都涉及运用这些具身性的图式去组织世界的能力。就像约翰逊（Johnson，1987）观察到的，"它们为我们的体验提供了结构以及确定性，并把不同的体验领域联系起来，进而在我们对世界的理解中建立起一定程度上的统一性和一致性"。如此，图式理论就这样连接了意义和意义体系、情绪和认知、身体和心灵。所有这些在传统意义上割裂的存在们在这个理论体系之下得以整合，而这也是它有潜力能够促进普适音乐治疗理论建立的另一个原因。

（2）因为图式并不是施加在人类认知之上的静态结构，而是人类功能的必须方面，掌管着我们和世界以及他人的互动，所以它与把音乐当成一种活动、一种人们去"做"的事的看法是一致的。图式理论把人类看成对他们自己的世界和体验的性质的积极建设者。图式并不是僵硬的模板，强迫体验去挤进它的模子里。图式是人类和他们在不同领域中的体验之间的互动中的一部分。精确地讲，图式的概念如下：

> 图式是有组织的活动中的一种连续结构。然而，尽管图式是一种明确的结构，但它们的形态是动态的，而不是像画在纸上那表示它们的图例一样，是固定、静态的图像。图式的动态性体现在两个方面：（1）图式是特定人类活动的结构，通过它，我们能够以一种我们可以理解的方式来归纳我们的体验。它是我们创建秩序和规则的主要途径，而并不只是应用于我们体验之上的被动式模具；（2）和模板不一样，图式可以承载不同背景下的无数种具体的事物……它可以适应多种相似但不同的，反映同一种反复出现的基础结构的情形（Johnson，1987）。

音乐为中心思想强调了来访者积极地投入 Musicing 过程中的重要性，而这和以上的这种对人类的观念非常契合。让我们看一看这种观点与保罗·鲁道夫（Paul Nordoff）以下这段见解的异曲同工之处：

> 他（这个孩子）在治疗中变成了积极的一员。你并不是把治疗喂给他，就像拿勺子喂给一个婴儿食物一样，完全不是。你正在做的是通过孩子的音乐儿童把可能性给这个孩子，让他有机会成为和你一起工作的另一个活跃的音乐家，治疗是你们一起创造出来的（Aigen，1996）。

这种观点强调，积极的 Musicing 位于人类心智有组织的认知结构中。因此，图式理论也同样适用于接受式的音乐治疗方法，如音乐引导想象。

（3）总体来说，图式理论通过展示其中占重要地位的非语言成分驳斥了语言式的理解相对于其他形式的理解具有特别优越性的观点。因为在语言交流与其他种类的人类体验和互动之下存在着同样的一套图式，所以不同互动方式的价值被认为是相同的。因此，图式理论可以支持以下的观点，其中的每一个都是音乐为中心思想的基础：在对于人类功能的核心程度的层面，音乐式的理解和语言式的理解并没有本质性的区别；对音乐的创造和欣赏需要运用那些与进行语言理解时相同的具身认知结构；对于心理一致感、意义甚至是生命的建立来说，音乐体验和语言体验中的基础部分在功能上的重要程度是一样的。

茨伯克沃斯基（Zbikowski，2002）有力地论证了语言和音乐能力具有共通基础的观点。他认为"对音乐的理解依靠的不是专门处理模式化声音的特化能力，而是对人类所建构的用于理解日常世界的能力的一种专门化使用"。约翰逊（Johnson，1997-1998）延展了人类的理解发源于我们具身体验的这个观点，并介绍其在音乐体验中的体现：

> 一旦我们不再把概念、意义以及推理中的模式当成纯粹只存在于非具身思维领域中的抽象存在时，我们就可以超越那种错误的对身体/心灵、精神/实体、认知/情感以及科学/艺术等的二分论。人类所创造的那些最好的理论之所以有意义，不是因为它们有虚无缥缈且非具身的抽象意义；反之，它们之所以能给我们启迪恰恰是因为它们紧密地贴近了我们具身化的体验以及理解。那么，从这种观点出发，音乐化的意义在认知领域中就并不是远离核心区域的二等公民；与之相

反，它是我们作为具身式的生物感受意义的一种标志性手段。音乐位于意义的核心领域的事实使它具有能通过它的内部运动以及动力特征来影响和改变人类的强大力量。

这种对音乐的看法证明了图式理论所具有的整合能力，并同时说明了为什么它那么契合音乐为中心的思想。它超越了治疗领域、临床关注点等把音乐治疗工作分割开来的东西。在音乐治疗中，图式理论所倡导的思维方式能弥合传统分类方式所带来的裂痕；传统的观点与音乐为中心思想不相容是因为二者对音乐治疗的看法从根本上是相悖的。

图式理论认为，音乐机能可以延伸到其他创造意义的领域中。这样一来，只要我们在音乐之中，体验它，并理解它（以音乐的方式而不是语言的方式），我们就已经运用到了那些在其他人类体验领域中创造意义的机能了。这又与泛化的问题联系在一起。从这种观点出发，音乐治疗中的体验本身就已经对人有普遍意义了，因为它所牵扯到的人类机能和活跃在其他人类功能领域的机能本来就是同样的东西。

图式理论也把音乐理解和音乐体验整合。正如约翰逊（Johnson，1997-1998）所说，"组成我们音乐体验的具身认知、活动和感觉模式恰恰就是组成我们对音乐的概念的那些"。这一点特别重要是因为两个原因：第一，这意味着在图式理论指导下进行的音乐学分析模式可以同时揭示音乐是如何被创造以及体验的；这种分析不是纯粹的空中楼阁，它们需要牵扯到对 Musicing 的整体主义的理解。第二，通过理解某个音乐互动中特定的图式，我们可以洞悉来访者在音乐互动中的体验，而这对于很多没有能力报告自己感受的音乐治疗来访者而言是至关重要的。

在史蒂夫·拉森（Lavson，1997-1998）对于音乐力和旋律模式的探讨中，他援引了两种主要的音乐隐喻："音乐是运动"以及"音乐是有目的的"。对于这两者，他有着以下的发现：

> 我们不只是思考音乐。我们在"音乐是运动"隐喻的基础上以音乐的方式思考。当我们谈论经过音的时候，我们不只是在说那些特定的音符，我们体验到了它们横穿那条连接了起点和终点的路。当我们谈论旋律的跳跃时，我们同时也体验到了旋律积蓄能量，越过一条更

直接的路，然后降落在某处。在"音乐有目的"隐喻的意义上，我们在思考音乐的同时，也通过音乐思考。我们不仅仅是在谈论一个想被解决的不和谐音程，我们同时也感受到了这种想要解决的欲望。

这种观点把音乐分析与对音乐现象的体验联系在一起，而这便为如音乐分析的产物对我们理解音乐体验有至关重要的作用这样的信念提供了基础。对于理解音乐的临床用途来说，音乐是怎么被体验的和音乐的性质是什么一样重要，甚至更重要。实际上，我们不能把音乐的性质和我们对音乐的概念分开来看，因为一旦我们抛弃了我们以隐喻为基础的描述方式，我们甚至都无法谈论它。

一旦我们在看待音乐时采用了图式理论的眼光，就意味着我们把音乐体验和对音乐的理解进行了整合。图式理论所倡导的音乐观主张，当人们Musicing，以任何方式投入音乐时，他们就在使用牵扯到人类功能所有方面的多种认知能力来充当中介。这对音乐治疗师来说至关重要，因为这样一来音乐就可以成为一种残疾人发挥他们认知功能的地方，而这些认知功能可能无法通过任何其他的渠道得以显现。

约翰逊和拉森（Johnson & Larson，2003）表达了如下的观点：

> 我们并不能把我们对音乐的理解和概念与我们对它的体验清晰地分割开来。我们不是先纯粹地体验音乐，然后再纯粹地理解它，这两者之间不存在先后顺序。实际上，我们对音乐的理解和我们对它的体验相互交织。我们在音乐中存在的方式就是我们对音乐的理解，而这又使我们的体验变得有意义。

这其中最核心一句话是"我们对音乐的理解和我们对它的体验相互交织"。这意味着意义并不是从我们对体验的事后分析中所得出的，而且，体验和创造意义的活动也不是完全分割的两种存在。意义隐含在音乐体验本身之中，因为创造意义的认知过程是体验的必要条件。

音乐体验本身即具有创造意义的活动的属性，这一现象对音乐治疗中的音乐为中心普适理论起到了重要的支持作用。某人对音乐的理解能在他对这段音乐的投入中得以显现，这就是疗效的来源。将其延展之后，我们就可以解释为什么语言及其他形式的领悟对于理解音乐体验并不是必需的，因为音乐本身就是一个能产生意义的活动。

图式理论还主张，音乐体验可以成为一个替代媒介，使得图式可以在其中形成，而这从另一个侧面证明了音乐体验的重要性。茨博科沃斯基（Zbikowski，1997-1998）在对坎迪斯·布劳尔（Candace Brower）的工作的描述中指出，"它表明了我们的音乐体验是怎么影响甚至塑造我们的意象图式的：在特定的情况下，音乐可能会作为首要体验领域或是源头领域而出现，而不是一个我们需要用其他更熟悉的源领域来解释的靶领域"。对于图式理论在音乐治疗和音乐为中心音乐治疗理论中的应用来说，这个发现是至关重要的。这说明音乐中的体验本身就可以作为模板，来创造那些奠定人类在其他所有领域中的理解方式的认知结构和过程。

有两例结合了图式理论的音乐治疗研究支持了以上的这个观点。亨里克·荣格贝尔、罗尔夫·维尔斯和弗莱彻·杜布瓦（Henrik Jungaberle，Rolf Verres & Fletcher Dubois，2001）的研究表明，某些在音乐和音乐治疗过程中原生的图式也在语言学范畴中产生作用。加布里埃尔·佩里利（Gabriella Perilli，2002）研究了一系列发展心理学的文献后指出，因为音乐和声音对于儿童在早期发展阶段中语言的发展起到了特别重要的作用，"声音和音乐参与了非语言的意象图式的形成"。她还认为这些对于声音和音乐的早期体验参与构成了某些以语言为表征的认知结构。佩里利举了一些例子来证明音乐体验能帮助发展隐喻式的概念，以促进我们去理解和表达我们的体验，比如，有些时候人们会用音乐词汇来表达人际关系，如人们会说自己和他人"不合拍"。因此，当我们把佩里利的逻辑延展，用意象图式来描绘音乐治疗过程时，我们可能会运用到那些从早期音乐体验中发源的图式。

音乐和音乐治疗中的意象图式

笔者想要再强调一次我在音乐为中心理论中运用图式理论的原因。笔者做这个决定是出于一系列的考虑，所有的这些都说明图式在我们对音乐的体验中是自然地存在的。这些考虑涉及以下三点：（1）意象图式把音乐治疗过程与更广泛的人类功能领域相连接的方式；（2）在我们对音乐的描述中明显地牵扯到图式的这个事实；（3）在这个领域开始萌芽的一些前沿研究成果，其揭示了图式并不止可以发源于音乐治疗过程中，早期的音乐体验对于图式的产生也可能起到关键的作用。因此，早期的音乐以及其他听觉体验可能已经被深深整合到人类感受和传达身体、心理以及社交方面体验的方式中了。下面是对以上三点的详细说明。

（1）对于在 Musicing 之中投入过的人，比如来访者和治疗师来说，Musicing 的价值可能是显而易见的。但是，由于各种行政、社会或是经济原因，向那些对其没有直接体验的人解释其价值是很重要的，所以把音乐治疗过程与其他基础的人类功能领域联系在一起就变得尤为重要。图式理论非常适合于承担这项任务，其所能应用的领域也非常丰富。❶

意象图式在音乐体验之中起到斡旋作用的方式保证了其在音乐治疗过程中的应用。它们起到了把声音组织成有意义的乐音聚合体的作用，而因此包含在所有临床和非临床领域的音乐体验中。它们还能将音乐体验与我们在音乐之外的生活连接在一起，故可以在对音乐体验的解释性理论中扮演重要的角色。这种连接在于两个方面，一方面来说，图式能够帮助我们把音乐体验当作音乐外生活的一部分，另一方面，它能让我们通过音乐外生活体验中的音乐特性来体会生活。

（2）虽然我们几乎已经可以确定语言无法准确抓住或传达音乐体验的性质，但这不是我们放弃用语言的手段去研究音乐或者不去研究音乐的基本性质的借口。要对其进行探索，一是采用祖克坎德尔（Zuckerkandl，1973）所说的办法，即"用语言描述那些无法用语言表达的东西究竟是什么"。二是采用莱考夫和约翰逊的观点，即把语言看成理解人类体验的关键，去检验我们是"怎么"谈论音乐的，而不仅仅是我们在谈论音乐

---

❶ 亨克·斯梅斯特斯（Henk Smijters，2003）在他对创造普适音乐治疗理论的尝试中使用了相似的策略。他运用了斯特恩（Stern）"活力情感"（vitality affects）的概念，这是一个具有跨模型适应性的架构。然而，斯梅斯特斯把音乐的属性分割为二，一部分是音乐的审美和风格特点，另一部分是音乐和心理相关的部分。因此，他构建理论的方法很明显与音乐为中心思想中的核心部分相悖。

的"什么"。"怎么"这个词包括了音乐中潜在的结构，而这是从我们的体验中产生的。对人们形容音乐的隐喻式语言的研究能够揭示出我们如何思考音乐，而这基于我们对音乐的体验，且音乐的体验又是独特于音乐的。因此，对我们用于描述音乐及音乐体验的语言进行研究可能是了解音乐体验的特质，继而了解其临床价值的康庄大道。

就算只是粗略地检视一下我们用于谈论音乐的语言，我们也能发现莱考夫和约翰逊所提出的图式是普遍存在的；如果我们不用图式，谈论音乐基本是不可能的。某些特定图式的性质能最好地传达音乐体验，这个事实支持了图式理论在音乐为中心音乐治疗理论中的应用。所以，尽管在历史上图式这个概念不是从音乐研究中起源的，但它在概念上的适应性之强就如同它是从音乐中来的一样；而对于其他的，比如精神分析或行为主义的理论框架来说，我们很难给予如此的评价。

（3）荣格贝尔等人（Jungaberle et al.，2001）和佩里利（Perilli，2002）讨论了音乐治疗过程的机制及其能从意象图式的概念中受益的领域。荣格贝尔等人强调，对整合性的理论来说，这个理论框架可以起到非常重要的作用，因为对隐喻的分析整合了"'情绪'和'认知'两个在传统观点中互相对立的领域"。而且，他们还指出该理论中"对不同系统进行整合的理念能够弥合这种两极对立"。

佩里利的关注点也有其独特之处。她指出心理治疗中隐喻的两个截然不同的角色："第一种（角色）是帮助来访者找到某种去描述、代表和传达自我及其在心理中的独特结构的方法（自我表达性隐喻）；第二种是通过某种成长式或创造式的方法来获取关于其个人以及世界的新知识（知识发展性隐喻）。"实际上，她认为邦尼式音乐引导想象之所以有价值，其主要是因为它是"一个隐喻过程的典型实例，而正因如此，它能很自然地产生改变人的效果"。

本人认为，图式不仅仅在认知方面有重要作用，而且也代表了人类在情感、心理以及发展方面的需要和愿望。例如，感觉自己是整体的一部分，是某种比自己广大的事物的一部分的体验是很多人重要的生命意义。同样，当我们把我们的生命想成通向某个目的地的一条路时，我们日常生活中的艰辛就有了更重要的意义。当我们的挣扎被体验为通向某个终点的通路时，我们就能更好地应对生命中的苦难了。

人们需要去体验"部分—整体"关系以及"源头—通路—目的地"图式所带来的动力，从这个现象中，我们可以更切身地体验到在治疗中所能聚焦的人类核心需要。研究音乐治疗体验之中隐藏的图式的性质可以成为一个发现音乐治疗体验价值的手段。这些图式可以为来访者提供那些在他们生命中缺失的体验，特别是那些意义的创造、健康、发展以及自我实现等方面的体验。

本节的剩余部分并未穷尽意象图式在音乐或音乐治疗中的应用，它提供了一些意象图式的应用实例，并且探讨这种应用中包含的解释力。我们会检验四种具有代表性的图式，其中两种与我们对自己身体的体验有关，另外两种和我们的身体在空间中的移动有关。

上—下（垂直）

当我们将自己作为三维空间中的生物的体验映射到音乐上时，我们的垂直体验起到了重要作用。这个图式能自然地描绘音乐的很多方面。其中，最常见的包括音调（高音/低音）、速度（高速/低速）、律动（律动沉稳或飘忽）、音量（音量高或低）、和弦变换（"落在"主和弦上），以及节拍（在英文中，小节中的正拍、反拍分别写作"up‑beat/down‑beat"，有"上拍"，"下拍"之意）。❶

通常来说，对应图式中同一端的那些音乐特性倾向于同时出现。举例来说，演奏得轻而快要比演奏得重而快困难得多。同样，在很多风格的通俗音乐中，在音乐达到顶点的时候，其音乐特征通常是快速和大声，声波的振动频率也更大，而这些都可以用垂直图式中的"高"来描述。

当音乐治疗的临床目标是增加来访者与客观现实的连接时，这个图式会起到作用。让我们考虑一下两个经常出现在临床目标中的术语：治疗师

---

❶ 音乐家们把 4/4 拍中每小节的第二拍和第四拍的重音（如摇滚节奏中）叫作反拍（back‑beat），而且我们也常说节奏声部演奏得"太往前"或"太往后"，所以有时这也涉及"前—后"图式。

能够帮助来访者更加"踏实"（grounded）或者有更好的现实"导向"（o-rientation）。在我们对于这二者的使用中，我们都先抽取了我们作为三维空间的存在所经历过的体验，再将其特性投射到我们的内心世界以及社会功能中。

在字面意义上，踏实就是要紧挨着地面，因此它与稳定有关。而"导向"（orientation）这个词指的是某人以罗盘为指导进行定位或移动。当我们在治疗背景下使用这些术语时，我们就是在以隐喻的方式运用它们。治疗师想让他们的来访者达到的就隐含在他们的语言里，也就是让他们以现实为"导向"，并以一种能为其在这个世界中提供坚实基础的方式行动。

当我们字面意义上的迷失在物质世界中时，我们失去了罗盘，并不知道要走往哪个方向。在三维物理空间中，如果我们要感受方向，我们先要知晓重力的方向。如果我们没有上和下的知觉，我们就会感觉漂浮在一个迷失的空间中。自闭症儿童或者有解离性障碍的成年人经常被认为是不踏实、迷失方向的，这是对他们心境的一种物理形式的类比。就像踏实的字面意义是某人受重力作用，使导向成为可能；在心理意义上的踏实就是某人能够觉察到心理和社会的力并被其作用，以使其在心理和社会中的导向能够得以建立。

建立"上—下"或者"高—低"感可能是人在世界中建立方向的第一步。通过在音乐中体验"上—下"，在肢体上、情感上或者是社交中失去方向的人可能会在这些功能领域取得更强的方向感，这是因为物理上踏实和心理上踏实这两者之间具有共通的元素。同样，在音乐空间中的导向也可以为在心理和社会领域的导向建立模板。

在音乐治疗中，这个图式还可以改善人的情绪和自我感，或是改变其意识状态。首先，让我们想一想这个图式在我们日常语言中的重要性。"步步高升"指的是某人在事业上取得进步；感到"高兴"指的是感到开心；有更"高"的社会或职业地位意味着身处权威之位。很明显，上的概念在社会中普遍具有较好的意味。

感觉"低落"就是感觉抑郁或难过；做出"低姿态"就是保持隐蔽，不易被人发现；一份"低贱的"工作意味着这份工作在社会中没有什么价值。总的来说，人们尝试去回避的那种体验和地位通常与这个图式中的下端有关。

现在让我们试想一位因为先天缺陷而必须要依靠轮椅的肢体残疾人。这个人可能从来也没有体验过垂直的感觉，而对于大多数人来说，这种感觉早在作为婴儿蹒跚学步时就已能享受得到。这个人没有过和他人一样的身体保持垂直的体验，没有切身体验过"在某物之上"。这种残疾会如何影响人"垂直"图式的建立仍是个待解答的问题。

但是，我们能发现，在音乐中，向上的体验可以成为对于身体体验缺失的一种补偿。这个人在音乐中可以被抬升（uplifted，英文中又有振奋之意）。它又能通过"上—下"的体验使他获得在其他地方可能无法获得的情感体验。通过各种方式获得的向上的体验都有同样的价值，而这个人现在可以通过在音乐中体验到上升而开始拥有一些这样的体验了。

而且，在音乐引导想象等形式的音乐治疗中，意识转换状态是其中重要的一个组成部分。因为用于促进治疗工作进展的意识转变与物理上向上的体验有一些共同点，所以这种状态下的意识常常被视作飞升或抬升。此外，在这种治疗中，一旦某人已经进入意识转换状态并开始产生意象，上升和下降的体验就都非常重要。这种转换的意识状态通过存在于"上—下"连续体之上的不同音乐特质达成。只有达成这种状态，治疗工作才能顺利进行。

部分—整体

当我们去考虑音乐被它的音调、结构、质地以及节奏等维度所组织起来的方式时，"部分—整体"的关系便会跃然眼前。在音调关系中，音阶、调性或和弦被看作整体，而单个的音是它们的一部分。乐队合奏出的声音质地代表了整体，而单个乐器的声音是其中的部分，所以我们会有弦乐"声部"或节奏"声部"这样的说法。乐手是声部的一部分，而声部又是乐队的一部分。

音乐的节奏维度也体现了部分—整体关系。我们把每小节看作一个整体，诸如四分音符和二分音符等就是它分割成的部分，而全音符则是占据一整个小节的音符。在编曲中，单独的音乐部分常常被混入某个整体中，不管是在古典乐中的对位中，还是在放克乐队各声部的节奏交织中。

最后，音乐的递进结构中通常也可以发现"部分—整体"的关系。一首流行歌曲通常由主歌、副歌和连接部组成；一首古典音乐通常由几个部分或乐章组成。在几乎所有种类的音乐中，"部分—整体"的关系都是普遍存在的。

莱考夫和约翰逊（Lakoff & Johnson，1980）探讨了把人类体验整合至统一整体的过程是如何受制于终将被整合入"结构化的多元整体"的"体验完型（experiential gestalts）"的。大多数人都有独立操控各个身体部位的体验，而把不同的体验组建为一个整体的认知功能就源自这种体验。我们从和自己身体的关系中学到了"部分—整体"的组织方式，随即把其施加于外部世界的事物之上，从而给它们之间带来了更强的关联，也增进了我们对外部世界的理解以及适应能力。因此，想要了解人类如何能通过创造某种意义感使得生命连贯，了解"部分—整体"图式的工作原理是必要前提。

我们可以把很多音乐治疗来访者的需要看作"部分—整体"关系的匮乏。在音乐治疗中，带有"部分—整体"关系的音乐化体验对促进来访者内外部的整合和连接有重要价值。所有与整合或连接能力不足相关的临床需要都可以从这个图式的角度来被审视。

对于那些先天就因为肢体残疾而运动能力受损的人来说，他们对"部分—整体"关系的感知可能会因此受损。对这样的人来说，（身体的）整体可能不完全是"整体"（从"完整"的角度来说）。（身体）部分并没有被很好地整合，不能协调地运作。而作为结果，身体上的障碍可能会造成次生障碍，影响认知功能的发展，特别是当这些功能涉及对体验的整合时。在音乐治疗中成功地获得带有"部分—整体"关系的音乐体验能够为来访者提供一个替代领域，在此之中，那种能把体验整合为有意义整体的重要架构可以得到发展。

在心理层面上，很多来访者分裂的自我没有得到充分整合。对于心理结构或运作方式之间的割裂现象，不同的人格理论给予了不同的解释。但是，即使我们不套用任何的心理学系统，我们也能对很多相关方面的问题进行讨论。例如，思想和情感或者行动的割裂，是如何成为可以描述包括自闭症儿童、精神病患以及对平常生活不满意的正常成人等如此迥异的人群的一种特质的？

一个人内心世界的整合可以从"部分—整体"关系发展的角度来看待，而这正是音乐体验、音乐作品以及即兴音乐的重要特征。在某种程度上，这汲取了阿尔德里奇（Aldridge，1989）把人体当作一个交响乐化实体的观点，并把它延展入心理学的范畴之内。决定人类身体健全性的"部分—整体"关系也同样标志了人类的心理功能。

而且，许多音乐治疗来访者无法与他人、社会结构或者其他任何超越他自己或者他的小世界的事物建立恰当的联系。那些有比较严重残疾的人甚至可能都不具备能力去拥有工作、信仰、家庭关系、价值观，也不能为某个组织做出贡献，而这些东西对于大部分人来说是一种共同价值的体现，能给予人归属感。就像一个人是一个由很多部分组成的需要被整合的整体一样，一个人同样也是更大整体的一部分。归属于某个社会、宗教、家庭或宗族组织能给予生命目的感和意义。对于很多音乐治疗来访者来说，和他人一起创造音乐可能是他们拥有的能体验到这种身份认同，并体会到伴随着它的那种目的感的唯一机会。

把个人和人际这两个维度分开讨论并不代表它们是割裂的。我们可以看到，对人们的内部整合可以帮助他们增强社会功能，而他们在社会结构中整合程度的提高也能给他们内部世界的发展增添机会。"部分—整体"图式是人类发展中的重要一环，它的发展水平反映在多方面的功能之中。最后，当社会整合被看作一种个人整合的镜像过程，而不是两个割裂的过程时，诸如文化为中心音乐治疗和社区音乐治疗等当代理论框架的原理也就变得更加明晰了。

源头—通路—目的地

任何包含着某个终点的音乐现象都会涉及这个图式。谢尔（Keil，1994b）研究了多种西方音乐形式，他发现，它❶在不同形式的音乐中以不同的方式体现着。在古典音乐中，它基于句法和结构规则来创造具体意义；在爵士乐等风格中，它更多地体现在过程、情感以及机动驱力（vital drive）之中。在前者中，目标可以被理解为对某种特定音乐事件的达成；在后者中，目标更像是一种对特定意境的达成。

和之前一样，我们可以从我们谈论音乐的方式中发现这个图式的踪迹。例如，旋律或音阶中的某个音"想往另外的音走"；在曲子中，某个和弦"指向"另一个和弦；一条旋律划出一条"音调通路"或"轮廓"；过渡和弦或枢轴和弦帮助我们"从某个调去向另一个调"。

正如我们要在下一章中讨论的，祖克坎德尔的音乐哲学理论认为，这个图式在绝大部分西方调性音乐的音阶中都有所体现，尽管在这些音阶中，源头和目标在同一个地方。❷正是因为组成音乐的材料中存在这个图式，才使得音乐作品和音乐表演中包含这个图式，而这把微观层面上的音乐现象和宏观层面的曲式联系在一起。这个图式在音乐主题和旋律中有所出现，且在音乐创作和表演中都参与其中。在调性变换与终止式中也能发现这个图式。柯普兰（Copland，1953）对于音乐形式的解读生动地把这个图式具象化，并把它与音乐中的流动感联系在一起：

> 音乐形式中必须有我们当时在学生时代称作"la grande ligne"（一条长线）的东西……如果想要恰当地理解一首曲子，你必须得感受到它。简单来说，这就意味着每个好的音乐作品必须能给我们一种流动感，也就是从第一个音到最后一个音之间的连续感……一首伟大

---

❶　谢尔并没有把这个图式的名字直接列出，他用"有目的性的或目标导向的音乐"（Keil，1994b，第53页）来表达类似的意思。

❷　音阶也可以被理解成"循环"图式："循环都是有递进性的。循环以一种初始状态开始，接连通过一系列互相连接的事件，然后结束在它开始的地方"（Johnson，1987）。

的交响乐就好像一条人工的密西西比河，我们自坐上那叶扁舟的一刹那就已经在朝那注定的目的地不可逆转地漂流。

这个长线必须给我们以方向感，而我们必须要被音乐作用，使得我们能感觉到这个方向是命中注定，不可阻挡的。

只要音乐中有流动或运动，我们就会涉及"通路"图式。给这个图式增加"源头"和"目标"可以为其提供方向，继而给运动增加目的。

如同之前提到的，这些图式是认知和情感发展的重要组成部分，特别是在那些与自我意识发展有关的过程中。而且，因为它们和身体感知以及对我们身体在空间中运动的感知有关，所以很明显，对于那些因为肢体残障而没能使这些图式充分发展的孩子来说，从其他途径来发展这些图式是非常必要的。

举例来说，莱考夫和约翰逊（Lakoff & Johnson，1980）引用了让·皮亚杰（Jean Piaget）的理论，即婴儿最开始是通过对环境中物体的物理性操纵来学习因果关系概念的，例如，在他们推倒篮子、扔瓶子以及摔玩具时。对于那些和残疾孩子工作的治疗师来说，这个发现会引出一个核心问题：那么那些有严重认知或肢体残疾的婴儿呢？因为他们既不能操纵他们环境中的物体，也不能通过对规律反复的观察来建立内部的因果关系。看来，残障似乎不仅影响它所直接对应的方面，还会通过次级作用来损害孩子们其他方面的发育。

大多数婴幼儿在刚学会爬和走时都会出现一种基本行动模式，他们会反复地从监护人身边移开再回来。一旦孩子拥有了位移的能力，他们就会通过这种能力离开某种熟悉安全的事物，然后再回到它身边（在第十三章中我们会把这种现象和回旋曲式进行类比讨论）。从空间中的某一点出发，之后沿着某条被规定了方向的（移开或回来）通路进行移动似乎是"源头—通路—目的地"概念的雏形。

约翰逊（Johnson，1987）详细说明了"通路"图式如何在人类发现和制定目标的过程中起到关键作用：

人类把那些巩固的空间领域通过隐喻式的方式映射到更抽象的领域中，而通路图式中固定的内部结构为很多这种类型的映射提供了基础。让我们来看看通路图式是怎么承载"意图是物理目的地"这个隐喻的。在这里，目的地指的是我身体运动的结束点。在这个隐喻中，我们把抽象的意图（比如写一本书、获得博士学位及找到幸福等）理解为需要通过一系列肢体运动才能达到的空间中的目的地。

"通路"图式可以为人类愿望的满足提供模板。它遍布我们的生活，从最微小到最宏大的愿望中都有它的介入。发展关于它的概念并掌握其结构中的动力关系似乎是生命中一个必不可少的任务。然而，很重要的是，人是通过对身体在空间中动作的有意识控制来获得这个架构的。

而且，这个图式同时代表着自主、独立以及基本的自我感。身体上和外部世界以及家长的分离支持了孩子认知上和情感上的分离过程。一个儿童如果能发挥他自己的运动功能，并能有意识地离开家长身边，那么他就能够探索他作为人的独立性。这种独立性的发育，即发觉自己是一个独立的个体并有自己进行有意识行动的能力，是和身体的运动能力紧密相关的。

现在让我们试想一个失去四肢功能的严重残疾儿童。这个孩子没办法故意爬离他的家长。所以，这个孩子就不能获得那些能支持他发展出有意识行动能力的体验，也就没能感觉自己是一个独立的个体。

对这个孩子来说，能够活在音乐之中，感受音乐中存在的力，进而体验到"源头—通路—目的地"图式，他们就能得到可以给予他们意义感和目的性的体验，而这种体验在平时会受制于身体的功能水平。在这个图式之中的体验能够激活人对自己愿望的觉知以及自我感。

还记得我们曾经把这个图式描述为一种理解人类愿望和意图的途径吗？对于孩子来说，音乐可以成为一种替代途径，帮助他们发展出目的概念，学会为目的奋斗，并最终达成目的。不管是努力从一个音走向另一个音，还是在贯穿整次治疗的即兴演奏中不断对音乐主题进行发展，音乐治疗对于这种孩子来说可能是发展愿望感，进而取得对自我的觉知的唯一途径。

容器（包括内部、外部、边界）

这是另一个广泛存在于音乐中的图式。在聆听、表演或创作音乐时，人们可以处于音乐中不同层面的"内"或"外"，这种现象数不胜数。

我们用这种方式来描述曲式。例如，我们会说某首乐曲在奏鸣曲式"里"（in，英文用法）或 12 小节布鲁斯"里"（in，英文用法）。除了曲式外，我们也可以用这种方式描述乐曲中的组成部分，就像乐手会说"在某个小节里"或"在副歌\主歌里"。而且，如果人们可以身处于乐曲的组成部分中，那么加以概念化的延展后，这首曲子也是我们可以身处其中的一个整体。例如，"introduction"（引子）这个词在音乐场合中的一语双关就能体现了这个现象：引子在一首乐曲的开头出现。因为它只存在于开始之处，所以它有时间维度。然而，introduce（introduction 的动词形式）也有"把某物放进去；插入或注入"（American Heritage College Dictionary，2002）的意思，从这个角度，它也是把乐手或听众"放到某物中"的一个东西❶。实际上，在现在的流行音乐行话中，intro 代表一首曲子的开始部分，而 outro（译者注：out 在英语中有"出去"之意）代表一个曲子的结束部分。当一个作品结束时，我们也就退出了这个容器。

我们也通过这种方式来描述调性以及音阶。例如，音乐家会说："这个曲子在哪个调里？"或者是"我们在哪个调里"？❷ 某些特定的音"在这个调里"而其他的音在其"之外"。当我们把特定的一些音看作旋律的成分时，旋律和动机也可以起到容器的作用。我们对曲风的描述方式也显示了它们的容器属性。例如，a piece is composed in a given style（某首曲子谱写于某风格之内），而且我们通常按照爵士乐手在旋律、和声以及句法方面与风格习惯的贴合度而把他们描述为 inside player 或者是 outside player。

这个图式也可以描述音乐律动，就像乐手或者曲子会被说成"在律动中"或是"in the pocket"（在口袋里）。相似的，我们也可以在节奏里或

---

❶ 大家可以考虑一下汉语中"引子"一词的字面含义，与英语其实有异曲同工之妙，这也证明了图式在不同文化中的普遍性。——译者注

❷ 我们要注意这个隐喻的两种变体。在前者中，音乐作品是那个身处于调性所提供的容器里的东西；在后者中，那个调性容器中的东西是乐手本人。一个与此相关的重要临床问题是，我们应该把无调性的音乐解读为一种容器还是一种身处某个容器之外的体验？与图式理论最相符的答案应该是，两种解读都有可能，是随着情况变化的。究竟我们采用哪种要看音乐中的那个人和特定音乐的关系如何。不过，单单是这个问题的提出也可以佐证图式理论与音乐治疗临床实践的相关性。

者在节奏外，因此，音乐的速度也可以发挥容器的作用。当然，在音准方面，歌手和乐手可能"in tune"（在调里）或者"out of tune"（在调外，走调）。以此类推，能举出许多相关的例子。

说到这个图式在发育方面起到的作用，我们可以想一想婴儿是怎么发展出他们的身体意识的，还有这种意识在自我的发育中起到什么作用。任何照顾过婴儿的人都可以作证，抓在孩子手里的任何东西最后肯定逃不过被放进他嘴里的命运。这似乎是他们学习去把身体看作一个外界物体可以被放进来的有边界容器的重要方式，是一条孩子去发展包括了边界、内部和外部的容器概念的最初途径。

一旦这个概念得以建立，人就开始了建立"我与非我"感觉的过程，即"我"是一个容器，而一切容器外的都是"非我"，其边界代表了与外部世界的分割（也可以代表连接）。因此，对于独立自我感的发展来说，身体作为"容器"的体验看来是必要的。

在很多层面上，人类心智的基本认知功能中包含着对事物的归类。莱考夫和约翰逊（Lakoff & Johnson，1980）断言："为了理解这个世界并在其中发挥自己的功能，我们必须用一种对我们来说讲得通的方式把我们体验和遭遇到的事分类。"特定的东西和体验装载在概念上的容器中，其他东西被隔断在外，但边缘处还有一些其他东西残留；如果没有容器的概念，范围这个概念也就无从谈起。所以，"容器"图式不仅承载了独立自我的发展，还为所有概念化思维的出现创造了可能。

因此，这个图式在音乐治疗中有很多应用。通过用音乐提供"容器"体验，认知、情感、社会以及运动等领域的多种临床需要便可被满足。❶为了探索这个图式的临床应用，我们应该看一下它都具备哪些方面的特点：

> 这种按照内—外方向反复发生的体验性的意象—图式结构至少存在着五种蕴含关系或可能导致的结果。（i）容器体验一般来说涉及对

---

❶　实际上，玛丽·普利斯特列（Mary Priestley，1975）曾开发了一项支撑技术，她把其称作"容纳"（containing）。在其中，治疗师通过音乐创建一个安全的容器，以供容纳来访者激烈的情绪表达。

外界向其施加的力进行的抵抗或阻挡……（ii）容器还限制和约束了容器之内的力……（iii）由于容器对力的抵抗作用，它所承载的东西从而具有了位置上的相对固定性……（iv）这种存在于容器内部位置上的相对固定性使得这个容器从某些观察者的角度来说是易于进入的，而对于另一些来说是很难进入的……（v）最后，我们能体验到容纳的传递性，即如果 B 在 A 中，那么 B 中的任何东西都在 A 中（Johnson，1987）。

本章余下的内容以及后续章节中会继续强调这个图式多种多样的蕴含关系。

恐惧、脆弱或过度焦虑的来访者在音乐中常常有被容纳和支持的情感需要。这些人可能受过心理或肢体上的虐待或者创伤，也可能经历了医疗事故。音乐"容器"因其所具有的保护性蕴含关系，能够给那些深陷生命危机的人提供避风港。

那些缺少清晰自我感的来访者的问题也可以被归结为一种在情感和概念层面上对清晰"容器"体验的缺乏。这些人包括自闭症儿童以及患精神分裂或解离性障碍的成年人。建立包括内部、外部以及边界的容器感对于他们发展出更清晰连贯的自我感可能是很重要的。这个领域的临床关注点可以被理解为蕴含关系（ii）至（iv）的组合。它们几个分别都能促进人发展出更强且更加整合化的自我感，因为人的心理能量会被引导至人的内部，从而增进自我觉知。

也有一些人没有清晰的边界概念，这会导致一系列不合适的行为，其标志是侵扰他人或允许他人对自己进行侵扰。音乐中的容器元素所带来的体验可以成为一种健康的边界体验，继而成为发展自我与他人之间更清晰界限的途径。而且，它还能帮助发展更恰当的社交行为，以对这种收获进行巩固。个体只有体会到自己是一个有边界的容器，才可能用这种方式来审视他人，继而在对待他人时带有更多的尊重。

在精神分析中，心理容器概念一般来讲是一种对人有滋养作用的积极体验。然而，这与本书中所主张的对"容器"图式的观点并不一致。尽管有些时候，"容器"能起到积极的作用，但有些时候它在人们的生活中却是一个妨碍因素，人需要从容器中脱身。例如，尽管容器能够支持身处其中的东西，但它也限制了这些东西的活动，就像蕴含关系（ii）中所讲的。这类似于军事上采用的围堵战术，其意图就是限制容器中内容物的活动。

残障或者其他起限制作用的事物有可能代表着一种"容器"，其中的人想要扩大它，甚至脱离它。对于一些残疾人来说，他们作为残疾人的自我感可能会被体验为一个容器，把他们的体验世界限制在一个狭小消极的范围之内。音乐可以帮助他们扩大这个不良的容器，甚至帮助他们从中脱身。

举例来说，对瓦雷兹（Varese）《密度21.5》（Density 21.5）开头段落的分析中，布劳尔（Brower，1997–1998）认为，前三个小节可以被理解为一种"对容器的扩张"，因为其中的那个低音#C远离了之前出现的以阶梯式和跳跃式的上行和下行音为标志的音乐动作。布劳尔称，古克（Guck）把这个乐句描述为一个"有开启功能的楔子"，这与他的描述有异曲同工之妙。布劳尔之后继续进行他关于"扩张容器"的隐喻分析，他强调，那些在一开始的时候以一种更困难、更费劲的手段而达到的那些音在这个曲子的稍后部分得以通过一种更容易和快速的方式实现，因为声音世界已经通过"容器"的扩张而被打开。

在对这首有重要历史意义的音乐作品的分析中，音乐展开可以视作"容器"扩张的观点起到了关键作用。同时，它也可以用来描述鲁道夫·罗宾斯音乐治疗中的临床音乐干预核心方法。麦克（Mike）是一个8岁的男孩。他失明且没有语言，生命被他的残疾局限。让我们来看一段保罗·鲁道夫（Paul Nordoff）与麦克进行的重要工作：

> 随着击鼓声中动力的增强，钢琴演奏了一个向斜上方运动的上升动机，从而对音乐和奏乐者所处的体验空间进行了一种扩张。这也似乎给来访者创造了一种自己内部界限被拉伸的体验，以至于麦克可以生活在保罗和他一起创造的音乐中，最终体验到对他自己的超越（Aigen，1998）。

对音调和旋律进行的临床性和艺术性编排创造了一个音乐"容器"，

177

映衬出来访者的世界。当这个声音世界得以扩张，即当这个"容器"扩张时，来访者的世界也随之扩大了。这个例子证明，借助图式理论而进行的音乐分析能够直接联系到音乐体验中所具备的临床价值上。

对于图式理论的应用，我还有一件事要提醒大家：当用物理领域中带有方向性的体验来描述其他体验领域时，我们使用概念的方式是和其在原背景中不一样的。莱考夫和约翰逊（Lakoff & Johnson，1980）举了一个例子：我们的视野中有一块石头，然后我们发现在自己和石头之间有一个球，我们说这个球在石头的前面。尽管我们这么说，但是石头和人类或者汽车不一样，它本身是不分前后的。

我们运用"容器"图式的方式与上面的例子相似。

根据目的，我们可以把世界中的事物视作容器或非容器。例如，可以把森林中的一片空地视作一个容器，从而把我们自己理解为在空地"里"或者"外"。对于森林中树木没那么密集的那片地方来说，容器并不是它本身具有的属性；这个特征是我们按照自身行动方式与它的关系投射在它上面的。根据另一种视角和目的，可以把除去这片空地以外的整片森林看成另一个容器，那么我们就在森林"里"。而且，这两者并不矛盾，我们可以从森林"里"来到空地"里"（Lakoff & Johnson，1980）。

在把这些图式应用于音乐治疗时，特别是在考虑音乐的各种方面如何作为"容器"来行使其功能时，我们一定要铭记这些注意事项。人们在生理、心理及社会层面上都有被容器容纳及超越容器的需要。所以，音乐元素所发挥的作用需要视来访者的情况以及治疗的进度而定。

在第十四章中，我们会阐释在什么时候旋律可以作为"容器"，什么时候它可以成为从一个"容器"到另一个的运输工具，还有什么时候它能成为使人可以超越"容器"中蕴含的分隔性体验的工具。因此，在本书中所涉及的关于音乐不同方面的临床应用的论点都不能被理解为是绝对的。正如同莱考夫和约翰逊所说的，各种人类意图、物体、实践或过程都会根据我们用以描述它的隐喻的不同而发挥不同的作用。

音乐中的时间—空间、力以及运动

音乐存在于时间之中，但是用来描述它的术语却大多基于空间架构。这是由于人们对时间本身的理解就常常是空间性的。萨斯洛（Saslaw）详细说明了这种跨领域映射是如何影响我们体验和谈论音乐的方式的：

> 我们对于时间的概念是与我们对空间的物理体验分不开的，甚至可以说就是由其建立的。而这很大地影响了我们理解音乐的方式。这就是为什么我们总是把音乐想象或描述为去往不同空间位置的运动。例如，我们会说"往属音走"、"又回到主音"以及"摇摆于 C 和#F之间"之类的话。因为时间被以空间的形式建构，所以空间运动中的特质也就被注入其中。时间跨度变成了距离，我们在通向目的地时可能会遭遇到迂回的小路（如延长音）或者路被阻挡的情况。而且为了发起和保持运动，各种形式的力也会被牵扯进来。

约翰逊和拉森（Johnson & Larson，2003）认为，在人们对音乐的体验中，时间概念起到了重要的作用。他们称，为了去理解"音调运动的隐喻化概念，人们必须先理解时间的概念，而它们都是高度隐喻化的。我们把时间的'流逝'隐喻式地概念化为在空间中的运动"。接着，他们强调了把时间空间化的那个基本的隐喻系统，即通过空间架构来理解时间：

> "移动的时间"以及"移动的观察者"这两个重要隐喻系统定义了绝大部分我们对时间的空间化。请注意，这二者是彼此的物体—背景反转。在"移动的时间"这个隐喻中，时间是相对于静态观察者（相当于背景）移动的物体，而在"移动的观察者"隐喻中，观察者是相对于时间（相当于背景）运动的物体。

对时间的隐喻化理解的例子有很多，比如我们"面向"或"走向"未来，或者发生过的事已经"过去"了。尽管我本人只具备较基础的物理学知识，不足以探索更深奥的联系，但在某些物理学分析的层面上，时间和空间的概念经常被视作描述同一物体的两种方式，所以也许人们对音乐的体验是外部世界运行规律的一个缩影。

约翰逊和拉森（Johnson & Larson, 2003）认为，空间和运动的规律已经整合进人们对音乐的体验中，进而融入人们讨论和理解音乐的方式中：

> 我们的论断是，除了隐喻的方式以外，人类并没有另一种能完善地对音乐进行概念化的方式，而所有对音乐运动和音乐空间的推论都继承了这些隐喻中的内部逻辑。如果这种论断是正确的，又如果音乐运动的源领域是空间运动的话，那么我们对空间和物理运动的了解就会对我们体验和思考音乐运动的方式起到关键的作用。

音乐中的某些特定元素可以用以空间为基准的多种不同图式描述，可以思考一下，这些不同图式如何能推动人们对音乐性质的了解？举例来说，决定调式性质的那个音被描述为"根音"或"中心音"。在前者中运用了"上—下"图式，因为根通常存在于其母体底部；在后者中，其激活的是"容器"图式，因为只有独立的物体或空间才有中心以及外围之分。

我们倾向于把上和下看作绝对的存在，但是实际上它们肯定是相对的。在空间层面上讲，纽约市和北京市视角中的上和下是非常不同甚至几乎相反的，而且实际上，严格意义上来说，地球的每一点中的"上"的方向其实都是不同的。因此，定义什么是"上"的并不是绝对的方向，而是与地球引力相反的那个方向。"上"是主要作用力的反方向；"下"是作用力的方向。另外，往"上游"走意味着往水流的反方向移动，而往"下游"走则意味着朝水流方向走。因此，"上—下"图式和东—西或左—右不一样，它并不是通过对特定方向的学习而获得的，而是通过对力的体验发展而来的。这就解释了为什么没有一点视觉能力的人还是可以获得上—下的概念。

当我们把某一个特定的音称作一个调的"中心音"时，我们想表达的到底是什么？为了解答这个问题，我们可以思考一下地球的中心所具有的特点。任何远离地球的方向是"上"并不是因为这种运动在空间中的具体方向，而是因为所有远离中心的运动就是"上"，而任何远离中心音的音调运动都同时包含着"上"的动力。❶ 因此，从音阶上的其他任何音回到中心音都蕴含着一种向"下"的动作。和声的移动能更好地阐释这一点。不管属和弦中的音是不是要比主和弦中的音高，我们都把从属和弦到主和弦的这个动作叫作 cadence（终止式，在英文中有向下的声调之意）。

在调中起辨识作用的那个音被同时描述为"根"和"中心"的这个现象表明，音乐中的情况和空间中的情况存在着很大的相似性，❷ 即人类在音乐中能感知到一种力，力的源头被看作中心，而所有远离中心和这种力的运动都被认为及体验为"上"。这种语言学上的分析支持了音乐中存在一种可以根据治疗意图而被引导的力的观点，这也是音乐为中心理论中的一个基础概念。

荣格贝尔等人（Jungaberle et al., 2001）对于音乐治疗来访者的访谈表明，来访者对音乐治疗中音乐体验的描述中，空间隐喻是最常用的隐喻类型。把音乐描述为"一种力、一种力量或者一种能'移动'某物，比如隐藏的情感的能量"也很常见。有趣的是，在这个领域中，作者描述了两种相反的意象：（1）音乐是把内部的东西拿出来的一种途径，以及（2）音乐是一种找到通向内心世界的入口的途径。在前者中，运动的方向从"内"到"外"；在后者中，运动的方向从"外"到"内"。由于它们对于"内"和"外"的强调，可能这些隐喻更适合归于如"容器"的空间隐喻中，而不是归于"力"中。

这些研究者们同时也认为，对音乐治疗从音乐视角的研究涉及一种双向性的概念关系。他们不仅相信，在音乐中涉及的空间隐喻反映了一种从音乐之外发展出来的概念转换到音乐体验中的现象，他们的研究也揭示了音乐中的概念和隐喻同时会影响外界现象。当人们开始通过音乐来描述音乐之外的概念时，"我们对待这些生活中问题的方式也会像我们对待音乐

---

❶　按照祖克坎德尔的观点，当我们在一个音阶中从低音向高音移动时，我们同时就在音调空间中往高处爬升；然而，一旦我们越过了五音（属音），上行的音调移动在动力上实际上是下降的，因为现在它开始越来越接近它的目标，而不是像之前一样，朝目标的反方向移动。

❷　实际上，布劳尔（Brower, 1997—1998）表示，"音乐引力的向下拉力增强了我们对于主音方向的感受，使得我们把主音同时体验为中心和地面"。

一样"（Jungaberle et al.，2001）。这种转换的例子有用"good vibrations"（良好的振动）来"表示积极的情感连接"及"用'和谐'来表示人和人之间和平的相处关系"等等。通过分析，这些作者提出了一个可以支持音乐为中心理论的观点：

> 朦胧流动的音乐世界中的某些元素也会转换到人们的现实世界中：这意味着人们"从音乐中听出了东西"，并把这些东西放入了日常生活中。如果音乐中的体验能转换到日常中，音乐可能就能成为一种人们都知晓的隐喻。

在这里有一个关键点：人们自我探索的过程是心理治疗或个人成长中很重要的一环，而总的来说，如果要完成它，一般需要动用人们的意识，以从人们的存在、自我或者精神的表面钻到它们的中心。如果音乐本身就包含着一种朝向中心的收缩力，那么一旦我们将人类意识与这种力联合并随着它朝中心移动，我们也就迈向了我们存在的中心。这从一个角度解释了为什么投身于音乐能自然地对治疗过程进行促进。

"力"的概念同时也在其他种类的音乐分析中出现过，❶ 但是它们在那些采用图式理论的分析中尤为重要，因为力在我们于物理空间中进行的运动中可谓是无处不在。斯蒂芬·拉森（Steve Larson）总结了一些"力"图式在音乐中音调层面上的几种重要组织方式：

> 这些力中有三种较为重要，我把它们分别命名为"引力"（不稳定音的下行倾向）、"磁力"（不稳定音倾向于朝最近的稳定音移动的倾向；越接近目标音，这种倾向就越强），以及"惯性"（音乐运行的模式想要延续相同状态的倾向；"相同"的意义取决于我们所"听到"的音乐模式）（Larson，1997-1998）。

音调运动这个概念的前提是音调是一种可运动的东西。布劳尔（Brower，1997-1998）讨论了安海姆（Arnheim）关于旋律的概念为何与音乐力以及音调运动的概念相契合：

> 安海姆描述，一条旋律并不是一系列分割的音符，而是一条由一

---

❶ 比如海因里希·辛克（Heinrich Schneller）和阿诺德·舍恩伯格（Arnold Schoenberg）的研究。

个单独的音符在音乐空间中的移动所雕刻出的轨迹。据安海姆所说，这种运动由音符本身发源出的冲动发起，然后在磁力与重力的作用下完成。

尽管一个旋律由时间轴上的多个点组成，但在对音调运动的体验中，人们感知到的却是一个单独的物体随着时间的推移进行运动的通路。旋律的运动可以被理解为一种音乐领域中各种各样的力的交互作用。因此，这种运动会被体验为在音乐空间中雕刻的通路。

尽管在随后的章节中会继续这个话题，在这里，我们也要说明一下，音乐中的那些能让它被感受为力作用下的空间运动的特征是怎么在音乐治疗中发挥重要作用的。在图式理论中，一个常规的策略是通过研究隐喻的源头领域来为其应用领域提供启迪。布劳尔点明了通路的性质：

> 我们通过研究音乐通路的实体对应物来增加我们对音乐通路的进一步了解。在我们的三维空间中，通路是一种对我们来说特别熟悉又无处不在的事物，能够把重要的点联系在一起。它们一般拥有一定的特质，比如说流畅、笔直、固定以及可预测。它们是预先存在的，并处在相对固定的位置；在反复承载两点之间的运动后，它会老化，须加以修缮。因为通路的目的就是去促成那些目标为导向的运动，所以我们把它与目的性联系在一起，不管是在它们的建构还是使用上。

因此，根据它们的这种性质，把旋律看作通路能支持我们去体验目的性。很多领域中的残疾都会使人不能把自己看成一个能在世界中自如行动的人，并失去将意愿付诸行动的能力。对音乐通路的体验能够帮助唤醒他们对自我的意识，进而为有目的性的行动提供可能性。

让我们把太阳系中的星体运动暂时看作一个封闭的结构。音符所受到的那三种力可以通过月亮运动的例子阐明。举例来说，惯性会让月亮做直线运动，所以当它不以这种方式运动时，我们就能推定其他种类的力的存在；音乐中的"磁力"可以类比为月亮绕着地球轨道运动，在这里地球就是那个最近的"稳定的音"；而"重力"特征可以被视作太阳在太阳系中心所给予它的吸引力。

月亮运动的通路（力学分析所预测的运动方式）和轨迹（实际的运

动方式）是一模一样的。因为月亮的移动是被这三种力所决定的，所以对于这种作用于物质的力，力学分析是恰当适用的。

相似的，旋律受到拉森所描述的这三种力的作用。然而，音乐旋律并不机械地遵从任何力学公式。布劳尔（Brower，1997-1998）在把音乐体验视作物理通路的近似物的基础上，通过一种能同时解释音乐体验和音乐治疗原理的方式对二者做出了区别：

> 通过物理通路来描绘音乐通路的做法有助于解释旋律结构中的另一个重要的方面，即旋律运动的表里关系。要探讨这个问题，我们可以通过隐喻的方式，把旋律运动的"路径"和"轨迹"区别开。在物质世界中，我们在追寻目标时有时会有意或无意地偏离铺设好的通路。然而，即使我们的运动从通路中脱出了，我们还是会意识到路的存在以及它能带领我们达到既定目标的功能；所以，作为结果，我们想回到路上。相似的，一旦旋律的轨迹脱离了它脚下的通路时，我们就更容易觉得不稳定和紧张，并伴随着出现想返回的愿望。辛克（Schenker）这样描述了这种对轨迹的偏离中包含的表达力：

> 就像生命一样，在音乐艺术中，朝向目标的运动中会遭遇各种各样的障碍，包括因为倒退所产生的失望、旅途的漫长、绕路、道路修缮及意外情况，等等。因此，我们能在音乐最重要和最突出的部分中听到各种戏剧化的运行方式。

辛克和布劳尔都认为，音调的通路就是在旋律只受音调力的影响时所应该沿袭的过程。轨迹是人类实际创造出来的那些旋律。音乐的意义就来自旋律对刻板规律的偏离。音乐的存在中就包含着这些偏离，而它们令音乐对人类来说充满意义。对机械性运行规律的偏离能唤醒人们的意识，并赋予音乐意义。

这就是为什么在音乐治疗中音乐的性质如此重要的原因之一，而这也说明了为什么一段创造性的旋律在审美和临床方面都能起到特别关键的作用，这是因为音乐的审美性是由对机械运行方式的偏离所导致的。这也是音乐的意义之所在，不管这种意义是在审美层面、个人层面还是心理层面上的。

此外，背景决定了音乐旋律、句子或终止式轨迹的实际目标，这一点我们在下一章中也会继续加以讨论。就像布劳尔（Brower，1997-1998）所解释的，决定音乐目标性质的不只有音调稳定性：

> 我们可能会推测，"平台"音最可能被视为目标，因为它们的稳定性使得经过音被视作从一个目标通向下一个目标的通路中的步骤。然而，随着进一步研究，我们会发现，音调稳定性光凭它自身是不足以作为一个目标的，尽管这种稳定性可能会使我们增大它的目标感。在日常生活中，我们追求的状态是在稳定和不稳定之间游移，在紧张和松弛之间变换。相应地，在调性音乐中，离开主音的运动通常紧接着回到主音的运动，而朝向顶点的运动之后通常紧接着退回低谷的运动。

音乐的目标既可以是稳定点，也可以是不稳定点。这反映了人类既需要自由不稳定的体验，又需要稳定的结构化体验。在音乐治疗中，这为创造力的重要角色制造了空间，并且使得音乐以及音乐体验的意义随着个人特征的不同而变得不同。但是这种对于音乐的个人独特性和背景决定性的认识并不与音乐的其他普遍客观特质相斥。它能展示给大家的是人类音乐体验的这两方面是怎么分别在这种体验的审美和临床价值上起到重要作用的。

相似的，任何一个音乐中的层次都对应有多种与其相关的隐喻式架构——举例来说，约翰逊和拉森（Johnson & Larson，2003）从两种相对的角度来看待音乐运动：一种情况中观察者相对于音乐移动；而另一种情况中观察者是静态的，他看着音乐相对于他移动。两人虽然意识到了这种情况，但他们并没有觉得这损害了他们理论的效力：

> 对于音乐"事件"来说，如果出现任何无法用语言形容的核心概念，我们都应该更加关注我们对音乐体验流动方式的想象，而这种想象依靠能为音乐运动和空间中多种多样的概念提供相关逻辑的各种隐喻来实现。对于音乐运动来说，除了因果关系外，并没有一种单独排他的解读，而且我们已经都较好地领悟了某个关于因果关系的隐喻对于某个特定的作用场景的合适度。

音乐元素的多样性对于这个理论在音乐治疗中的应用有积极作用。第一，在迥然不同的治疗领域间，它能与相应的治疗手段以及临床目标概念结合，容许不同应用方式的存在；第二，它能够适应不同的人类体验和临床过程，可以有效地覆盖更多来访者；第三，它能够贴合多种多样的音乐类型；第四，它能够被应用在不同层次的分析之中；第五，它能够被应用于不同的治疗范围中——从某次治疗中的一个场景到整个治疗的过程，从个体治疗到团体治疗，甚至延展到更大的意义中。

图式理论与音乐治疗的功效领域

我想再强调一下萨斯洛（Saslaw，1997-1998）对于人类躯体、力量以及组织概念方式之间关系的见解，尽管这一点我在之前已经提到过了：

> 近期对人类语言和行为的认知科学研究以及埃德尔曼（Edelman）等人的神经生物学研究表明，对世界的物质化理解在概念实体的构建中起到了显著的作用。从这个角度，人类的生理特征塑造了人们思维中的抽象元素。例如，当我们走路的时候，我们"垂直"于地面，四肢在我们身体的两"侧"，而且当我们在世界中运动并与之互动时，我们感受到以重力为代表的力的存在。

以下两个例子能帮助我们理解这些观点中的基本含义：（1）因为人类身体具有垂直性，人们才发展出"上"和"下"的概念，继而把这些概念引申到其他领域，比如人类情感以及音乐的音高关系中。人们在这些领域中组织概念的模式和人们的身体与外部世界的关系有关。（2）因为人们有着左右对称的身体，所以人们才能以特定的方式来感受重力以及平衡。然后人们把这种身体平衡的概念应用到人类功能的很多其他领域中。例如，我们在政治辩论中寻求与另一方建立平衡，或我们试图在工作和休闲间寻找平衡。在人类社会的构成中、我们欣赏艺术的方式中、我们希望追求的生活方式中都涉及了对平衡的感知，而这是由我们身体的特殊构造导致的。

现在，我想探讨一下音乐治疗、音乐治疗理论、音乐治疗的功效，以及以上所有这些都是如何和意象图式理论联系在一起的。首先，我想提出，图式领域可以在两个音乐治疗功效领域进行概念化支持：（1）在那些带有临床补偿性的领域，其中音乐治疗能补偿来访者有残疾的领域或那些因残障而恶化的领域；（2）在那些在特质上被归于非临床音乐的领域，其中音乐治疗能给予来访者那些通常被视为非临床音乐功能的好处。在本节中，我想主要关注第一类的好处。

如果人类身体的特质以及它运行的方式对于那些关乎于意义建立的关键认知功能和策略真的如此重要的话，那么很明显，音乐可以提供一种替代的体验领域，因为在其中来访者可以较少被残疾所影响和限制。这种替代体验领域能带来两个层面的好处：在概念和思想维度上，音乐可以成为一个图式进行发展以及分化的地方；在情感维度上，音乐领域可以提供一种健康的获得图式体验的方式。

很多音乐治疗来访者的困难和临床需要与他们的身体以不同的方式关联着。因为本书的重点是启发大家思考而非全方位的罗列，我只想简要介绍几种通过图式理论来理解音乐治疗过程的方法。

第一，我们可以想一想所有因为某种身体问题而运动功能受损的人，这其中包括了那些严重瘫痪以至于不能随着自己的个人意志移动身体甚至是任何身体部位的人。我这里想表达的大体意思是，当身体残疾阻碍了人与作为认知发展重要部分的物理世界的正常互动时，音乐可以提供一个可供认知能力发展的替代领域。

第二，还有些人的生理残疾并不直接与运动功能相关，从而没有严重阻碍运动功能，比如那些视力受损，但运动功能正常的人。他们有着与常人不同的在空间中移动的体验，所以他们的"力"或"源头—通路—目的地"图式也就会不同。这些图式在构建目的以及实现目的的方式时起到了关键作用。同上，这些图式可以在音乐中得到更完善的发展，或者取得更积极的对应关系。

举例来说，对于视力受损的人来说，去理解一条从某处通往另一处的路的概念会比正常人来说困难得多。路对于他们可能是一种充满了危险与未知的东西。也许这种将路看作一种物质世界中危险存在的体验会影响这个人走上一条辉煌人生大路的能力。音乐可以为他们提供一种不同的对于路的体验，在音乐中他们可以学到去享受路的这种不可预测性。

第三，有些人有某些器质性的疾病，如精神分裂症或自闭症。这些疾病会扰乱人与自己身体的关系。某些解离性障碍会让人觉得自己的各个身体部位是独立的存在。而与身体关系的失真会歪曲所有类型的身体体验。在音乐中，图式对体验进行整合的力量以及提供更健康的整体—部分关系的功能在这种类型的临床应用中会尤为重要。

第四，一些性质上与情感高度相关的问题，例如，进食障碍也能导致人与自己身体产生异常的关系。我们可以合理地推测，一个患有例如神经性厌食症或贪食症等进食障碍的人会有异于常人的对身体的体验，因此，他们所持有的"容器"图式可能会与正常人的大相径庭。通过音乐体验，某些带有负面含义或不健康联想的图式可以被重塑为更健康的样子。

总而言之，图式在音乐中的补偿作用可以针对肢体、感觉—运动、器质性以及/或情感与行为等方面的问题。图式理论的这个特点使它可以成为音乐治疗中普适理论的良好基础。

第九章 祖克坎德尔的音调动力理论

音乐为中心音乐治疗理论需要以音乐中的基础概念为依托，这一点对于音乐为中心理论是至关重要的。当这个理论作为一个普适理论被提出时，这一点尤为重要。在前一章中，图式理论为一系列音乐治疗模型和领域中的理论发展起到了支持作用。在本章中，为了加深音乐理论所筑成的地基，以便令音乐为中心音乐治疗理论能更好地拔地而起，需要对音乐进行更深一步的探究。为此，笔者会总结一些维克多·祖克坎德尔（Victor Zuckerkandl, 1956, 1959, 1973）的理论观点。

祖克坎德尔在音乐理论界可谓自成一派。尽管他的著作强调了音乐性质中最深奥和基础的那些问题，但在当代主流音乐理论、音乐学以及音乐哲学中，对他著作的引用却并不太多。他于1896年出生于奥地利，学习乐理和钢琴，并于1927年获得博士学位。他曾任指挥和乐评人，也教授音乐理论。1940年，他来到美国；在接下来的日子里，他在多个不同的大学和学院担任教职。他赢得了两次三年期的波林根奖金（Bollingen fellowship），在此期间，他发展出了他3本主要著作中包含的思想观点（Zuckerkandl, 1973）。

笔者出于如下原因把他的观点纳入本书：第一，祖克坎德尔研究的是音乐分析中最基础层面的问题。举例来说，图式理论描述了音乐之中活跃着的不同类型的力，而这种观点的基础建立在人类对音阶上不同的音在稳定程度上有着不同感觉的假设上。祖克坎德尔着重的就是"为什么"会有这种稳定性的不同。他尝试去创造一个能阐释音乐体验的基础理论。从这个角度来说，他的研究补全了图式理论家的工作，从一种相对于现有的图式理论来说更加基础的层面处理了一些问题。

第二，他的某些见解可能与图式理论相互矛盾。然而，祖克坎德尔和图式理论都各有为音乐治疗理论增光添彩的潜力，而我想要分别道出它们各自的贡献，分析它们的异同，最后调和它们的差异，产生一种相对它们各自来说更全面的对音乐的看法。

第三，祖克坎德尔处理了许多关于音乐中音调现象性质的基础问题，很多音乐为中心的音乐治疗师都很欣赏他的理论。❶ 他的思想出现在海伦·邦尼（Helen Bonny，1978b）的思想中、保罗·鲁道夫的讲授里（Robbins & Robbins，1998；Aigen，1996）、对鲁道夫·罗宾斯工作的研究（Aigen，1998）以及鲁道夫·罗宾斯方法的当代应用和发展中（Ansdell，1995；Lee，2003）。巧合的是，尽管祖克坎德尔著作等身，但保罗·鲁道夫（Robbins & Robbins，1998）在他的课上居然引用了海伦·邦尼也引用过的同一句祖克坎德尔的话："音调是力的传达者。听见音乐意味着听见了力的动作。"（Zuckerkandl，1956）这句话简明扼要地阐释了祖克坎德尔的一个核心概念。之前的这些音乐为中心理论都从祖克坎德尔的思想中获得支持，这表明这些理论之间的内在联系能以一种更明确的方式被提炼。

第四，祖克坎德尔的理论针对的是音乐最基本的构成元素，比如音阶的来源。而这与多个领域中的音乐治疗实践都有明确的相关性。此外，它的思想被两个主要的音乐治疗模型的创始人所同时认可，这说明它有着被广泛应用的潜力。而且，在下一章中，我们会用他的这些概念把一些在表面上大相径庭的临床现象进行整合。

我想，一些读者在阅读这一节的时候，心中或许会浮现出一些与论点所描述情况相反的例子。这些反例可以在不损害所讨论概念的基本连贯性的同时勾勒出该理论的适用范围。还有，本书对祖克坎德尔思想描述得比较具体，一方面是因为他的著作本身就很复杂深刻，另一方面是因为我本人认为音乐为中心音乐治疗必须首先依托于对音乐本体的认识。尽管我已

---

❶ 对音乐更完整的剖析需要同样考虑到其节奏和音色元素。我们没有在这部分的讨论中涉及它们，并不意味着它们不重要。很多理论家都强调过这些元素，而且在上文中我们也引用过查理斯·凯尔（Charles Keil）以及史蒂文·菲尔德（Steven Feld）的相关著作。

经对祖克坎德尔的著作研读了超过 20 年，但我仍然很难完全理解他的某些观点。我强烈建议对他的思想有兴趣的读者去直接阅读他的作品，这样才可以更全面地理解其理论。

祖克坎德尔理论中的基本要素

祖克坎德尔对音乐性质的研究基于一种广阔的哲学视角：

> 音乐怎么可能存在？——对这个问题的解答是贯穿本研究的一大任务。当康德（Kant）提出他的基本问题，即"自然科学怎么可能存在？"时，他问的不是它到底可能与否（他早已看到了它的存在）；他想知道的是如果在我和这个世界之间有种像自然科学一样的事物可以存在的话，世界一定是怎么样的，而我又一定是怎么样的？那么，如果音乐现象可以发生在我和这个世界中，世界必须是怎么样的，我又必须是怎么样的？如果我要理解音乐实际是怎么样的，我必须怎样看待这个世界，我又必须怎样来看待自己？（1956）

可见，祖克坎德尔对人和音乐的性质都非常感兴趣。他关心的是那些音乐能够告诉我们的关于人和围绕我们的世界的真相。通过把音乐拔高至这么核心的地位之上，祖克坎德尔明显可以使音乐为中心的治疗师们产生共鸣，因为在他们对音乐的信念中不仅包括了他们将音乐运用入治疗的方式，而且还超越了它，吸纳了他们对自己存在以及价值的基本概念，还包括了他们与他人和世界发生关系的方式。

祖克坎德尔相信，任何关于现实、时间以及空间的概念必须能解释音乐，不然，它就是一个不完整的概念。他还意识到，20 世纪的人们普遍认为音乐为现代生活机械化的部分提供了一种解药。他总结道：

> 音乐应该能够滋养人类那些因现代生活的单调性而枯萎的功能；它应该是一个关于更美好纯净的乌托邦的梦，是理想中的美丽世界，可能可以至少让人暂时地在纯粹的物质现实中喘上一口气。

祖克坎德尔批评了这种把音乐看作解药的观点，因为"当音乐变成了

'另一个'世界的声音时,音乐体验就不再能挑战我们对待现实的概念了",他希望将音乐理解为生命这个大整体的一部分。他提倡在音乐和非音乐体验之间建立连续性,认为音乐体验能帮助人类理解他们自己以及他们的世界的意义,在这个功能上,它和其他体验一样重要。因此,祖克坎德尔的思想(至少在这方面)与图式理论以及音乐为中心音乐治疗理论一脉相承。

作为他探索音乐本质的第一步,祖克坎德尔希望为西方调性音乐中的结构寻求解释。他发现,听者能听出音调关系中反映平衡和紧张状态的动力性质。基于它们与给定主音的位置关系,每个音都指向多个其他音,成为一种在减少音乐紧张度的同时重新获取音乐平衡的途径。文字通过所指物来获得意义,而音乐和文字不同,音调通过它们独特的方向(主音)来获得意义。"方向本身"就是它们的意义,而不再需要另外的外部指示对象。

而且,他还认为,音调的动力特质并不被它们的物理特质所直接决定,因为一个音如果失去了调性背景(主音),它的特质就无法被理解。因此,他表示:"当意义通过乐音被传达出来的时候,一种非物质形式的力就会从它的物质载体中无形地辐射而出。"在这种意义上,乐音与宗教符号存在着相似性,因为"在两者之中,都存在着一种超越物质,但又通过某种物质载体而直接体现的力"。对祖克坎德尔来说,音乐的性质有深刻的哲学内涵,因为它能告诉我们外部世界的构成方式以及人类在外部世界所能获取的知识种类。

祖克坎德尔相信,音乐之中存在着运动。承载着音乐客观存在的动力场发生改变,从而产生声音的变化,这就是我们所听到的音乐运动。关于音乐运动最简单的例子就包含在我们去理解自然大调音阶的过程中。

听者听到了音阶,实际上就是听到了运动。这种运动并不是随机的,它指向一个目标。音阶的最后一个音并不只被理解为音阶的终点,它同时也是音阶的目的地。音阶在到达五级之前的几个音都会被听成是对主音的远离;五级音是一个从远离到迫近的转折点。从一级到五级的过程中,运动的方向和动力相反;而从六级到八级(高八度)的运动顺应着寻求稳定的动力的方向。一级到五级的过程就像一个人推着大铁球往山坡顶上走，抵抗着重力；当到达五级音后，那个人便到达了山坡的顶端，有了一个暂时的稳定点；从五级到八级就好像这个人顺着自然力的方向移动，放任那个大铁球滚下山坡，释放那些之前在它身上积蓄的势能。

在这个音阶中，音调运动的起点同时也是它的终点，这是音乐中一种特别的悖论。因为音阶中的一级音和八级音是八度关系，所以两个音级拥有相同的动力关系。因此，在音乐中，

> 我们出发……走向……并最终到达我们的出发点。那么，在这个运动的过程中，出发同时也变成了回归。运动的方向在最后被掉转了。

对祖克坎德尔来讲，"聆听音乐就是在聆听运动"（1973）。然而，这种运动并不是那种涉及位置改变的物质性运动。与之相反，我们把这种运动归入心理活动的范畴，关乎于情感，涉及的是心境的改变。

不仅如此，祖克坎德尔还对能动运动（animate motion）和非能动运动（inanimate motion）做了区分。前者指的是受内部驱力驱使所产生的动作，是受意志指引的；后者指的是因外部作用而导致的运动，是外部作用力导致的。某人有意地举起自己的手臂是一种能动运动的体现，因为这种运动不是由外界决定的；一块石头从山坡上滑落是非能动运动的体现，因为它完全是被重力所决定的。对于某次能动运动来说，能直接感知到它的只有发起它的那个生物体。当我们观察到另一个生物在运动时，我们只能通过推测来判断它是否在进行能动运动。祖克坎德尔相信，音乐的特别之处在于它是唯一的一种自身不是活物却能进行能动运动的事物，尽管它需要依存于活物。

祖克坎德尔通过音乐的音调属性而不是节奏属性来讨论音乐中的运动。这是因为他关注的是那些只能被听见的运动，而不是包含着触觉和视觉成分的节奏属性。和音乐中其他种类的运动不同，去感知音乐并抓住音乐中音调运动的唯一途径就是和它一起运动：

> 世界上有音乐这么一种东西，其中间包含着音调的运动，一种可以被听见的鲜活的运动。在音乐中，我体验到了一种能动运动，但这

不是我自己的运动，也不是其他人的。我对它的觉知是直接的，并没有通过任何的中介物——音乐是纯粹的自我运动，并不与其他实体或"自我"绑定。去觉知这种运动的行动本身也一定是一种运动……听到音调起伏，我自己便跟着它运动；我体验到了它们的运动，就好像这是我自己的运动一样。把音调听成是运动就是与它们一起运动。因此，不仅仅是我听到的这些音调"正在运动"；聆听本身就是运动（1973）。

音乐中那些基于旋律构造与和弦解决的艺术效果之所以存在，是因为"它们的运动中体现出了相对于这种规则的自由性"。换句话说，旋律与和声之中之所以有力量是因为它们玩弄和对抗着音调世界中的那些基本力。这些音乐宣言表达了它们在这些力面前也能有自由，从而同时更加确认了它们的存在。

在音乐治疗中的应用

我们在第六章中讨论音乐引导想象（GIM）以及安斯德尔（Ansdell）的鼓动概念时，已经提到了一些祖克坎德尔的理论在音乐治疗中的应用，其主要体现在音乐是运动的观点上。而且，我们会在第十一章中进一步延伸其中的一些概念，届时我们会从更高的角度来审视音乐鼓动人身体和心灵的能力，从而去考虑它为人类自我发展产生贡献的方式。本节中的一部分材料会与这个在第六章中首次被提起，而在第十一章中继续延展的主题相关。本章另外的内容在本书的其他部分中并没有被涉及，但它们与这些概念有着一致性，并在音乐治疗中有潜在的研究和应用价值。

祖克坎德尔坚信，所有关于音乐性质、起源以及本质的问题都可以被理性地剖析，因为音乐的第一手事实已经在我们手中，我们可以通过它来评估不同观点和理论的正确性。对于这一点他也持有谨慎的态度，承认这些事实也需要人们去积极进行解读。然而他的哲学并不倡导用纯粹的相对主义视角看待音乐。在这种视角下，任何音乐理论都无法成为音乐治疗临床实践的可靠基础。

祖克坎德尔认同"生而为乐"（homo musicus）的观点，即音乐是人类的一个基本特质，而不只是少数个体拥有的一种天赋。因此，在某种程度上来讲，人类要成为一个完整的人就必须与音乐产生某种关系。如果这种说法是真的，那么它会成为支持音乐治疗，特别是音乐为中心音乐治疗的一个强有力的理由。因为如果人和音乐的关系是生而为人的一部分的话，音乐治疗的益处就不必通过非音乐的领域来解释了。

人类是一种需要音乐的物种，音调系统就发源于这种需要之中。但是，祖克坎德尔很明确地表示，尽管音调的编排和顺序是被人为创造的，但它和数字的顺序一样，都依凭着某种事实，并不是人随意编撰的。事实上，祖克坎德尔在音乐和数学之间做了很多比较，并且认为这两个领域都是为了帮助人类更好地体验和理解外部世界而被创造的。

音乐虽是一种人类的创造，但又不是被随意安排的，这一点可能有点难理解。可是这一点也是祖克坎德尔的理论没有陷入某种作用有限的传统二分论观点里的原因。

因为调性音乐是被人类创造的，所以祖克坎德尔认为，人类辨析音乐的能力取决于探测动力场内运动的能力。这是一种特别针对音乐的认知能力。有足够音乐能力的听者能够觉察出动力场状态的改变。其他方面健康，但没有这项能力的人便无法将音调体验为音乐。即使某人其他方面有残疾，但如果他的这项能力完好，他可能也可以体会到音乐。因为这项能力与其他认知功能分割，而且并不一定会受制于语言或推理能力，故遭受严重认知损伤的残疾人也可以通过音乐展现出不能通过其他途径探测到的认知功能。这对于音乐治疗是一个强有力的支持性论据，而且也能够帮助我们理解其作用原理。

祖克坎德尔的音调理论说明，音乐的特质有着非常重要的临床意义，这对音乐为中心的实践是一种必要的支持。不管音乐治疗师用的是即兴的还是事先谱写的音乐，是现场音乐还是录制音乐，运用的是主动的还是接受式的技术，他都在操纵着动力场中的改变。这种变化能造成不同的内在体验，祖克坎德尔用"撤出""折返""惊奇"或"延时"等词来描述它们。正是因为这些内在的特质，用音乐术语来描述临床干预便总具有临床意义。在临床音乐中，不管是不是有意的，或者有没有临床意图，音调的动力特征总是不断变化着。在音调之中就包含着运动的体验（方向性、音调想去的方向、解决以及预期等）。只要某人体验到了音乐，那他一定是通过这些决定了人类对音乐体验的特质而体验到的。

音调体验中存在着共通性，同样的音调关系在某种程度上能给不同的人相似的体验，这个概念是音乐为中心音乐治疗的某些特征的基础（我们在第五章中讨论过），也是鲁道夫·罗宾斯音乐治疗以及音乐引导想象的理论基础的一部分（在第六章中讨论过）。从这个角度出发，在这些音乐治疗流派中，音乐的特征在临床上是非常重要的，甚至和弦内音的排列都要被考虑到。

音调有自己的生命，并传达了那些我们一般只会在生物上发现的力。以上的这些音乐治疗实践就运用了音乐的这种特质。在之前的讨论中，我们强调，当音乐作为包含着自己的意志、期许和要求的第三方时，音乐治疗师便可以运用这些特质，从而规避治疗关系中可能激发起复杂的移情和反移情动力的个人化。

与之相反，来访者与音乐产生了强烈的关系，努力达到音乐的期望，继而从音乐中得到内部奖励。因此，所有的这些不同的体验、防御以及动机都会基于这个非人的实体而生，这使人和音乐之间或多或少地带有某些平常只在人与人的关系中所出现的动力。这不是说人和人之间的动力就不出现，这只意味着对于某些特定的来访者来说，在音乐力场中对力的有意识运用可以成为治疗师的另一个工具，从而比治疗师—来访者关系更有效地规避有问题的动力，绕开防御，帮助来访者超越他们自身的限制。当解决这些问题的过程中有第三方参与时，治疗师便可以在其中充当来访者的盟友。

祖克坎德尔对音调世界形而上学的概念有可以对音乐治疗理论进行整合的潜力。我在第十三章和十四章中初探了此要点。在此，我会说明这些观点在这个层面上的引申方向。

祖克坎德尔认为，音调动力中同时包含着离开和前进。我们可以把其关联于"英雄之旅"（Hero's Journey）原型以及"周而复始神话"（myth of the eternal return）（Eliade，1959）。在后者中，时间本身就是一个循环；举例来说，每一个元旦都是对远古的创造之力，对创造的神圣性的回溯。在前者中，很多"英雄故事"都包括了英雄回到他出发的地方，但是英雄自己已经蜕变了的情节。英雄之旅不是要去某个他乡，而是作为一个蜕变了的存在回到老地方。

从荣格心理学派的某种视角出发，"英雄之旅"是我们每一个人在自我实现的过程中都要去经历的。我们"回到"我们自己，但是作为旅程的结果，我们回到的地方蜕变了。这个观点可以被有效地应用到音乐治疗理论之上。祖克坎德尔的观点是一种把音乐为中心的音乐治疗概念与精神分析和/或象征概念进行整合的方法，因为荣格派精神分析所使用的原型也可以在纯粹的音乐领域中得以体现。

对祖克坎德尔观点的异议以及回应

对祖克坎德尔观点的反对意见主要有三个基本类型，对于每一种类型，祖克坎德尔的回应都是有力且详尽的。尽管在本书中我们没有足够的空间详述他的论证，但我还是想简述他的一部分策略。这样一来，我们富有思辨性的读者就能收回其中的一些驳斥，以便能更好地跟随本书的论点。

（1）不论祖克坎德尔的观点是否存在瑕疵，它确实能恰当地解释我们为什么用现在的这种方式来理解音乐。让我们来举一个具体的例子，从二级音到一级音或从七级音到八级音的运动中包含着解决感，这是因为其动力场中的张力真的降低了。但那些不同意祖克坎德尔理论的人对这个已知的音乐现象给予了不同的解释。

与祖克坎德尔观点相对立的是联想主义的视角，他们认为，人们在这个过程中有完成感的原因纯粹是因为人们在音乐中更经常听见这些运动。所以，当人们认为音调的运动有其内在的性质时，其实是把人们自己的内心状态投射到音调之上。人们期望二级音去走到一级音不是因为二级音本身就指向一级音，而是因为相对于从二级音到其他音，人们更经常地听到从二级音到一级音的运动。同理，在达到一级音或八级音时人们有解决感是因为当听到这些音的时候，音乐往往会停止。

祖克坎德尔通过音乐的构造以及其历史发展驳斥了这些联想主义者的异议。当我们检视乐曲中旋律的构成时，我们会发现二级音去往一级音的频率并不比它去往其他音的更高。而且，一级音后紧跟着其他音的频率要远远高过一级音后马上休止或乐曲停止的频率。所以，音乐旋律的实际构造是完全和联想主义的视角相反的。

同样，联想主义者也不能解释为什么小调音阶在上行时七级音要升半音。从七级音到八级音的变换其实在历史上是反潮流的，因为在那时，其潮流是从降七级音到八级音。祖克坎德尔的理论可以解释这种历史发展，但从联想主义的角度来看这是完全行不通的。

（2）在现代思想体系中，如果祖克坎德尔声称他的理论应用范围很广，但实际上它却只适用于西方的调性音乐，那么他的理论就会被人批判为文化霸权主义。这是一种对祖克坎德尔的理论进行反驳的角度，因为他的原则中并没有容纳其他类型的音乐。然而，祖克坎德尔清晰地意识到了他理论中的文化维度：

> 我们用来区分某种音乐与其他音乐的最基本特征就是它对音调材料的选择。每种音乐都有它自己对音调的选择，或者更精确一点说，对音调关系的选择；它选择了特定的音调顺序。这种选择构建了特定音乐的音调系统。在过去的 2500 年，西方音乐一直扎根于同一种音调系统中……音乐和音乐之间的鸿沟甚至要远大于语言的屏障。我们可以把一种语言翻译成另外一种语言，但是，我们不能简单地翻译音乐，就比如把中国音乐翻译成西方调性音乐是完全行不通的。我们可以参加培训班以学习中文；但是要理解中国音乐的音调语言，我们必须要置身于中国音乐之中，甚至在一定程度上变成一个中国人。"音乐是人类的共同语言"这种经典的说法其实暴露了当我们看待自己时心中的一个幼稚倾向，也就是西方文明就代表着人类（1959）。

所以很明显，祖克坎德尔并没有想要把他的理论应用于他研究的领域，也就是西方调性音乐之外。实际上，他的概念已经涉及超越他时代的思想，因为他暗示，如果要理解一种不熟悉的音乐类型，我们必须融入其文化，而且理解音乐本身就是一种融入文化的方式。

然而，祖克坎德尔又被进一步地质疑，如果一个不熟悉西方音乐的人在听到这种音乐时听不到祖克坎德尔所指的那种力，并要经过一个暴露在音乐里的过程才能逐渐听见音调里存在的那种动力特质，那么这种情况就又支持了之前提到的联想主义的观点，也就是人之所以能察觉到音调的动力特质是因为人们把心灵投射到本身不存在内在意义的音调上了。

让我们来简述祖克坎德尔对此的回应。他认为，"存在于某物中"的方式有很多，动力特质存在于音调中的方式不能与比如一个单词表示一个物体或概念的方式相类比："音调……已经把它们的意义完全吸收到它们自身中，并在声音之中直接释放给听者。"（1956）音调中的动力特质被人理解的方式实际上比较接近于宗教符号激发人们神性体验的方式。"我们在音调中听见力，就像信徒们从符号中看见神迹一样。"

不信教的人不能从宗教符号中看到神迹，但这不足以驳斥信徒的信仰；同样地，有一些人听不出音调中的动力不代表它就不存在。对于和西方人听到的东西不一样的非西方文化中的人，"他们还没有给这些符号足够的机会去传达给他其中包含的丰富内容"。以上的这种现象就如同"盲人否认光的存在，或者是因为没有铁就否认磁力的存在"。尽管这种觉察的能力也需要被学习，但是它并不是利用联想主义的原则来学习的。

（3）祖克坎德尔运用的这个磁力的比喻可以把我们领入学界对他观点的最后一类可能驳斥：他的观点是非常规的，神秘主义的，类似于宗教的。它不能被验证，因此不能在学术领域占有一席之地。而且，他的这些观点似乎与我们的自然常识相悖。

但是他的观点究竟有多神秘呢？祖克坎德尔相信，音乐能告诉我们很多关于这个世界的答案，其中最重要的一点是世界上存在着一种非物质的现实，它可以影响物质层面上的存在，并与之互动。他承认，他的很多观点都与我们对这个世界的传统认识有所冲突。但是，他也明确地把他的观点与宗教的世界观区分开来。这种区别不是在信念的内容上，而是在获得这种信念的方式的实证主义特征上。

> 对宇宙的音乐化认识之所以与宗教性的认识不同，是因为它不是通过信仰和启示，而是通过观察和知觉所获得的。我们在音乐体验中遇到的那种纯粹的动力和那种自然中的非物质元素并不是上帝。尽管它不像宗教化认识和科学化认识之间的差异那么大……但把对宇宙的音乐化认识当成宗教化认识和科学化认识之间的桥梁并非无稽之谈。（1956）

我们可以发现，祖克坎德尔的观点和一些科学史上的其他观点有着相似性。尽管这一点并不能自动地给他的观点加分，但是这能表明的是，它是能够被理性地讨论、支撑以及/或驳斥的。

举例来说，牛顿提出引力概念时，被批评是把神秘主义重新引入科学，因为他认为两个物体会在空间中不经由任何介质，在有距离的情况下互相作用。批评者觉得，没有什么是比声称两个物体会在没有明显作用途径的情况下互相作用更加神秘主义的了。然而，牛顿的观点很好地解释了人类在物理世界中的体验，因此他的观点被广泛接受。祖克坎德尔关于音乐中音调之间关系的观点并没有比牛顿关于物体之间的关系的理论更"神秘主义"。

此外，组成物质世界的分子还有原子可以以不同的结构存在，某些结构比另一些更稳定。在分子水平和原子水平上都有一种想要去到达平衡态的自然力。祖克坎德尔认为，不同的音调关系存在着稳定性的不同，这种观点本质上并没有比物理学中的类似特质来得更加神秘。

有人说祖克坎德尔的理论有悖于常识。"离开变成了折返"到底意味着什么？人们究竟如何去理解一种在接近某物体的同时又离开某物体的运动呢？我们再来看一看它在物理学中的类比，即空间本身就是弯曲的。物理学家们猜想，如果我们从某处离开地球并做直线运动，那么我们最终会回到出发的地点——因为行星的三维曲率，空间本身可能会被弯曲，所以我们从地球离开进入太空，但最终会回到地球。因此，就像物理学家对物质世界所提出的一些假说一样，关于音乐运动的一些观点本来就可能是反常识且难以理解的。

有意思的是，祖克坎德尔认为，音调动力的方向是循环性的，并且是非物质的；这种观点和图式理论所提倡的观点并没有特别大的区别。例如，布劳尔（Brower）观察到：

> 当我们把物理世界中的结构映射到音乐中时，我们可以使其中的特点适用于音乐领域。但是，音乐领域中的一些特点，比如音调中的循环式结构并没有在物质世界中的直接类似物。如果我们想完全体会旋律中的力，那么我们需要超越我们现有的隐喻化想象。❶

所以，祖克坎德尔对音乐的看法和图式理论这种被当代音乐学术界广泛认可的流派得出了相似的结论。

纵观祖克坎德尔的著作，他一直在强调，他的很多观点都挑战了我们关于现实的常规观点和传统的哲学视角，也就是人类仅仅通过感觉器官来获得关于这个世界的知识。然而，他一直通过音乐中发生的事实来佐证他的理论，而不是空口无凭。而且，他也经常在 20 世纪的物理学中寻找关于时间、空间以及现实的科学理论来支持他的观点。

因此，他的观点是可以被理性地挑战的，因为他理论最重要的证据来源就是音乐本身。

---

❶　这个发现对于音乐治疗是很重要的，因为它说明了在残疾人或是某些功能严重受损的人去感受音乐旋律中的动力特性时，他们实际上已经展示出了很强的想象能力。

第十章 音乐中的力、运动和空间：图式理论和祖克坎德尔理论的整合

祖克坎德尔的思想和图式理论乍看好像是截然相反的。祖克坎德尔认为音乐中的空间、运动和力都是确实存在的现象，人类通过音乐发现了它们，它们并不是人类的创造；在图式理论中，这些现象是人类心灵所创造的，并不能独立存在。因此，我们必须想一想我们如何才能把这两种似乎完全相反的理论体系整合进同一个关于音乐的理论。但实际上，这两者比表面上我们所看到的更具有兼容性。而且这种融合可能有助于音乐为中心音乐治疗理论的建立，因为这两种思想都能对该理论做出独特的贡献。

祖克坎德尔通过观察音乐本身来解释人类对音乐的体验。他的这种策略在一些人看来可能已经过时了。建构主义的认识论在当今的很多学术领域都占有主导地位，所以即便是音乐"本身"这个概念都很难站得住脚，更不用说通过音乐的特质去解释人类对它的体验了。而且，作为一个有潜在价值的变化，近些年的音乐学研究中也在渐渐更多地结合认知理论，强调是人类心智主动地把音调材料塑造为我们所聆听到的音乐，而不只是被动地接受音乐。因此，音乐学、心理学以及哲学的思潮似乎把以上两种看似相反的理论拉得更远了。

然而，图式理论和祖克坎德尔观点之中的某些元素还是能使得二者的结合成为可能。在本章中，我想用一种能缩小二者鸿沟的方式来讨论二者的不同，并为今后二者进一步的结合指引方向。

为了达到此目的，我会先简单地探讨图式理论和祖克坎德尔理论中的概念的本体论地位，以证明二者之间存在着比乍看更多的相似性。我希

望，通过这样的努力可以向大家展示，这两种思维方式尽管不完全兼容，但也存在着相似性，能通过不同的方式为音乐治疗理论做出贡献；这至少能证明我们可以在某一种音乐治疗方法中同时使用这两种理论，而并不出现自相矛盾的谬误。

在哲学领域中，本体论是研究存在或世界本质的学问，而认识论是研究知识或人类可能获得的知识范围的学问。尽管这种区别在某些时代似乎是合理的，但哲学思想渐渐演变，以至于有些哲学家认为，我们经验的内容就是我们能知道的一切，我们能研究的只有经验。因此，去研究我们的经验以外的存在是不切实际的。在讨论实体的本体论地位时，这种论点常常被用来进行反驳，因为从这种观点出发，对某事来说，去讨论其中我们不能了解的部分是没有意义的。

祖克坎德尔（1956）在他对音乐本质的研究中明显地采用了一种本体论的视角。他考虑到了四个可能的学科，但又分别先后放弃了，因为他认为这些都无法促进他对于音调性质的研究。这些学科包括音乐理论、声学、美学以及音乐心理学。例如，他认为心理学家并没有"那么多地研究音乐本身。他们主要感兴趣的是听见音乐的那个人内心里发生的事"。尽管祖克坎德尔承认这些学科有着各自的重要性和合理性，但是他又清晰地把它们与"音调世界的原生概念"做了区分。因为这些学科承载着它们的概念本源所携带的某些特定假设，所以，所有在这四个学科的假设下提出的问题"都会永远停留在音乐现象之外；我们的答案无法深入其内核之中"。

但是，因为祖克坎德尔是人类，所以他一定有办法走近音乐。这条路就是对于音乐的实际体验，对它的聆听，而不仅仅是对它在纸面上进行的分析。纵观他所有的著作，为了支持他自己对音乐的观点，祖克坎德尔常常援引人类聆听音乐的方式。我们能听见音调的动力特质、音调运动、听觉空间中的高低；从概括意义上来讲，我们听到的是音乐语言。

对于那些来自非原生学科领域的观点，他反对的依据是"音乐体验的本质与它们并不相关"（1956）。祖克坎德尔真正想要的是一种能够准确地以音乐的方式来解释人类音乐体验的音乐理论。这种对体验解读的精准性是祖克坎德尔音乐理论中至关重要的一环。然而，他在哲学层次上认定，他的理论和音乐心理学有着深远的区别——音乐心理学关注的纯粹是人类肉身之内发生的事，而他自己的原生音乐研究是用人类的体验来探究人类肉身之外的实体。

我们在此对图式理论和祖克坎德尔理论中的异同进行一下更明确的区分：两者都承认音乐中的力、运动以及空间在体验和理解音乐中的作用；两者都认定，对音乐全方位的理解与人类对自己的认识、身处的空间以及人类从世界中汲取知识的方式有着重要关系；两者都相信，一个关于音乐创造的理论必须也同时是一个关于音乐理解和体验的理论；两者都承认音乐所能激起的想象机能，以及通过这些机能所能感知到的音乐的非物质性质；最后，两者都认为，在理论中应该让音乐体验能以它的本真状态存在。

不同之处为：音调的性质是在人们对音调的力、运动和空间特质的体验中显现出来的，还是它们其实本来就是来自人类心智的？祖克坎德尔可能倾向于前者，而图式理论似乎倾向于后者。本章的剩余部分我们就来讨论这个话题。我们首先会看一看图式理论，之后再回到祖克坎德尔的理论。最后，我们要提醒我们自己，为什么这个问题对音乐治疗理论如此重要：当我们在任何音乐治疗理论中运用音乐和音乐体验的性质时，我们要首先了解这些性质。

再议图式理论——图式的本体论地位

和祖克坎德尔的理论一样，图式理论也涉及人类体验音乐的方式。这是它的优势之一，因为它同时顾及音乐的构成和体验。在这两个领域中，作曲家和演奏者所运用的材料恰恰就是构建了聆听者的体验的东西。

对图式真实性问题的强调也给了我们去检验此材料与临床的相关性的额外机会。尽管这不是我们现在的主要关注点，但我还是要就不同的诠释图式的方式对图式理论在音乐治疗中应用的影响做进一步的阐述。

考克斯（Cox，1999）认为，音乐通过图式机制与人类的其他功能领域相连：

> 把音乐与其他非音乐的事物相比较是音乐中意义的基础。把乐音的不同与垂直方位上的不同进行类比是我们理解乐音的一种系统且逻辑化的方式……如果就连"音高"这么基本的概念都要仰仗于把音乐与非音乐相比较这种方式的话，那么我们则必须重新考虑"音乐"意义和"非音乐"意义之间的界限了。"非音乐"领域不止包含了非音乐的文字和符号，我们也从中得到了"音高""（音调的）上升"和"下降"等概念。

考克斯反对音乐具有内在性质和意义的观点。我们之前提到，音乐具有客观性这个观点能给音乐为中心思想提供强有力的支持，那么考克斯的观点是否与此相冲突？虽然这两种立场不能被完全整合，但笔者认为，如果考克斯的意思是，如果没有人类来体验，音乐是不存在性的，那么两者的冲突就不是根深蒂固的。笔者的观点是，音乐的内在性质不取决于个人的个别心理经历，而是凭借人类共有的对事物概念化的方式体现的。换句话说，所谓的客观性质并不是绝对的客观性质，而是在人类体验领域中的客观。

在图式理论中，音乐凭借它自身就可以与非音乐领域产生关联，并不需要个别或个人化的对照关系的介入。如我们把此观点引申到临床领域，就意味着音乐体验的意义或疗效可能已完全存在于音乐之中。因为音乐体验在其构成中就已经包含了与非音乐世界的连接，也许不用把这些体验翻译为文字就能使这些连接产生。因此，图式理论支持了音乐为中心思想中的一个重要方面。

我们要把图式理论应用到音乐治疗之上的企图又激起了关于图式的一系列问题：图式真的存在吗？它是我们能够觉察的实体还是对人类心智纯粹形而上学的投射？音乐力和音乐空间是真实存在的还是仅仅是我们为了方便对人类音乐体验进行阐释而构建出来的？

图式理论家对这些造成哲学分歧的问题给予了自己的答案。这些答案并不简单，但它们对于音乐治疗的价值是很大的，且对于普适音乐为中心理论的发展尤甚。约翰逊（Johnson，1987）详细地研究了图式的真实性问题，并严谨地探索了社会或知觉现象中"力"的实际状态。他指出，通过隐喻和跨领域描绘所勾勒出的特质是真实的，但是这种真实并不同于原背景下的真实。因此，用于描述音乐特质的"力"虽并不等同于物理学意义上的力，但是它也是真实的：

> 在纯粹的机械系统，比如一个蒸汽发电机中，我们可以只用物理学意义的力来描述其平衡。在一个生态系统中的平衡也涉及物理的力，但它也额外结合了社会意义上的力，这些东西不是物质的。举例来说，在塞伦盖蒂平原的动物大迁徙中，良好的平衡态需要同时涉及自然力的平衡（如气温、降雨、风力以及光照等）及系统中成员之间的社会互动的平衡。其中的社会动力是真实的，但它是通过隐喻化地投射对应着物理力的图式的方式来被人们理解的。

而且：

> 如果我们认为某个特定的意象图式（比如"内外"图式）是存在的，那么就意味着我们认为我们的某些体验有着某种特定的重复出现的结构，使得我们能理解这些体验。

> 意象图式不是"外部"现实的"内部"表征；与之相反，它们是生物体和环境之间的作用中重复出现的模式，所以它们的存在是与我们不断经历又相对稳定的体验紧密相关的，而其他的人与我们有相似的身体和大脑，且生活并活跃在与我们相似的环境里，故这些体验能在人之间共享（M. 约翰逊，个人交流，2004 年 3 月 15 日）。

因此，意象图式并不仅存在于外部世界，但也不仅是人类心智的投射。它来自人类和物理、社会以及心理环境的互相作用。某特定图式之所以呈现出特定的性质是因为它能通过这种方式来增进人类的功能。它们给予了我们"生存并立足于这个世界所需要的东西"（Johnson，1997~1998）。

在图式的发源领域中，图式被投射到体验中的现象发生得并不比在其应用领域中少。我们可以把它们理解为人类体验的一种必要的构成部分。而且，"体验性真实"的概念就是图式本体论地位的源头：

当音乐中体现出"源头—通路—目的地"的结构时，我们可以从中体验到以快或慢速前进、遭遇到障碍、寻找目标、克服困难、蹒跚着前进、恢复动力并最终奔向前方。我们不是仅仅把这些意象图式映射到音乐上，这种映射的程度并不比它映射到日常肢体体验的程度更大。与此相反，意象图式是我们的音乐体验的本身结构的一部分，也决定了体验本身的性质。它们就在音乐体验之中；它们就是音乐的结构。而且，它们之所以有意义是因为它们是我们肢体体验及其赋予我们的意义中的要素（Johnson，1997~1998）。

图式在音乐中存在，但它们也在人类心智中存在，因为音乐现象仅仅在能把音波整合为音乐的人类意识中出现。约翰逊和拉恩（Johnson & Larson，2003）解释了以音乐运动为例的对音乐治疗至关重要的音乐现象如何同时真实却又隐喻化地存在：

音乐运动就像现实世界中的运动一样真实，但又如同百分之百的隐喻。"音乐在运动"，我们在音乐中体验到的是快慢、升降、磨进、跳跃、休止和暂停。正如汉斯立克（Hanslick，1986）在150多年以前所说的，音乐运动之所以"真实"是因为音乐只存在于我们的"听觉想象"中。换句话说，它不能脱离我们的体验而存在。音乐不只是乐谱上的音符，也不只是空气的规律性振动。我们把声音整合为不断发展的有意义模式继而得到一种非常丰富的体验，这体验才是音乐。尽管这种音乐运动的体验是人类心智的产物，但它的真实性却是可观的。人类的想象力使得我们可以去体验各种感觉中的规律和意义。

图式理论主张，音乐存在于人类的心智之中。这种策略使得图式理论能够规避某些传统哲学中对待主观和客观现象的二分法。如果没有人类认知的贡献，音乐便只是模式化的声音。音乐（接受式的或主动式的）是人类认知功能的产物，如果没有它，音乐就无从谈起，更别提音乐中例如力或运动等属性了。然而，因为音乐运动等音乐特质是音乐体验本身的状态，并不是人类映射到音乐上的东西，故这些特质就像其他的任何东西一样真实。它们存在于"有组织的声音与我们的感觉运动器官、身体、大脑、文化和价值观、音乐背景、之前的体验以及一系列其他的社会及文化因素的交汇处"（Johnson & Larson，2003）。

它们之所以真实，是因为那些因人类与外部世界的交互所产生的事物就像其他世界上存在的事物一样真实。它们之所以不真实，是因为没有人类的认知和体验，它们就不能存在。但是这个道理也适用于任何其他的概念，甚至也适用于诸如颜色或冷热等感知觉内容。

音乐图式理论之所以是认知理论，是因为它认为人类是他们自己音乐体验的积极建造者。在 Musicing 中，我们不仅仅是在接收那些外界刺激中的固有结构。考克斯（Cox，1999）推测，因为我们人类的身体特征以及空间体验具有普遍性，这导致了我们对音乐的体验是如此的相近，以至于我们甚至把它当作客观的了：

> 时间空间、音乐空间、在这些空间之间通路上的运动以及其中嵌套的空间只出现在观察者的心智中。尽管这些想象出的空间紧密地与例如音调的真实现象关联，甚至可能只与其相关，但是时间及调性关系中的空间性是想象出来的。即使是像"之前"和"之后"中存在的空间性也是想象出来的……时间空间以及音乐空间之所以有明显的客观性，是因为我们大部分人都有着相似的人类身体，并且具有在类似的空间中移动的具身体验。我们对于时间和音乐中的运动及空间的客观观察实际上基于人类共有的主观体验以及隐喻化逻辑。

从这个角度来看，音乐现象是一个人类共有的建构。它能把人们有效地统一在一起，制造出共睦态以及彼此连接的感觉。那么，音乐的意义和美能在人们之间共享，就是因为它是一种建构，一种人类心智的产物，而且这种产物能让不同的人们倾向于以相似的方式体验这个世界。音乐体验反映了我们人类的共性。

如果音乐不是建构的话，那么它所具有的共性对临床的作用就会小很多，或起码起不到如此深刻的作用。举例来说，我们虽然都在共同体验重力的作用，但我们不觉得这是个很深刻的体验，因为这是物理世界的真实作用力。音乐是人类的建构，人类心智在把物理声波转化成音乐的过程中起到了重要的作用，这一事实对于理解音乐的临床功效至关重要。

布劳尔（Brower，1997–1998）意识到，图式理论在音乐领域中是一柄双刃剑。她对瓦雷兹的乐曲《密度21.5》中的"通路""堵塞"以及"容器"现象的分析中指出，因为用于介绍该乐曲的字句"肯定是由人类想出来的，也只有人类能够理解"，所以这就意味着"我们必须放弃音乐结构客观存在于物质世界的观念"。但是，这样做的好处是"它保证了理论家、聆听者以及表演者并不只是偶然窥探见了音乐的真谛，我们本身就是音乐存在的必须元素"。

图式理论为人类在音乐和音乐体验中所做的贡献提供了坚实的理论背景。如果音乐治疗师们能对此理论更加熟悉，并将其运用到自己的临床领域之中，我们就可以更加了解不同领域的音乐治疗中那形形色色的临床过程。组成音乐体验的恰恰是人类体验中的基本元素。这种认识能帮助我们阐明音乐在非临床领域中普遍的吸引力，以及它在临床领域中的治疗功效。

考克斯和布劳尔的观点阐明了图式中的心智部分如何在音乐治疗中起到至关重要的作用，而且这些观点对于本书也很重要。但是，把图式理论和祖克坎德尔理论结合起来的却是约翰逊（Johnson）更细致入微的理论。具体来说，他认为图式是在人类和其所处环境的交互之间生成的。这么一来，音乐图式的具体特性就不只是一种想象性的映射，也不仅仅是对外在实体的内在反映。"力""运动"以及"空间"等音乐图式中特有的性质是由人类的身体、心智以及音调世界三者交互作用的结果。

约翰逊的观点不仅仅涉及本体论问题。他认为图式是真实的，从而有着本体论地位；但他又相信其本体论地位是多元化的，因为在音乐之中存在着多个互不兼容的图式。❶ 他认为，尽管某个图式在音乐中最后是否会出现是由背景所影响的，但这并不意味着图式只被背景所影响。这说明图式不完全是主观的，更不是我们可以随心所欲操控的。

---

❶ 约翰逊的立场和某些质化研究方法所持的立场相近，如自然式探究法（Naturalisitc Inquiry）（Lincohn & Guba，1985）。他们探讨的是多重且具有建构性的现实。从这个观点出发，人类因素并不会让现实变得不"真实"。

在约翰逊和拉森（Johnson & Larson，2003）对音乐运动中的隐喻的研究中，他们套用了之前说到的音乐隐喻的多元化本体概念。他们认为，音乐中有多种不可或缺的图式，它们存在于音乐之中，但又彼此互不兼容。例如，他们提到，"移动的风景"隐喻和"移动的音乐"隐喻两者是矛盾的，因为在前者中观察者本身是移动的，而后者中观察者是静态的。批评者把这种现象解读为图式理论本身的不足，证明了图式理论存在谬误，图式也并不真实存在。对于这种反驳，像我们在第八章中讨论过的，约翰逊和拉森回应道，这种理论应用中的多样化在其他领域中是被广泛接受的（如因果关系中的多样性）；而本书作者也认为这种多元化不仅不能证明图式理论是个谬误，还可以成为其优点，令其能够更好地帮助构建音乐治疗中的普适理论。

图式理论与祖克坎德尔理论之结合

在研读并尝试理解祖克坎德尔理论的过程中，我常常对祖克坎德尔的音乐力真实存在的说法抱有疑问——这种真实是物理学中的力的那种真实，还是以隐喻为基础的图式的这种真实呢？幸运的是，祖克坎德尔如下的发现暗示了他对音乐的一些形而上学的观点："音调世界中的力通过实体呈现，但并不作用于实体之上。"（1965）虽然这些力需要物理事件才能得以显现，但是和直接作用于物体的重力之类的力不同，对于音调力来说，物理事件仅仅是"作用的传达者，自己并不是作用本身"。

举例来说，一个孤立的音符并不传达出任何动力。但当同一个音符在音阶或旋律中出现时，力就产生了。在两种情形下，实际的物理事件是完全相同的，但是动力只出现在后者中。通过以上的这种证据，祖克坎德尔想要说明，音调中的力是通过物理过程传达的，但它表现的方式和磁力或重力这种力是不一样的。

祖克坎德尔不断强调，音乐的本质揭示了一种非物质现实的存在，而且他甚至认为这是他的音乐思想之中最意义深远的贡献。然而，他自己又不断规避着任何神秘主义的立场，坚持去探讨音乐是自然世界中不可或缺的一部分的原因。这使得他的研究能不断督促我们去探索运动、时间、空间以及力等这些来自 20 世纪（他撰写自己著作的时代）物理学界的概念。

因为图式是从环境和生物体的互动中所产生的，所以其同时具有环境和生物体的成分。人类本身的性质和我们栖息的世界对于图式是同等重要的。祖克坎德尔所持有的对内部和外部世界的观点似乎与图式理论中的这个部分交相呼应。

祖克坎德尔（1956）称："人们说，内部和外部世界在旋律中交汇。"他大致同意这个观点，但是又澄清道："两者'互相渗透'的说法才更贴切。"尽管这种交汇在任何感官体验中都有发生，但祖克坎德尔认为，视觉或触觉等体验强调接受者（内部世界）和外部世界的距离或分割。但音调体验恰恰与之相反，可以使人"不在意距离，而关注交流甚至是参与"。音调以一种超越内外世界的方式贯穿听者的内心。

我们对内部和外部世界进行分隔的传统观念并不是自然有之，而来自我们对实际经验的总结。它是为了满足我们的实际需要而出现的。"我和世界面面相觑，但却像隔着一条无法逾越的壕沟，被完全地隔断着"（1956）。但对于祖克坎德尔来说，人类与音乐的邂逅并不像其与物质世界或实用需要的邂逅。他把此描述为一种非物质的或"纯动力"的交汇。当人与乐音邂逅时：

> "在外部某处"的特质被"从外部某处指向我且进入我"的特质代替了。这种交汇并不把内外分割成两个互不相容的部分。它令这二者互相渗透，加入彼此当中。但"内部"和"外部"之间的区别绝没有消失；它被按照下图的方式转变了：

> "内部"和"外部"，两片被分界线所划割开的区域变成了交汇之中的方向与反方向。

对于祖克坎德尔而言，不同类型的人类邂逅会引发不同类型的体验。当人类通过触觉或视觉途径与物质实体或者实用需要邂逅时，内部和外部的这条分界线就会被格外强调。邂逅对象会被理解为在"'那里'的一个

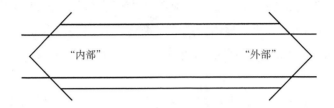

事物，'自己'独立存在于'我'之外，并以'客观'的方式被知晓'"。

然而，当这种遭遇的对象是一种"具有纯粹动力特质的实体时，'客观'的概念就变得没有意义了：一种由我和世界的互相渗透为特征的交汇并不能制造'客体'，一个独立于'我'之外的'客体'"（1956）。祖克坎德尔接着举了一个现代物理学中的例子，以间接地解释音乐中的非确定性原则。他指出，物理学家普遍认为，在对特定的亚原子等级的现象进行观察时，观察者具有独立性，而且被观察物可能会消失。物理学家并没有把这定义为知识的局限，而是修改了他们对知识的概念，以顺应他们的经验。同样，祖克坎德尔相信，音乐体验的特性能让我们重新审视关于知识的基本概念。

因此，与表面上看起来不同，祖克坎德尔的理论与那些驳斥客观主义知识观的当代认识论很相符。而且，他认识到，在把音调体验成音乐的过程中，人类本身的觉知必不可少，这与图式理论中的建构主义部分相吻合。这一点对本书来说十分重要。祖克坎德尔明确地接纳了知识和具有知识者之间具有交互作用的这一观点，而这一观点恰恰刻画了当代的认识论，特别是图式理论等。

祖克坎德尔进一步拓展了这个观点，并解释道，我们不能把"内部世界"中的"内部"一词解释为"在我内部"，也不能把"内部世界—外部世界"与"精神—物质"画上等号。这既因为尽管音调是来源于外部的，但是却有着内部的特质，也因为它们具有虽然通过物质的表现形式传递出来，但又不完全与物质等同的动力特质，这体现了外部世界本身就有物质维度和内部维度，就像人类有物质的肉体和非物质的精神一样。所谓的"内部世界"同时在这两个方向之中扩展，既存在于人之外，又存在于人之内。就像人们有内部和外部两个维度，这个世界也是：

> 自我和世界的边界并不把二者一分为二，而是水平的，贯通两者的；我的精神层面归属于世界的内在面，就像我的肉体层面归属于世界的外在面一样……不是因为音乐表达或制造了特定的心理体验，让我们能从中体验到来自我们"内在面"的声音，而是因为音乐传达给我们这个世界存在的姿态，且它的特质恰恰与我们的"内在面"，即我们的精神相同。

图式是外界环境与人类共同作用的产物。它们是我们在这个世界中的体验的动力结构，也使得我们能够与世界产生互动，并且将这种互动概念化。它们可以被视为人类和世界交汇时在人类中的内部产物。它们的性质由世界和人类的性质同时决定，而且它们本身不是物质，但却在物质世界的体验中产生，所以它们可以被看作祖克坎德尔所说的世界的"内部"层面，一个在人类和物质世界中同时存在的层面。其实，它们是使得人类和世界的交汇成为可能的途径。如同"力""运动"以及"空间"等的图式之所以成为它现在的样子，就是因为它们精确地体现了人类意识和外部世界之间的重叠。

让我们通过力的概念来对当前的讨论进行总结。我们先来观察图式理论和祖克坎德尔理论分别是怎么解释这个概念的，然后再来探讨就这个具体的概念而言，两种理论该如何进行整合。

在图式理论中，力和平衡两个概念有着紧密的关系。❶ 我们通过身体学习平衡，就像我们第一次独立地站立或骑自行车时所经历的一样。平衡也牵扯到我们身体的均衡，包括我们的体温、饥饱或者是其他生理过程。从这个角度来说，达到及保持平衡意味着把相冲突的力拉到同一个均衡的状态之下。

约翰逊（Johnson，1987）把这种思想应用到鲁道夫·阿恩海姆（Rudolf Arnheim）对知觉平衡的观点上。蹒跚学步时，儿童需要学习把体重分配到一个想象出来的垂直中轴线两侧以保持平衡，而人类的视觉加工也与其类似，都需要对力进行想象化的分配。举例来说，一张纸上有一个

---

❶ 以下关于平衡、力、视知觉的讨论全部都来自约翰逊（Johnson，1987，第74~80页）。

正方形的图案，在正方形正中间有一个黑色的圆，这幅图看起来是平衡的。但如果我们把这个圆放到正方形的右上角时，这幅图就不平衡了。然而，如果我们在正方形的左下角再填入一个一样的圆后，平衡就被重建了。所以，阿恩海姆指出，有种结构模式存在于力在我们视野中的分配方式之中。

约翰逊指出了我们如何在与图式理论相符的前提下考虑视觉平衡的本体论地位：

> 尽管我们说这些黑色的圆平衡或者不平衡时确实没有撒谎，但是平衡本身并不客观存在于纸上的图案里。这种平衡并没有躺在纸上，等待着被任何人所被动地接收。正方形中的圆形只在我们的"知觉行动"中平衡。所以阿恩海姆的"隐藏结构"只对那些有知觉能力的接受者而存在。然而，因为每个人都具有相同的知觉硬件，所以在某种程度上，去判定某物体平衡与否通常是没有问题的……在我们对平衡与否的知觉中，阿恩海姆所说的"力""紧张"以及"隐藏结构"在本质上明显是心理或知觉的力。

约翰逊继续说明，在这个意义上，"力"这个词是隐喻性的，因为这些力并非直接作用于物体之上。然而，这种隐喻是十分恰当的，因为视觉刺激对于观察者心理平衡的作用方式非常接近于物质对我们身体平衡的作用方式。人类在这个过程中不仅是简单地把一个来源于身体平衡体验的图式映射到一个知觉刺激上，"还有一个维度参与其中，因为我们在这个过程中并不需要感受到物理意义上的'重量'或'力'。与之相对的，我们有着一些复杂却十分真实的对视觉化的重量和力的隐喻性体验"。

在以下的这段讨论中，我会假设约翰逊对于视觉力的论断也同样适用于我们在音乐中体验到的听觉力。我们从图式理论中力的概念里可以得出重要的两点：第一，尽管力之下的潜在结构以及随其而产生的平衡感是由知觉所构建的，但构建知觉的经验所具有的普遍性使得我们对这些现象的讨论是独立于个体观测者之外的，因为所有的观测者都能观察到它。第二，因为这些知觉层面的体验与物理层面的体验十分类似，所以我们都用"力"这个词来称呼它们。

祖克坎德尔在哲学上有很深的造诣，熟谙科学哲学中理论实体本体论地位的问题。他借鉴了 P. W. 布里奇曼（Bridgman）的观点，认为"力并不是一个'操作概念'，即我们作为思想家为了解释已观测到的现象而施加于其的概念"（1956）。他明白，布里奇曼提出的操作概念的价值在于解释现象，而不在于"代表现实"。但是，在他对自己理论的归纳中，祖克坎德尔把他音乐研究的关注点描绘为"在音调和乐音系统之间活跃着的力。力的存在使音乐成为可能。这些力并不是人类创造的；人类发现了这些力"。

上面的材料中还能归纳出一些其他有关两种理论之统合的论点。

第一，虽然图式理论家认为，有知觉能力的观察者是知觉力存在的必须要素，但是这并不使其与祖克坎德尔的理论产生矛盾，因为他承认，在探索这个世界时，已知物和求知者存在着交互关系。

第二，这种力和其他类型的知觉现象（包括那些似乎更加"确实"存在的比如颜色或音调等）有没有区别？这些特质也需要知觉者的观察才存在吗？实际上，如果没有接收光波的视网膜或传递声波的耳膜，音调和颜色也都不会存在。所以，即便知觉力的存在需要有知觉者的参与，这也不能把它们与其他形式的知觉现象区分开来。

第三，尽管我们说知觉力和知觉者紧密相关，并且是知觉者的属性，但我们并没有否定它们的本体论地位，因为不管是物理还是隐喻的力都是某种东西的属性。重力之所以有本体论地位是因为它作用于所有的物质实体。但重力的体现需要凭借物质，所以重力并不独立于一切而存在。它的存在依赖于物质实体，只在有物体的时候才能存在。那么，如果我们说音调力只在有体验者时才存在，与重力又有什么本质上的区别呢？

祖克坎德尔所持有的音乐力具有真实性的观点可以被图式理论家所接受。没有物理力存在并没有使得力的体验变得不真实。当说到"力"一词时，只要我们指的不是物理力，我们实际上都把它认定为隐喻，这样一来两个理论在这些时刻就可以达成一致。

但祖克坎德尔本人会接纳图式理论家对他理论的看法吗？我认为他会，因为在其中他理论中的重要元素全都得以呈现：图式理论家会保留接纳他理论中最重要的元素，也就是力的真实性、非物质性以及对音乐的重要性。对于祖克坎德尔来说，没有力的参与，音乐作品就会变得莫名其妙。同样，图式理论家表示，在音乐体验中，以"力"为代表的图式并非被映射在一个中性的乐音白板上。图式本身就构成了这个体验。

最后一个两种理论可能出现分歧的地方是"发现"和"创造"的区别。祖克坎德尔坚定地认为，人类发现了音调中的力，而不是因果颠倒的，根据音乐体验创造了它。但是，发现某事代表着它即使没有人类意识也会存在，那么这是不是与图式理论的基本观点，也就是图式主要是人类理解世界的模式相冲突了？有没有一种能让祖克坎德尔的观点和图式理论在音乐力、运动以及空间等概念的起源上达成一致的方法呢？

我们可以把这个问题理解为我们在第一章中描述过的科学实在论与虚构主义/工具主义之争。科学实在论认为，科学家提出理论实体时期望它们是真实存在的。相反，在虚构主义/工具主义中，理论实体及过程被有意地看待成纯粹的计算或推理工具；它们帮助人类理解及预测世界，但它们并不被认为是真实存在的。我们可以看到祖克坎德尔在音乐力和运动的问题上明显持有科学实在论的观点。所以问题是，依据图式理论，这些现象的源头是什么？它更接近于科学实在论还是虚构主义/工具主义？

我们已经不断地看到了图式理论中对于图式真实性的强调；它们是人类体验的真实模式；它们由物理、心理以及社会环境而来，又决定了人类在这些环境中的互动模式。它们并不是为解释之便而被有意虚构的。没错，它们的确是知觉者在知觉及互动中创造的，但知觉者在某种程度上是对其的运用者，图式理论家通过科学且系统的研究发现了它们。

一方面，这一点似乎是两者之间一个不可调和的矛盾。祖克坎德尔坚持认为，音乐，或更精确地说，人类用来构成音乐的音调材料是一种自然现象。但是，另一方面，我们也有可能既承认音乐力的人类元素，也继续以一种忠于祖克坎德尔理念的方式把它认定为一个自然的产物。

祖克坎德尔认为，音乐力并不是以一种因果颠倒的方式强加在音乐现象上的概念。尽管图式理论认为音乐力中存在着人因，但它也认为力的概念并不只是对音乐体验因果颠倒的解释。与之相反，力的体验是音乐体验的重要部分，时刻发生在听者、作曲者和演奏者中间。

我们需要把人类在 Musicing 之中的意识状态看作自然的一部分，就像其他不断被学者研究的自然事物一样，这是我们把以上二者进行统合的前提。当我们以这种作为图式理论核心的思维方式去考虑人类的知觉过程时，我们才能真正把音乐力看作自然的一部分。即使这种自然不等同于祖克坎德尔思想中的自然，但也不会与他的根本思想相冲突。其中，最核心的是，对于体验音乐的这个行动，祖克坎德尔和图式理论家都把其中的力、运动以及空间认定为自然且真实的，并不仅仅是以因果颠倒的方式强加到体验上的。以上文描述的这种方法对两种理论进行解释，就能使得这两者互相兼容。所以，对音乐中的力、运动以及空间真实性的认识可以保证我们能在音乐治疗理论中对它们进行运用。

第四部分

音乐为中心普适音乐治疗理论

本书的第三部分和第四部分涵盖了那些我们在第三章中讨论过的普适音乐治疗理论中所应该强调的四个维度的话题。图式理论和祖克坎德尔的理论讨论了音乐的音调、和声、节奏以及音色等特征，进而分析了它们被人类心智所塑造的方式。在第四部分中我们要讨论音乐中和音乐治疗有关的一些其他维度：(1) Musicing 的艺术性和仪式性；(2) 人类对音乐的体验；(3) 音乐创造与其社会背景的交互作用过程。一个涵盖面足够广的音乐为中心理论应该可以包纳各种不同的音乐治疗派别。这些派别包括以下类型：(1) 纯粹并原生的音乐为中心从业者，并不从其他学科中寻找支持性理论架构；(2) 从非临床音乐研究中寻找支持的从业者；(3) 参考心理治疗理论框架的从业者；(4) 运用来自不同种类的文化研究（例如，对音乐在祭祀仪式等场合中用途的研究）中的概念的从业者；(5) 把音乐治疗与生理学结合的从业者。

尽管我们无法在这里穷举下文要展示的理论在以上派别中的所有引申，但这个理论确实能达到普适、综合且音乐为中心的标准，并且能够对以上所有关于音乐和音乐治疗的思想派别进行解释说明。在最后的这几章中我们会强调这一点。

第十一章到第十四章中包含了与音乐治疗实践中很多维度有关的材料。当然，维度和章节之间不存在——对应的关系。举例来说，对于那些关注于身体功能的音乐治疗师，第十一章中关于音乐、运动以及鼓动的材料会非常有用；对那些把自己的工作认定为音乐心理治疗的治疗师来说，第十二章中所涉及的音乐与情感以及第十三章中的音乐与转变会特别相关。

我认定，不同领域的音乐治疗实践都会牵扯进心智、身体、精神以及情感。所以，举例来说，我们不能因为所做的是音乐心理治疗，就忽视身体；也不能因为我们做的是肢体康复，就否定了情绪的重要性。我在此所关注的话题已经超越了对音乐治疗的传统分类，故并没有按照治疗"领域"来安排本书的行文。每个读者可以自行决定运用本书中观点的方法。因为我想建立的是一个整合性理论，即能够揭示不同的治疗领域及哲学中共通之处的理论，所以我觉得这样来安排本书的材料比较合适。像我开头说过的一样，我认为，这个理论已经包括了很多适用性很广的材料，能够达到普适理论所要求的标准。

第十一章 对音乐力和音乐运动的临床应用：鼓动以及对自我的创造

在第六章中，我们讨论过安斯德尔（Ansdell, 1995）所提出的"鼓动"（quickening）现象，而上文中对祖克坎德尔思想以及图式理论的阐述可以为它提供进一层的解释。安斯德尔指出，很多有肢体残障的人士可以在 Musicing 时克服或规避自己的障碍。当人 Musicing 时，音乐中的运动会传递到人身上，且这并不是一种纯粹的生理过程，而是一种对人类精神的激活，并继而激活了身体。

生命、运动以及能够通过有目的的行动在世界中产生影响的体验——以上三者都紧密地与"活"（animate）这个字相连。能控制自己的肉体，能跟随自己的意志移动身体，这些能力并不只满足了生活中的物质需求，它们会帮助人类去形成健康的自我印象，因为其代表着我们能对外在世界产生影响。

音乐中所有能促进身体运动以及控制的特质也同样会对人心理层面的功能发展起到广泛影响。在本章中，我们会把安斯德尔的基本概念根据祖克坎德尔思想和图式理论进行拓展，以深入探索上一句中提到的这个主题。具体来说，我会讨论在音乐中体现的"源头—通路—目的地"图式所形成的力是怎么促进肢体运动的。这种鼓动可以帮助人们去发展能动性，而对于因残疾、创伤或疾病而自我受损或发展受限的人士来说，这能为他们的新自我提供蓝图。

安斯德尔之所以致力于发展此概念，其动机主要有两个。我们知道，音乐能刺激运动，而且这种运动是流畅的，经常被我们与生命以及有目的的审美表达联系在一起；他的第一个动机就是解释为什么音乐能激发这样的运动。而安斯德尔的第二个动机就是他不想在纯粹的物质层面解释这个问题，例如，特定的声音频率及模式可以直接刺激大脑活动，随即导致肢体运动。他希望通过他的理论来说明，音乐对于身体的鼓动或刺激是精神或意志被激活的结果。

在接受治疗的人中，很多人的需要都能被归为意志的缺乏。音乐能灌输给这些人充满活力的运动体验及受意志指引的行动体验，从而重新建立他们与意志的连接。正如祖克坎德尔所言，音乐是唯一的一种能让除运动者以外的存在感知到的能动运动。"人们在音调运动之中辨别出力以及意图，进而激活人的动机以及意志性行动。"（Aigen，1998）无论是身体损伤、运动障碍、强迫性的认知还是情感的局限，其中都包含着静止、缺乏运动或不能对运动进行控制的意味。而音乐能帮助克服、规避且修复这些障碍。当一个身体受损的人被他人摆弄着自己的肢体时，这个人虽然被从外部移动了，但这会强化他作为一个被外界掌控的没有活力的物体的感受；反之，当这个人在音乐的刺激下产生运动时，他会感受到自己是运动的发起者。❶

约翰逊（Johnson，1987）认为，"力"图式既具有物质层面上的生存功能，又使得意义感能从我们与物质世界的交互活动中脱颖而出：

> 作为一个生命体，要想存活，我们就必须与我们身处的环境产生互动。这种日常的互动需要我们去运用"力"。有时力由我们作用于其他物体上，有时由它们作用在我们身上。因此，在我们尝试理解我们的体验时，力的结构起到了至关重要的作用。因为我们的体验是由涉及力的活动统合的，所以我们的意义网也是被这种体验的结构连接起来的。

而且，力的体验是由一系列特质整合而成的：

> 第一，力永远都是通过互动来被人体验到的。当力影响到我们或者其他处于我们知觉领域中的物体时，我们才会注意到它。第二，我们对于力的体验经常涉及某些物体（质量）在空间中向某个方向的

---

❶ 埃根（Aigen，1998）的第 76~78 页及第 287~294 页中讨论了音乐中意志的性质及其与音乐治疗过程的联系。

运动，换句话说，力有向量性，方向性……第三，力的运动路径通常是单一的……第四，力有源头或起点，而又因为它具有方向性，施力者可以把它们作用于目标……第五，力有力量或强度大小上的区别……第六，因为我们通过互动体会到力，所以其中一定会涉及因果关系的结构或次序……力是我们完成因果关系互动的手段。施力者既可以是有生命有意图性的存在，也可以是非生命的物体或事件。

"力"图式的所有组件都在音乐中有所显现，且其显现的方式与音乐治疗存在关系。

首先，如果音乐被看作力，而且这种力被体验为互动，并被体验为来自另一个有意图性的存在，那么当某人（如一个自闭症儿童）能感知到这个力时，它可以为他提供一个与其他有意图性的存在进行互动的模板。

其次，我们已经发现，运动对于音乐来说是不可或缺的概念，且这种运动并不是随机的，而被音调场的特质所左右。所有的运动都朝向或远离某个音调方向，因此音乐力一定带有方向性的特质。又因其方向性的特点，人们体验到的音乐力便来自具有意图性的存在，故音乐能够唤起人们心中的意图感，并增强人们对他人的存在的感知。音调力的出现以及对其的操控能够在某人内部创造主观能动性，因为力的出现暗示着源头的存在。人类的意图是通过朝某个方向的空间运动而被体验到及概念化的，所以音乐力的方向可以为人创造带有意图性的行动体验。

最后，力的强度特质与音乐中的紧张与解决相关。在音乐中，有多种不同方式能帮助构建不同程度的紧张和解决。举例来说，在音乐的垂直维度（和弦）和水平维度（旋律）中，音程都被用于创建紧张与解决；在某些形式的通俗音乐中，节奏的编排可以造成紧张与解决；在歌曲中，音乐和歌词的关系甚至也可以造成紧张和解决，例如，当歌词的意义与音乐错位时。

在以上所有这些特点中，力的特征都能被控制，这使得一系列具有因果关系的行动成为可能，进而可以使病人的意图感、目的性以至于自我感得到觉醒。旋律和其他的音调运动被认知为通路，这一事实在第八章中被描述为人在音乐中能体会到意图性的一个原因。在物质世界中，通路是与某个特定地点以及人类意图的满足联系在一起的；因此，通路的这个特质被映射在音乐之上。

这就是音乐运动隐喻在多种不同层面分别的作用点。当某个乐曲在情感层面上影响了我们，我们经常会说我们被音乐感"动"（move）了。然而，通过鼓动现象，我们可以看到，音乐也能促进实际的身体运动，这也可以成为音乐治疗中的重点。

从图式理论的角度来看，"动"能同时具有这两种不同的意义不是出于偶然。这种用法被认为是一种证据，表明了这个词的两种不同意义之间在体验和概念层面存在着潜在的联系。安斯德尔所强调的精神鼓动是身体鼓动的先决条件这一观点也是以上视角的一种体现。约翰逊和拉森（Johnson & Larson，2003）直接指出了"move"（动）一词在音乐中的两种用法：

> 当我们说"音乐动人"（music moves）或者"音乐感动我们"（music moves us），我们不仅仅是在玩一语双关的字面游戏，这是另一个一词多义的重要例子。就像我们之前指出的，"路"（way）有多重的隐喻化含义。同样，在音乐体验的情景中，"动"（move）也是这样一个字。"音乐是移动的力"这一隐喻帮助我们解释了为什么"动"（move）这个字有不同但相关的多重含义。

一旦我们认识到"动"（move）这一词双关的使用方式并不是巧合时，我们就能通过物质/空间领域中多种维度的运动规律来了解其音乐化的表现方式。约翰逊和拉森经常运用这种策略来详细分析音乐运动中的隐喻，特别是在分析音乐体验如何能表现为路过某个景物时：

> "音乐景物"这个隐喻所强调的仅仅是路过某个景物的运动。它并不直接关注导致运动的原因。在物质领域的运动中，我可以（有目的性地）主动越过景物，但我也可能不受控制地被力移过景物。因此，这两个不同的运动的来源能够提供两个不同的隐喻性情景，一个是"我主动移"过这个景物，另一个是"我被移"过这个景物……对此我们也可以进行其他的拓展和变化。让我们考虑"我主动移"过一个音乐景物的隐喻性情景，它可以与"表演者就是被表演的音

乐"这个基本转喻相结合。那么，这个表演者在她"动"了的时候同时也就是在创建音乐化的通路。

尽管约翰逊和拉森所谈论的是普通情境下的音乐体验，而不是临床音乐体验，但他们的分析对于音乐治疗理论是很重要的。他们让我们明白，我们平时谈论音乐的方式中就传达了一种对演奏者和音乐之间关系的认识。很多人都会把人类和音乐的关系理解为"人变成了音乐"。不管是对演奏者还是听者来说，其中的这个"变成"都具有很大的意义。这使得这个人可以体会到如"建立一条有目的性的通路"以及"从这条路去向某个目标"之类的体验。我之前已经讨论过这一点在临床上的重要性，而约翰逊和拉森的讨论把音乐的这个维度囊括在了非临床音乐体验的核心部分，就像其在临床体验中一样。

约翰逊和拉森认为，我们主要通过以下三种途径来学习和体会运动："1. 我们看见物体的运动；2. 我们移动我们自己的身体；3. 我们感觉我们自己的身体被力带动。"他们之后进一步阐释了最后这种体验在我们理解音乐之时所具有的含义：

> 我们体验物质运动的第三类方式就是由其他的物理物质或实体，比如风、水或者庞大物体把我们从一点带至另一点。在音乐中，这种隐喻化的力就是音乐自己。它把听者从一个地点（状态）带至另一个（不同的）状态。如果音乐是力，那么它与因果关系有关。因此，通过隐喻拓展，音乐力这个东西就成为一种莱考夫和约翰逊（Lakoff & Johnson，1999）所谓的"地点事件结构"隐喻的特殊情况。这个隐喻包含着"状态即地点"的内容，即状态是使得某实体可以身处其中的隐喻化地点。

"地点事件结构"隐喻是图式理论以及莱考夫和约翰逊（Lakoff & Johnson，1999）所提出的具身心智哲学中的最核心的部分之一，因为它涉及事件和因果关系的本质。在其中，我们可以通过一种更广的维度看到很多在本书中所涉及的体验以及对音乐进行概念化的方式：

"地点事件结构"隐喻

状态即地点（在空间中被划出界线的区域之内）

改变即运动（进入或离开被划出界线的区域）

诱因即力

因果关系即在力之下的运动（从一个地点到另一个地点）

行动即自主驱动的运动

意图即目的地

手段即（通向某地的）道路

困难即阻止运动发生的障碍

行动自由即无障碍的运动

外部事件即庞大且移动着的物体（它发力）

长期且有意图性的活动即旅程

　　当然，不只音乐的状态能被视为地点，人类的情感状态亦可以用同样的方式被看待，例如，"沉浸"在抑郁之"中"或"走出"梦境。从这个隐喻的角度来看，我们也可以把祖克坎德尔所谓的音乐中的运动理解为状态的改变，而非位置的改变。通过该隐喻的结构，我们可以把音乐的全部方面都理解为力，因为它能改变我们的内在状态，尽管这种改变经常被理解为位置地点的变化。

　　在考克斯（Cox，1999）对于音乐运动和音乐空间的隐喻逻辑的研究中，他广泛地使用了该隐喻。他强调："在'状态即地点'隐喻中，我们所预期的不只是到达本身，还有因为到达而产生的新的关系状态。"举例来说，在日常的空间运动中，我们把位置的变化与状态的变化联系在一起。我们下班回家的路途同时也意味着一种对轻松状态的预期，因此，这段路也被看作从紧张至放松的路；这段路给人从一种状态移动至另一种状态的体验。

　　同理，在音乐体验中，我们所预期的并不只是某个特定的事件（到达终止式或主音等），我们还预期着我们到达该音乐"地点"时的状态改变。运动中，状态的改变和地点的改变一样重要。联系到本章要点，当状态改变时，身体就可能随之运动。情感、认知以及生理层面的状态都可能导致人不同意义上的静滞。一旦这种状态改变了，静滞本身就改变了，因为它与人的体验状态有因果关系，而体验状态被音乐改变了。

我们感知音乐中运动的方式使我们能被音乐推动，并促进了与音乐一起的运动。根据祖克坎德尔（1973）的理论，我们通过与音乐一起运动的方式来感受音乐中的运动，就像温度计里的水银通过自己改变温度的方式来检测温度一样。他观察到，我们的耳朵是一个很特别的器官，有着与如眼睛的其他感觉器官不同的功能：

> 耳朵与音乐共振，而不是反射音乐。就像皮肤暴露在空气之中，耳朵暴露在声音之中……颜色并不像温度让我们温暖一样改变我们的色彩，不过音调能"调动"我们，音调中的张力能"紧张"我们……就像一只极端敏感的手触感着一张紧绷的薄膜，耳朵就触感着由音调组成的紧张表面——在这里，这种敏感针对的是非物质的张力，而不是物理的振动。耳朵就像一个从内部生命伸向外部生命的手，想去与之建立联系，并在连接中知道它自己是有灵性的，鲜活的……这种随音调一起运动的聆听方式把我带入它们的运动；通过被听见，以张力状态为标志的非物质生命过程变成了一种可被察觉，可知的事物。

如果某人的问题可以被归纳为情感、认知或者身体的运动不能，那么当他在体验音乐，并跟着音乐一起运动时，他自然可以说是被音乐推动着。心灵的运动是状态的变化，肉体的运动是地点的变化，而音乐中的运动是力场之中状态的变化。音乐能有效地通过心灵来激活肉体——我们以下的讨论会围绕这一点展开。之所以音乐治疗对于运动不能（在各重意义上）的人有效，是因为音乐体验可以重新建立他们的运动能力。

在祖克坎德尔关于旋律的讨论中，他指出了一种音乐和生命之间的深刻联系。他观察到，尽管旋律"一步一步地创造自己，从虚无之中脱颖出自己的形态"，但在其完成时它却反映出一种有规律的活动。换句话说，这种只在它完全实现的情况下显现的结构有它的必然性。他把这种规则描绘为"往前看，无规则；回头看，实必然"，这恰恰也是生命的过程。因此，他认为："宏观的生命法则在音乐中能以听觉的形式显现，这是音乐最与众不同的地方。"

接着，他研究了运动的不同形式，比较了非能动运动及能动运动的区别，其中前者是惯性或外力的结果，后者是内部驱使的结果。非能动运动总是由外部环境决定，而能动运动永远是不被外部决定的。

对于祖克坎德尔来说，音调运动是一种能动运动，这样一来，它的运动路径就不是既定的。尽管它是由内部冲动所决定的，但音调中的"自我"和"自我运动"并不真的是"我"。它是决定运动的音调动力特征。

在祖克坎德尔对于"听见运动的自我"的讨论中，他宣称："除了病态或极端的情况外，自我运动都能被感知到。"即运动的人会感知到他自己就是运动的原因。自我运动现象只能被自我感知到，因为对于他人的自我运动，我们只能推断，并不能直接地感知。

与祖克坎德尔相反，音乐治疗师感兴趣的就是病态的或/和极端的情况。这种情况可能包括意识的明显缺乏，比如紧张型精神分裂的患者、自闭症儿童或者是休克的病人；或者从另一个没那么极端的角度来说，所有人都有自己不能完全意识到的自我部分。我们来访者的很多困扰都可以被归结为自我感不健全或自我意识缺乏。

祖克坎德尔对音乐的观点表明，音乐能以一种特殊的方式让人体验自我，并激活意志。

祖克坎德尔认为，音调运动是一种能动运动，它是唯一一种让我们能体会到不是来自自己的能动运动的方式。换句话说，尽管音调运动的动力不出于人，而出于音调现象本身，但我们还是把它看作能动运动，因为我们体验音调运动的方式就是与它一起运动。感知音调运动的方式本身就是一种运动。

音乐治疗师知道，人不需要有很强的自我意识就能察觉到音调运动，因为很多残疾人都对音乐中的音调有很强的反应。这支持了安斯德尔在音乐治疗理论中对"鼓动"概念的应用。

安斯德尔主要研究了音乐中的鼓动性是如何通过给予人能量或增强人活力的方式来起效的。音乐并非通过机械性的施力来起到治疗效果，而通过灌注给被治疗者更强的活力和动力。正是这种精神力量的提升使得外在身体动作能更好地进行。

安斯德尔告诫大家，我们不能用纯粹生理化的方式来解释生理现象。

他提醒，非音乐的声音和音乐都有可能导致人们在生理上的唤起或平静，把音乐元素（例如，音调或节奏）拆解后去分析其治疗功效是错误的做法。他强调，是所有音乐元素组合后所产生的整体音乐现象导致了音乐的好处。纯粹的机械化或生理化解释永远是不完整的，因为它并没有考虑音乐是如何通过刺激情感的方式来推动肢体的。

安斯德尔援引了作家、神经学家奥利弗·萨克斯❶的一段经历来介绍他的运动旋律概念。萨克斯在挪威独自远足时腿受伤了，而没人知道他在哪。他的生命受到了严重的威胁。尽管他用雨伞做了一个夹板，但是由于神经损伤，他的腿无法移动。之后，他幻想了一场门德尔松的小提琴协奏曲表演，随即他就可以随着音乐行走了。存在于他心灵中的旋律就足以促进他身体的运动。

安斯德尔的思想可以解释这个现象：音乐中的运动与生物的运动有很多共同特质，其中包括流动性、连续性、协调性、目的性、方向性。如安斯德尔所称，音乐可以传递给身体一些它在组织和运动方面的特质。本书作者认为，这种现象之所以可能出现，用祖克坎德尔的话来说，是因为音乐是一种能动运动。

尽管其他对于音乐在肢体康复中作用的研究倾向于更关注音乐的节奏维度，但现在我们所介绍的理论也给予了音调维度同等的重视，尤其是其在旋律中的体现。安斯德尔（Ansdell, 1995）提出了一种理论，可以解释音乐中的旋律在促进运动方面所起到的作用。他认为，节奏为运动的连续性提供了支持，而旋律为运动提供了方向和目的性。旋律的运动具有方向性，因为一个音可以通过不同的方式指向很多其他的音。在旋律中，紧张和解决的体验可以让我们感知到目的性。通过这种方式，旋律可以支持人们更好地做出有目的性的行动。

根据安斯德尔的理论，乐句整合了旋律和节奏。不同的音在时间中被依次演奏出来的方式，也就是乐句，反映了音乐中的逻辑。他提出，音乐的断句和呼吸的过程非常相似。每一句都能独立成立；每一句都有一个起点、一个高峰以及一个从吸气变为吐气的转换时刻；而且每一句都有一个

---

❶　在萨克斯 1986 年的著作《单腿站立》（*A Leg to Stand On*）中此经历被详细地阐述。

动力方向发生逆转的变化点。不仅如此，所有的身体功能都有乐句的特征。这里面包括了运动、呼吸以及说话。因此，人们完成乐句的能力可以促进其运动和语言能力的发展。

仅凭音乐中的力，人们就能感受到与之相关的动机提升，从而增加其运动的自由度。这是一个有趣的，却又让人将信将疑的结论。要想得到音乐所带来的好处，学习去相信音乐本身的过程是必需的。埃根（Aigen，1998）在对早期鲁道夫·罗宾斯临床工作的研究中讨论了学习去相信音乐的过程，他提出，这是一个"让步于音乐的行动，音乐最终会提供……能更好支撑有目的行动的作用，因为音乐才是把……原有强迫性的模式转变成更具有自我控制的音乐演奏的原因"。

在本书关于音乐价值的部分中，我们讨论过"在音乐中放下执念"，并把其视为一项与音乐治疗师的工作息息相关的重要音乐价值。如果音乐只是一种依据文化约定俗成的对于声波的任意排列，那么它只可能是一种由外界捏造而成的东西，缺乏内在的特质或是内部的目标导向性。由于音乐本身具有生命特质，它需要人们放下执念。因为音乐的目标导向性，它要求人们对它让步，就像我们和生命中的其他人相处一样。

就马丁·布伯（Martin Buber）对人类关系的看法，盖里·安斯德尔（Gary Ansdell，1995）进行了一系列的讨论，其中谈到类似于这种"让步"的概念：

> [布伯] 令大家开始注意到他所谓的"我—它（I-it）"关系与"我—你（I—Thou）"关系之间的区别：一种是供"使用"的世界，而另一种是供"遇见"的世界。在前者中，与我们产生关系的人和物对我们来说仍然是一个"东西"——供我们体验、使用以及操纵的东西。对我们来说，它永远是"它"。而且，尽管我们会影响"它们"，但是我们不容许它们影响我们，触及我们。与之相反，面对这个世界，我们也可以建立一种非常不同的关系——无论我们的对象是一个物品、一件作品、一个人或是神明。在亲密的"我—你"关系中包含着真正的"交汇"，其结果是这两方分别改变了彼此。

这种"我—你"关系被布伯称作"之间"（between）。安斯德尔描述了音乐如何成为铸造这种关系的媒介："在这种'音乐之间'里，一种主要来自音乐的关系能得以产生。从第一次在音乐中连接时，它就在即兴演奏中得以建立，然后发展至音乐中那个真正的'相会'点。"

笔者想拓展安斯德尔的观点：在音乐为中心音乐治疗中，来访者也能与音乐建立"我—你"关系。❶ 这就是在学习去相信音乐，沉醉于音乐，并允许自己被音乐改变时所涉及的过程。有时，音乐充当人际交汇中的"之间"，有时，治疗师起到建立来访者和音乐关系的中间人角色。音乐为中心音乐治疗的一个特征就是把第二种关系同样视为一种在音乐治疗中很重要的层面。

在解释音乐为中心音乐治疗的性质时，肯尼斯·布鲁夏认同这种对"我—你"架构重要性的解读。并且，他也相信这种理论应用揭示了不同音乐治疗实践模型之间的联系：

> 来访者与音乐的"我—你"关系这个概念对应着音乐引导想象（GIM）中纯粹音乐移情的概念。在 GIM 中，最有疗效和改变作用的至高体验就是来访者和音乐之间发生的"我—你"关系。这是音乐为中心 GIM 的精髓，而且我也相信这同样也适用于分析式音乐治疗（AMT）和鲁道夫·罗宾斯音乐治疗（NRMT）。在音乐为中心的治疗中，来访者与音乐之间强烈密切的关系就是所有治疗工作发生之处，而这也是 GIM、AMT 以及 NRMT 的共通之处（K. Bruscia，个人交流，2004 年 2 月 23 日）。

与音乐建立"我—你"关系能促进人获取一种被称作"内隐关系知识"的内隐知识（The Boston Change Process Study Group，Garred 引用，2004）。这种知识是治疗中改变过程的发生基础，因为内隐关系知识的改变就意味着自我的改变。加勒德认为，创造性音乐治疗过程中的众多关键点都导致了"与音乐关系的决定性转变"，而这种形式的改变意味着自我意识在发生改变。标志着治疗过程的人际互动体验一般来说只会在人和人之间发生，但把音乐代入"你"的角色后，它也可能会在来访者与音乐

---

❶ 鲁迪·加雷德（Rudy Garred，2004）也曾称，"进入与音乐的'我—你'态度之中"（第102 页），是他的音乐为基础音乐治疗理论中的基础——"对话式视角"的重要组成部分。

的交互中得以激活。

来访者并不必须要具有全面发展过的"我"才能在音乐治疗里与"你"的碰撞中认识到其他存在也有着类似的内部世界。与之相反，某些被视作"你"的事物可能会刺激来访者发展自己"我"的意识。这就像某人内部有种东西阻碍了其"我"的发展，而通过遇见外部的"你"，来访者的"我"被唤醒了。

上文提到，祖克坎德尔认为，人类个体与所有"非我"的事物都同时带有世界内在和外在维度的特征。在音乐中，这个世界的内在被带到我们的意识之中。因为音乐体验在我们对事物内在维度的觉知中是必要的，所以它能带动我们对自己内部性质的觉知。不管人们是否具有残疾或心理创伤，音乐都能起到这种作用。当来访者一般应从社交互动中发展出的内在自我感被残障、疾病或心理创伤所阻碍时，音乐治疗体验能提供给他们从其他地方很难得到的自我感，因为音乐具有世界内在维度的特征，且人类能与音乐发展出"我—你"关系。

音乐治疗师技艺的一部分就是为来访者创造 Musicing 的机会，而在此之中，音乐的动力能在一种"我—你"关系中与来访者碰撞。音乐为中心的治疗师通过以下两种方式体现着他们自己与音乐的这种关系：第一，在明了音乐之中动力的前提下有目的地实施临床音乐干预；第二，治疗师自己的生命中就体现了一种与音乐的"我—你"关系，即治疗师的命运是被音乐所左右的。因为，作为音乐治疗师，"我们也同样被捆绑于音乐的法则之上，并让我们的命运与矗立于音乐之心的动力变化紧系"（Aigen，1998）。

第十二章　音乐与情感——音乐为中心的观点

在任何音乐治疗普适理论中，音乐和人类情感的关系都是一个必须强调的问题。在某些音乐治疗实践，比如音乐心理治疗中，人类情感的重要性显而易见。在其他音乐治疗实践领域中，人类情感也占有关键的位置：在音乐医疗领域，情感体验是能影响身体健康和康复的重要方面；在音乐康复治疗中，音乐体验所带来的动机可以用以促进认知或运动功能的增强；在特殊教育音乐治疗领域，对音乐体验的动机能提高学习的效果。简而言之，不管人类情感是否是直接的治疗关注点，它始终影响着音乐治疗进程。因此，尽管本章中的讨论主要以音乐治疗在心理治疗方面的应用为假想背景，但这些推论同样也适用于其他的音乐治疗实践领域。

在精神分析流派的音乐治疗理论中，音乐经常被作为情绪、感受以及与他人联系模式的表达或象征。然而，以上的这些论点无论是单个提出或是组合相加，都无法很好地解释音乐为中心音乐治疗实践中音乐和人类情感生活之间的关系。这不是说在音乐为中心的实践中音乐并不表达或象征情感，而是说在情感与音乐之间也存在着其他可能的关系。而且，音乐为中心的视角也认为，有时这些"其他关系"在解释音乐的治疗作用时会起到重要的作用。

我将参考音乐哲学家们对音乐性质的一些观点来论述这个议题。在讨论这些观点在音乐为中心理论中的应用时，我想先介绍一些其中的要点。

自古以来，艺术哲学家们就一直在研究艺术与情感，特别是与人类情感之间的关系。一般来说，有三种主要观点受到更多人的支持：形式主义、艺术作为表达以及艺术作为象征。形式主义理论主张，在艺术的意义中，人类情感的角色是微不足道的，因为艺术中的形式特征——比如它的完整度或变化度，才是决定它审美价值的因素。在表达理论中，艺术作品被认为是艺术家的情感表达。其中，"表达"一词指代内在情感状态的外部显现。西方音乐哲学中一般认为音乐表达的是作曲家的情感，尽管演奏者和听众的情感从这种角度来说也应被纳入考量。持艺术是符号观点的人则认为音乐更应该被看作一种人类情感的形式化表现，而不是一种对其的直接表达。

我们可以通过不同音乐心理治疗模型在音乐—情感关系这个问题上所持的观点来理解这些模型之间的某些异同。举例来说，某些精神分析取向的音乐治疗方法把音乐视为潜意识中某些情感的象征。人本主义取向和另一些精神分析取向的方法通常认为音乐是表达人类情感的桥梁，其中的表达被理解为对感受的宣泄。尽管没有哪种音乐治疗方法的理论是纯粹形式主义的，但诸如音乐引导想象及鲁道夫·罗宾斯音乐治疗等方法都隐含了其与形式主义的联系，它们关注音乐中的统一、变化及发展等方面。

安斯德尔（Ansdell，1995）以及笔者（Aigen，1995a；1998）的论著已从音乐为中心的视角讨论了情感和情感表达在音乐治疗中所承担的角色。从音乐为中心的角度来看，音乐治疗中的音乐主要是为了自我表达（此处应理解为对情感的宣泄）的说法是不准确的。尽管音乐为中心视角也同样认同情感元素在音乐中的存在，但音乐化的表达不只被理解为对个人感情的释放，甚至不是对它们的符号化象征的释放。

对情感的宣泄并不需要艺术的形式或材料。我们不小心磕到脑袋时发出的咒骂、听到笑话时哈哈的笑声、知悉悲伤消息时的哭泣……这些都是我们会做出的反射式举动，并不需要通过任何艺术媒介来实现。一旦我们开始演奏、演唱或聆听音乐，我们就必须进入一种需要创造力和认知力的过程中，而之前提到的似乎是"自动"的自我表达行为并不需要这些能力。正如安斯德尔所言，两个以上的人一起演奏时需要某种程度的对彼此的聆听，而这在纯粹自我表达时是不必要的。音乐治疗中往往是多人一同演奏，这也表明在其中发生的过程是超越纯粹的情感释放的。

除了涉及聆听以及认知过程，音乐表达还必须通过外在且客观存在的条件才能发生，这可能是乐器、曲式或治疗师和来访者之间发展起来的互动模式。这种外在条件"对释放施加了阻力，并提供了对情感能量的转化媒介。反之，这些能量则会被无谓地释放一空"（Aigen，1995a）。在以泰森（Tyson，1981）的观点为例的折中主义或精神分析音乐治疗理论中，音乐形式之所以存在是为了给情感发泄提供一个借口或是许可，否则这些情感可能会被来访者认为是过于羞耻或不能被超我所接受的。在音乐为中心方法中，这些外在的条件恰恰就是那些能把欲将情感外部化的驱力转化，使其可以被用于人类发展成长的关键因素。

有些音乐治疗师认定，要使音乐治疗产生疗效，对音乐体验进行语言解读永远是非常重要的。他们倾向于如此行事是因为他们认为音乐体验的作用是情感释放或表达。这在短时间内可能有一定效果，但缺乏长期价值。在这些方法中，音乐体验必须要被解读或者加工才有临床上的价值。相反，音乐为中心的治疗师认为，音乐表达就已经代表着一种情感能量的转化，因为在投入被外部条件所左右的社交和创造性活动的过程中，情感能量就已被使用。因为音乐中包括的东西远远超越情感的宣泄，所以治疗便自然地发生在音乐过程中。从音乐为中心的视角来说，人类情感的一个很重要的作用就是提供与他人一起投入于音乐活动的动机，并将其活动、意识以及表达外化。

之所以音乐为中心的治疗师想要与他们的来访者一同创造音乐，并不是因为这样能启动某些其他的非音乐过程，而是因为共同 Musicing 本身就具有治疗价值。当情感化的自我表达被理解为将情感中的能量提取并用一种转化型的方式运用，以通过某种特定的音乐艺术形式所代表的外部条件来与他人建立连接时，这种表达在音乐为中心理论框架中才被认为是有作用的。然而，当"表达"这个词只代表着纯粹的情感释放时，其在音乐为中心框架中便不具有太大的重要性。

正如我们之前所说的，传统表达理论有致命的缺陷，因此，它在艺术哲学中广受抨击。根据这种观点，音乐传达了一种起初是以非音乐的方式被感受到的体验，进而，我们在听音乐时便不是在欣赏作为音乐的音乐，而纯粹是要得到其中传达出的情感体验。

不仅如此，按照这种思路，这些体验并不需要听众的聆听就能存在，因为在创作或演奏这个曲子之前，作曲家或乐手就已经有了其想要传达的感受了。所以，乐手或作曲家想传达给听众的感受，即给予音乐价值的那些东西，是与音乐本身分离的。音乐变成一个唤起听众某种非音乐体验的工具。对于那些把音乐视作达成非音乐改变及体验的途径的音乐治疗方法来说，似乎采用表达理论并不会导致特别多的概念问题。但在音乐为中心的立场下，音乐不是为了非音乐的目的而被使用的，故其很明显与表达理论不兼容。

表现主义，或者说视音乐为情感符号的观点在苏珊·朗格（Susanne Langer，1942）的哲学著作中得以被详述。因为她认为"纯粹的自我表达不需要艺术形式作为载体"，所以她反对"音乐是情感宣泄，其精髓就是自我表达"这样的观点。但她想保留音乐与情感之间的联系，而且她认为，为某首音乐指定一种放之四海而皆准的情绪会抵消对该音乐解读的多样性。她相信，音乐可以被用于疏通及释放主观情绪，但这并不是它的首要功能。

朗格称，音乐能表达一些用其他任何方式都无法表达的东西，而且这种知识不仅仅具有供思辨推理之用的功能。感受（情感）中也包含着认知的成分，并在知识中扮演重要角色。尽管"越来越多的人提出，感受有着明确的形态"，语言却不是一种表现感情的良好媒介。另外，音乐是一种特别适合用来阐释感受的符号形式，尽管它缺乏具体的指示性。

朗格把所有的艺术统称为"有意义的形式"（Significant Form），这个术语强调，在艺术品中存在着某种显著意义，而这种意义并不仅在于其给人的感官愉悦。对于"音乐表达了什么"以及"音乐中包含何种意义"等问题，朗格认为，音乐以一种"符号化"的方式来展现情感内容。对于她来说，"音乐不是情感的原因，也不是其解药。音乐是对它逻辑化的表达"。

朗格明确表示，音乐并不象征着个人的情感，而象征了情感作为一个整体本身。她引用了理查德·瓦格纳（Richard Wagner）对此观点的明确解读：

音乐所表达的东西是永恒、无限且理想化的；它并未表达某个具体的人对某个具体事物的激情、爱与思念，而是激情、爱或思念本身，这是通过音乐那富有无穷变化的动机体现出来的。这种动机是其他的语言所不具有，无法完成的。（Wagner，Langer 引用，第179~180页）

从一种广义的维度来看，"感受的形式"时常会与"个人感受的呈现"相混淆，因为"它的素材与'自我表达'的素材是相同的，而且有时候，它的符号可能都是从表达的特征中拿来的"（Langer）。然而，音乐在组织那些体现了个人感情的元素时添加了一种距离感。这种距离感并不意味着人性的缺失或是纯理性化的思辨。与之相反，它允许了"领悟"（insight）的出现。我们可以通过符号理解那些没有被直白说出的东西。这是因为人类内心世界的某些方面与音乐的形式特点很近似，这包括"运动和休止的模式、紧张和解决、赞同与否定、预备、满足、激动以及突变"。❶

音乐表达了语言文字无法表达的东西，所以它是另一类关于情感的知识的基础。"因为相较于语言的形式来说，人类情感的形式与音乐的形式更统一。音乐能以一种语言不能及的精度和准确度体现出情感的特征"。音乐反映了情感的形态，而某些相异的情感却有相似的形态，故音乐可以有多种解读。"音乐真正的力量是，它能以一种语言无法做到的方式忠实还原出情感的灵魂；这源于它有意义的形式中的内容的模糊和矛盾性，这是语言所不具有的。"朗格把音乐视为一种用来洞悉我们情感自我性质的途径，而不是一种人际交流的媒介。对她来说，音乐使情感变得可以想象了。

朗格研究了精神分析审美理论，尽管她认为该理论有很多令人称道之处，但她对其的批评也在某种程度上解释了音乐为中心音乐治疗与其他形式的音乐治疗之间的区别。她认为，从精神分析的视角来看，艺术活动是

---

❶ 从很多方面来说，朗格的观点为丹尼尔·斯特恩（Daniel Stern）的活力情感（vitality affects）概念提供了基础，后者的理论在当今音乐治疗界被广泛地作为理论基础引用，包括帕夫列切维奇（Pavlicevic，1997）以及斯梅斯特斯（Smeijsters，2003）等。

"对原始驱力及潜意识中愿望的一种表达"。但是，尽管这种精神分析的视角能解释诸如"为什么诗人会写出某首诗，为什么这首诗很受欢迎，以及其意象中隐藏着何种人类特征"之类的问题，但"它不能区分艺术的优劣"。它没有为对艺术品艺术价值的评判奠定任何方面的基础。

对于精神分析派以及其他非音乐为中心的音乐治疗形式来说，这并不是个问题，甚至还是个好事，因为在这些方法中，审美特质不仅不被认为是一种与临床相关的元素，有时还会阻碍治疗进程（Lecourt，1998）。但在音乐为中心音乐治疗过程中，创作或使用的音乐的艺术价值与其临床有效性紧密相关。这便是为什么音乐引导想象（GIM）治疗师对于录音的版本有仔细的考量，鲁道夫·罗宾斯音乐治疗师对临床音乐性十分在意；这也是为什么音乐为中心形式的音乐治疗实践需要一个能超越表达理论，并能充当普适的音乐哲学基础的理论，以解释音乐与人类情感的关系。

我们曾在第五章中讨论过彼得·基维（Peter Kivy，1989）的理论。他试图在保持音乐和人类情感之联系的同时不陷入表达理论所具有的缺陷之中。他相信，描述情感的词语可以被应用于音乐本身，而不一定要只局限于作曲家或表演家的心境以及听者对音乐的体验。尽管他知道，只有有知觉的生命体才拥有情感，但他仍想证明描绘情感的词语可以被合理地用于形容音乐上，且人们在理解这些词语时有着共性，所以对于这些乐曲的分析不仅是个人主观观点。基维的研究之所以对音乐治疗师有着很重要的意义，是因为如果其结论是正确的，它便向我们展示了如何为临床或非临床的任何乐曲的情感特质建立共同的评价标准。

如同我们之前所讨论过的，基维主要的兴趣点在于音乐是如何具有对于情感的表现力的。这并不是说音乐不表达情感，它经常会表达情感。然而，他相信，对"表现力"的研究更有助于我们对音乐的理解，因为当我们用描述情感的词汇来描述音乐时，我们的意思一般都是该音乐表现了什么，而不是音乐正在表达什么。

当我们以情感的角度讨论音乐时，我们感兴趣的实际上是音乐表现出来的情感，因为我们对某首曲子的反应并不改变我们对于作曲家在写这首曲子时心境的看法。例如，当我们听到一首愁云密布的曲子，即使我们了解到作曲家在作此曲时的心情并不特别忧愁，我们也不会改变我们对此曲的评价。所以，一首乐曲传达给我们的并不是作曲家此刻的情感状态，而是更普遍的人类情感特质。

基维的理论解释了为什么我们不需要了解某曲究竟表达了哪个具体的事物就能认定它具有何种情感特质。这是因为例如悲伤这类的东西是音乐的一种特质，而不是音乐能对听众产生的功效。一旦音乐的情感特征被定位于音乐之中而不是听众对其的回应时，我们就能认定此音乐在形式上的特征能表现出何种情感。

听众的感受与音乐中表现出的情感通常并不一致。从基维的观点出发，听众并不直接感受音乐所表现的情感，但这并不是说听众的体验中不包括情感活动。音乐能在不提供其表现的情感体验本身的前提下具有情感的表现力，而并非如情感主义理论所宣称的，音乐能在人们心中唤起该音乐所描绘的情感。

基维说："一首乐曲之所以能让我们感动，是因为它表现出的悲伤，而不是因为它直接让我们悲伤。"（Kivy，1990）他这句话的实际意思是，让听众感动的是作曲家在音乐中表现他想表现的那种情感的方式。通过如此崇高微妙的方式来表现复杂的存在主义问题，这件事本身就会感动我们，让我们感到敬畏、讶异、释然以及喜乐。基维对此描述道：

> 勃拉姆斯第一交响曲的最后一个乐章中，作曲家在引子部分把一种悲戚、焦虑但带有期待的表达特质编织在音乐之中，然后在恰到好处之时进入那个光明喜乐但又同时释然恬静的 C 大调主题，这乐曲中让我感动的是作曲家进行这些处理时所运用的美妙绝伦的方式。

令我们动容的是作曲家处理情感表达的方式，而不是它表达出的情感本身。

所以说，某首曲子可能是悲伤或恬静的，但这并不代表这首曲子是关于悲伤或恬静的。与之相反，这些表达中的情感属性加强了其音乐属性，就像"画家可能会用色彩来强调物体的轮廓或者肌理"。基维向我们强调，要把音乐表达的东西与音乐表现的东西区分开。举例来说，能让我们愉悦的音乐并不一定表现了愉悦，而表现无趣的音乐可能会很有趣，并不会让我们感觉无聊；而且我们也可能会爱一首没有表现出爱的音乐。总而言之，我们对于一首乐曲的情感并不是该乐曲所表达的情感。

那些支持表达理论观点的论据全部都不能真正解析我们对音乐的体验和珍视，因为我们听音乐是为了"听音乐"的体验，而不仅仅是那些从音乐中传达给我们的非音乐体验。又因为对于艺术表达与人类情感之间的关系而言，音乐为中心理论并没有一个预先设定的立场，所以它使得对于两者关系的更加开放的认识成为可能。

在音乐治疗的音乐中，至少有四个和人类情感相关的维度，而对于某一首乐曲来说，不同维度中所呈现的情感可以不同。表达理论仅仅涵盖了其中的一个维度，而任何以其为基础的音乐治疗理论也都连带地失去了考虑其他类型的音乐—情感关系的能力。

音乐为中心思想并没有对音乐与情感的关系预设限制，因此在尝试理解音乐对来访者的临床价值时，它能提供更多的可能性。在考虑来访者的音乐时，我们必须把来访者"表达"的情感、来访者音乐形式所"表现"出的情感、整个音乐体验令来访者"产生"的情感以及治疗师被它所"激发"出的情感区分开来。

在音乐治疗的语境下，音乐能：（1）表达来访者的情感；（2）表现出一种与其所表达的情感不同的情感；（3）激发治疗师心中可能与（1）和（2）都不同的情感；以及（4）在来访者心中创造与以上三种都不同的情感。举例来说，某来访者以慢速演奏了一段小调调性的旋律，其中包含很多下行音。这音乐有可能（1）表达了对某个家庭成员的温柔感情，且（2）包含悲伤的音乐形式特征，（3）它使治疗师产生了一种心酸的感觉，同时（4）让来访者心中产生了一种自豪，因为他制造了一段很美的旋律。

由于音乐为中心的观点并不把音乐治疗中的音乐局限为一种自我表达的形式，所以它可以兼容以上所有的这些音乐和情感的可能关系。不管是作为个人化的直接表达途径，还是潜意识中情感的象征，音乐都可能对来访者的情感产生重要的正面作用。对音乐的整体参与和人类的情感体验有着数个维度的相关性。而因为音乐为中心理论不把音乐局限为一种情感释放或自我表达，它为来访者提供了更多不同的可能性。

在表达理论中，听者可以代入音乐所表达的情感中，以增进对音乐的理解。所以，按此原理，治疗师只能通过他自己对音乐的情感反应才能理解音乐的情感内容。然而，通过考虑其他种类的音乐与情感的联系方式，就比如我们所说的音乐是情感的表现等，我们便可以通过音乐的内容和形式以一种更公开的方式来探测其情感特质，有助于我们建立更客观的临床判断。如果情感内容是音乐的一种特征而非音乐给我们带来的直接作用，那么当我们需要去做涉及来访者音乐中情感特征的临床决定时，我们便能更清晰地指明其中的原理。

第十三章　音乐的形式、发展及转变

音乐与生命力

同源词和多义词常常会让我们发现，某些随时间推移慢慢分化开来的不同概念之间存在着共性。例如，在英文中，"animate"一词既可以理解为让某物运动，也可以理解为给某物生命。生命和运动之间存在着很多联系，而正如我们之前已详尽阐述过的祖克坎德尔理论和图式理论所表明的，音乐和运动也存在着很多联系。音乐和生命通过运动这个现象彼此相连。音乐，特别是音调与所有生命中都存在的生命力紧密相连。

在音乐哲学中，音乐是生命力的表现的观点长久以来已被很多人认同。从那些受此观点影响的作曲家的叙述中，我们可以看出，这种观点与图式理论中的音乐观有统一性。举例来说，萨斯洛（Saslaw，1997~1998）分析了海恩里奇·申科（Heinrich Schenker）以及阿诺尔德·勋伯格（Arnold Schoenberg）的书稿，指出了他们对音乐的概念中"有非常明显的'力'图式的痕迹。实际上，由于二人持有惊人相似的有机主义观点，他们都明确地使用生物学术语来指代音乐中作用着的生命力"。萨斯洛接着又叙述了音乐在申科的生物音乐观中的发展方式：

申科认为，音乐材料是从"自然和弦"（chord of nature），即和声序列中垂直呈现的前五位中发源的……当申科描述那种使水平状态的自然和弦开始运动的力时，我们可以看到，他尝试用生物学的术语来解读它：

"这种基本结构表明了自然和弦是如何通过一种富有生命力的自然力量而得到生命的。这种运动中蕴含的原始力量一定会成长，并活出自己完整的生命……我们从这种基本结构的运动，一种我们内部生命的对照中认识到我们自己的生命脉动"（Schenker，被引用于Saslaw，1997–1998）。

在音乐中认识到生命力，并在音乐的构成中辨识出人类内部生命的面貌，这确实与音乐治疗高度相关。玛西亚·布鲁切克（Marcia Broucek，1987）指出了人们面对生命精神的不同态度，以将其作为指导音乐治疗师工作方向的重要途径。对于"你感觉你有多大程度在'活着'"这个问题，她推测出了三种人们可能对此的回答：

> 有些人可能会给出非常负面的答案。他们厌恶生命，对他们所经历的过去充满愤怒，或对生命的价值不寄予希望；有些人的回答可能带有淡漠，抑或是默默经受着日常琐事，在生命变迁中随波逐流；还有些人对生活有强烈的期盼：对新的事物充满渴望，寻求新的知识，把生命当作礼物一般珍视。

她把这三种立场分别描述为"反对生命、漠视生命以及热爱生命"。而根据立场不同，治疗师的工作也会有变化：

> 对于反对生命的人，我们的挑战是去触及这些人的健康部分，使生命精神重新复活，并重铸对于生命价值的信念；对于漠视生命者，我们的挑战是去维护生命精神，去鼓励和哺育那些压抑或沉睡着的对生命的创造性潜力的信念；对于那些拥抱生命的人，我们的挑战是去滋养生命精神，提供可以供其发展、学习及成长的道路。

确定某来访者对生命精神的态度，并依此规划临床干预——这种音乐治疗的概念相对于那种基于心理分析以及心理学诊断的概念要更符合音乐为中心的实践。人看待生命的基本立场是他个人存在的最基础层面。当我们用这种视角去理解来访者的临床需要时，治疗师就可以创造能直接针对他们问题的根本原因的音乐体验。如果音乐被视为一种与生命精神相联系的途径，且临床需要被理解为人类与生命精神的不良关系时，音乐和音乐体验就会被赋予一种独特的角色，而我们并不需要把它通过其他的思想系统转译，就能理解它的临床价值。

有些人的治疗需要是因为他们与生命精神没有建立充分的连接，或是采取了不当的方式来处理它。因为音乐本身就与生命精神密切相关，而且它体现出一种健康的维护生命的过程，所以对于这些人来说，参与音乐能为他们提供一种健康的模式。这些模式同时表现在人的内心世界和人与他身处环境的关系中。

不管是临床还是非临床，绝大部分音乐都发生于形式之中。音乐为中心思想主张，治疗中出现的音乐形式的重要性和非临床背景下是一样的，因为治疗的整体体验其实是音乐化的。如果我们想让这种体验在情感层面上令人满足，即让这种体验包含完整感，能打动心灵，能在自我成长中起作用，那么正如艺术所应该达成的一样，其中各个元素之间需以一种有机的方式相互统合。

在看待音乐治疗的形式时，我们可以去思考，音乐和治疗的交汇如何催生了各种不同的治疗形式？这种思考方式承认，音乐治疗中音乐所采用的形式本身就是一种重要的临床干预，不仅仅是一种装载临床及音乐干预的容器。

对曲式的特殊化构建是在音乐中操纵紧张和解决的一种方式。音乐为中心思想不把这些形式仅仅看作风格要求或习惯用法，而认为它们与人的发展和心理层面有着重要的关系，具有意义。这些通过曲式来处理紧张和解决的方式与人类的发育发展过程有着异曲同工之妙。❶

让我们以回旋曲式（A–B–A–C–A–D）为例。它是一种在多种风格的音乐中普遍存在的形式。在此之中，存在着一个特殊且固定的模式，即熟悉和不熟悉的主题交替出现。

在人类自己的发展中，也存在着一种与回旋曲式交相呼应的模式，其与运动的自主权相关。当幼儿学会爬行后，他们便获得爬离和爬回到他们的监护人处的能力。在非结构化的玩耍情境中，幼儿在爬入外部环境之前会先和监护人一起待一会儿，以获得足够的安全感。接着，幼儿会爬走，去探索这新奇的世界，直到与未知的接触制造了对他来说过多的紧张感。

---

❶ 埃根（Aigen，1998）也就此话题进行了讨论。

这时，幼儿会爬回到监护人处。这个过程被称为"再充电"（refueling）（Mahler，Pine & Bergman，1975）。不熟悉体验所导致的紧张感会被与熟悉的人和事物的接触所消解。

儿童的自我如要获得健康的发展，他就需要去学习掌控这种紧张和解决的节奏，就像在他们与熟悉和不熟悉接触时我们所看到的一样。在回旋曲式所带来的音乐体验中，也存在着这种在熟悉和不熟悉的体验中转换的模式。而且有意思的是，尽管在早期的发展阶段中，儿童必须实体上回到监护人身边才能重新建立连接，并进行有效的再充电，但在接下来的发展阶段中，眼神接触也可以有再充电的功能，所以这个过程可以在二人有一定距离的状态下发生。同样，在不改变音乐主题功能性的情况下，对主题适当的润色和调整可以起到与远距离再充电类似的效果。

丽莎·莎莫（Lisa Summer，1995）对莫扎特 k311 号作品《主题与变奏》进行了明确的分析，探讨了该作品为何能被理解为一种"母子关系的重现，在其中母亲为孩子健康的身心发展创造了一个适宜的环境"。她把开头的主题视为"音乐/心理上的根据地，而变化从此发源"。在前三段变奏中，我们可以看到一个不断从母亲（伴奏）那里独立出来的孩子（旋律）：

> 变奏三中的孩子（旋律）……相较于之前的变奏旅行得更远，也更流畅。变奏三的旋律只向符号化的原主题做了一次简短的回归。这显示了这个孩子只用少许的"再充电"就能够更长时间地掌控那些由远离母亲所带来的紧张。与之前的变奏不同，这个变奏并没有完全回到最初的主题，而是通过母亲和孩子之间节奏上的统一来呈现出一种两者之间更复杂的再充电关系：每一级旋律都是独立且自我成立的，但其下的伴奏为其提供了统合的节奏支持。

人类的个体发展模式与曲式中的紧张与解决模式类似。在宏观层面上，音乐的组织方式反映了自我的组织方式；在微观层面上，音乐可以成为人类发展的模板。所以音乐是发展自我的一种合适途径。

与音乐相似，人类也是按着时间顺序发展的，且两者都被人用相同的空间隐喻来形容。❶ 当我们讨论音乐作品中元素的顺序时，我们不仅是在讨论音乐的变化，也是在讨论它的发展。我们之所以用"发展"一词来描述音乐随着时间推移所做的事，是因为我们对于音乐的体验类似于某物从萌芽状态生长圆满的过程。如果它与人类发展是两个互为对照的过程，那么音乐在和声和旋律上就势必以某种方式得以成长。音乐的发展是一种生物性的生长，而不仅仅是改变。

把音乐的进程认作生长，这种观点对于理解那些强调音乐中的发展是临床干预重要部分的音乐治疗方式（如鲁道夫·罗宾斯以及音乐引导想象等）有着重要的意义。如果音乐遵循生命的规律，那么它便会随着时间发展。当我们考虑音乐过程如何有效地促进人类成长时，以上的观点就可以成为一种与之密切相关的重要隐喻。

但音乐和人类发展模式的同质性本身尚不能成为普适的音乐为中心音乐治疗理论的基础，除非我们再在之上添加一些假设。我们必须确定，这些以回旋曲式为例的大维度上的曲式并不只是音乐风格的约定俗成，它们也以某种方式关联于音乐中最基本的组织，例如音调关系之间作用着的基本力。这种主张可以驳斥掉回旋曲以及其他基本曲式之所以产生是因为它们本身就是人类发展模式的艺术化显现这样的说法。音乐为中心的立场很明显不会将人类发展模式放在最首要的位置上，因为这会把音乐与音乐治疗现象还原为发展心理学现象。但我们可以说紧张和解决之间的转换模式是在音乐以及人类发展中都有所显现的基础性自然模式。这种说法把音乐现象和人类发展现象放到了平等的层级之上，这一点对于音乐为中心的理论来说是不可或缺的。

学习去处理紧张和解决之间的交替模式不仅是人类儿童个体的任务，所有生命体与它们周边的社会和物质环境的关系中也都离不开它。约翰·杜威观察到，生物体和其环境不断变化的关系的一大特征就是在暂时的不平衡与平衡的重建之间的往复。杜威（Dewey，1934）表示，"对于生物来说，如果暂时的混乱是一种过渡，以达成与其周遭环境状态更好的平衡

---

❶ 本书作者的另一本书《Path of Development in Nordoff-Robbins Music Therapy》（鲁道夫·罗宾斯音乐治疗中的发展之路）（Aigen，1998）的书名就是一个很好的例子。

状态时，它便通过其成长"（第 14 页）。

换句话说，具有良好适应性的生物是与其环境平衡的。环境的改变会给生命体造成紧张。那些能学会解决由不停转变的生物/环境关系造成的紧张的生物便可发展并兴旺。

不仅如此，生命和其身处环境之间关系的变化还具有节奏特征。在这种最基本的生物学过程中，我们可以看到平衡与和谐的状态是如何通过把控紧张和解决的节奏而得以达成的：

> 这种在一段时间的紧张和冲突之后逐渐对平衡以及和谐的重拾包含着一种圆满感——依杜威所言，这是审美体验中的必备特征……代表着生命在物质、社会、情感层面的延续和发展的过程必然存在着美的特征。美是对生命的接纳中不可或缺的一部分（Aigen，1995a）。

音乐中至关重要的紧张和解决模式很好地体现了审美体验中的这个维度。因此，音乐的架构和体验中最基本的过程就模拟了，或者更准确地说，类比了生命走向繁盛时所需经历的过程。

从某种角度来说，健康的审美、心理和生态过程的模式是相似的，而这也将其三者联系到了一起。通过把健康发展的个体与健康发展的生态系统相比较，我们可以发现，两者在能量管理方面的特征有很多相似之处。两者在处于最佳状态时，其能量在组成部分之间的流动都是畅通无阻的。健康的心理功能状态与健康的生态功能状态并无区别，这种观点与前技术社会中所认为的这两个领域中活跃的是同一种力的世界观兼容，也与现代的心理学世界观兼容，即我们在外界环境中建立了我们内在世界的映像。

在自然系统中，尽管能量（营养物质）在系统中呈现出不断流动的状态，但它在整体上还是保持着一种平衡，这使得每个物种都能占据自己在生态圈中的独特位置，继续繁衍生息。当一个生态系统中的动力达到平衡，它才达到其最佳状态；它其中的连续性和稳定性恰恰是由不断地变化而维持的。当我们把形形色色的生命看作一个整体，我们便可得知，当一个生态系统中的生命形式越多元化，各种生命存活的机会也就越大。

人的健康也是如此。它既包含了自如地回应自己内部发展中不断变化的需要的能力，也包含了回应外部社会的能力。为了使情感发展中必经的改变成为可能，人需要保持灵活的自我形象，这对于成长非常重要。看似矛盾的是，我们自我身份认同的稳定性恰恰依靠着对不断地变化的适应能力。我们必须能允许自己发生自然的改变才能维持健康的功能状态。依托于健康的生态系统的生物多样性与健康个体对待和发展自己多元化人格的方式存在着互相映照的关系。

从反面来说，在心理和生态领域中所出现问题的原因皆为能量被束缚，且不能被进一步地转换或使用。在自然环境中，核废料和不可降解物质都是这种状况的例子。构成这些物质的能量到达一个相对的死胡同，不能被转化并回归到自然系统中。

类似的现象发生在人身上时，可以将其类比为疾病导致其能量被束缚于某个心理结构、身体部位或是特定的功能模式中。比如，用荣格的术语来说，当某个心理结构由于吸引了过多的心理能量而膨胀时，就会产生某种破坏性的情结，就像当某人的精力被过度放在人格面具上，便会导致其过分认同他的社会角色，继而失去内在的自我感。病态的标志就是对世界刻板的体验和回应。就像生态系统一样，当能量在某人中以一种不能改变的模式聚合时，他整体的功能便会受损，最终导致完全崩溃。❶

我们可以把生命精神理解为一种自然中的力，它可以让所有有生命的存在以一种动力平衡的方式和平共存，不管是一个生物个体、一个社会团体还是整个生态系统。在所有领域中，这种促进健康的力是同一种，而且是一模一样的。

卡洛琳·肯尼（Carolyn Kenny，1982）指出了这种关系，并确定了其在音乐治疗中的意义。对于她来说，"自然并不只包含着那些能被观测到的东西，而也存在一种以某种方式使得各种元素平衡和谐的力，且其中一定蕴藏着远超我们理解范围的智慧原理"。我们可以把音乐想象成曾经活在世上的神圣物质发出的声音，或是自然中所蕴含的智慧发出的声音。以音乐为载体，我们可以与那同时维护着我们内部和外部世界的自然之力产生连接。音乐以不同形式的紧张和解决来呈现能量的流动和演变。从它完成这件事的方式我们可以得知，它是生命之力的声音。

---

❶　之前三个自然段中的材料来自 Aigen，1991b。

以上这种对音乐的见解可以为音乐治疗实践提供一种音乐为中心的理论基础。它解释了为什么 musicing 作为 musicing 本身就是一种拥抱生命的活动，并与治疗的目标相辅相成，不管目标在生理、行为、心理还是超个人领域中。当把来访者带入 musicing 的境界被认为是一种使人与生命本身的最基本过程相连接的活动，那么我们就不需要通过任何非音乐的临床原理来解释音乐治疗对人类的价值。

音乐与转变

时间的概念可以是线性的，也可以是周期性的。人类和社会发展的不同方面中都有着周期性的形而上学基础，而这些也是与音乐共通的。同时，转变现象对于音乐和人类发展来说都特别重要。因此，对于音乐为中心音乐治疗理论的建立来说，一个重要的任务就是去研究音乐和人类发展中转变这个现象的一致性。这两者之间的关系可以通过神话和仪式之中的概念予以突出。❶

音乐、神话和人类发展通过转变这个概念得以互相联系。肯尼（1982）通过把个人发展与死亡—重生神话联系，探讨这种现象的存在方式：

> 神话事件的核心是转变。英雄可能会回归或死亡，但是他的身体或/和灵魂总是会发生转变，被赋予新的能力。人也可以重新开始生活，但都是从一片新的天地中，在他们的新环境中开始转变。转变意味着某种形式的死亡与重生。这就是适应及改变的过程。

"英雄之旅"（The Hero's Journey）是一个关于人的发展的重要神话类型。根据荣格（Jung，1956）所言，英雄"最主要的象征意义就是潜意识中的渴望，那对意识中光芒的未曾熄灭更无法浇熄的渴望"。在这种神话里，主角离开家乡，接受某种试炼或遭遇某种磨难，得到某种有价值之物，然后发生转变，最后重新回到家乡。

---

❶ 埃根（Aigen，1998，第243~247页）对此进行了讨论。

肯尼观察到，音乐中紧张—解决的动力关系反映了死亡—重生神话，进而把音乐和神话中的主题连接起来。音乐促进人发展的一种方式就是为人们提供机会，来接触神话中这种在人的发展中占有核心地位的力量。为了成长，我们必须改变；而为了改变，在一生中，我们必须允许我们的某些部分死去，来为新的自我形象让步。如同肯尼描述的，紧张和解决在音乐中的很多维度都有所出现，并导致不同程度或维度的转变："每一天一系列的活动都可以被看作一系列的转变，或是某首音乐作品中互相重叠的多个动机。一个人的一辈子可能有一个重要的转折。这两种情形可能会同时相互重叠。"

我们可以在音乐中具体地指出什么时候紧张得到解决，什么时候从死亡到新生的过程得以展现。从死亡到重生与转变同时发生。这个过程通过语言描述看似不符合常理，而音乐却具有使其具象化的能力，这使它能够成为一种非常有力量的治疗方法：

> 音乐和神话都承认且接纳悖论。肖邦 E 小调序曲中的那个转折点（17 小节旋律中的还原 G）在同一个和弦、时间或空间中同时表现了死亡和重生，既同时存在，又从一个变成另一个。重生的那一刻实际上是另外一场死亡的开始。

音乐中的转变特征既显现在最宏观的曲式中，也体现在特定的乐句中，还出现在如祖克坎德尔（1956）音阶概念般基本的东西中。回想一下大调音阶中祖克坎德尔所描述的音调运动方式，他观察到，音阶上一级音到二级音的运动是"抵抗作用力的一步，是'远离'"，而从七级音到八级音的运动是"顺应作用力的一步，是'接近'，朝向目标的一步"。尽管一级音和八级音在绝对值上存在区别，但它们具有相同的动力特征，因为它们之间是八度关系。因此，他总结道："我们的终点实际上就是我们的起点。在图式中，要先从目标出发……接近它……然后回到起点，即目标。在运动的过程中，出发变成了一种回归。"

肯尼研究了音乐中紧张—解决的性质以及它通过死亡—重生神话和英雄神话在人类生命中的应用；祖克坎德尔研究了音调中力的本体论性质。把这两者连接起来的是"起点即终点"的认识。在一个过程的顶点，我们会发现一个新的起点。米尔恰·伊利亚德（Mircea Eliade，1959）将其称为"永恒回归"（eternal return）。因为在一年死亡时，我们回归到起初的那个时间，所以此刻同时又是另一年的重生，世界在此时又被重塑："正是凭借着这种朝向神圣和真实之源的永恒回归，人类的存在才似乎能被从虚无和死亡中拯救。"

大调中的转变点——五级音以及其他那些标志着音乐中转变时刻的音调都体现了对人类发展至关重要的死亡—重生神话。音乐中存在的那些相反现象和悖论在人类的生命规律中也有对应的类似物。同样，我们来到世界上的第一声啼哭标志着我们生命的开始，但恰恰也是走向结尾，也就是我们死亡之路的第一步。

无论在音乐还是在生命中，起点和目标都是一样的。当意识到这点后，我们随即就会领悟到，生命的价值是运动和旅途，而非终点。音乐治疗中的音乐作为一种体验的媒介，其目的并不是某种非音乐目标，就像演奏一首曲子的目的不是去达到它的目标或终点，也像生命的目的并不是它的终点。去理解音乐最深刻的意义，不管是其中可以言喻的部分还是不能言喻的部分，就是去取得一种能充实我们活在世上每一刻的精神领悟。

婴孩在外部世界中走出的第一步就是"英雄之旅"的第一步，正如从音阶里的一级音到二级音的第一步也是旋律中第一个音到第二个音的第一步。在生命初期，婴孩的身份是与他人合并的，而朝独立的身份所走出的第一步便也是超越独立的第一步；从音阶上根音到二级音的移动既是离开根音，又是回归根音；而英雄在旅途上的第一步也是他回家路上的第一步。对于人类来说，所有的活动都是向起点的永恒回归的一部分，这是音乐中所蕴含的重要基本原理。

第十四章 旋律、容器及过渡

本章的要点在某种程度上比较分散，因为它汲取了前面几章中介绍过的一些主题，并将它们继续发展，以揭示它们彼此之间的潜在联系。在音乐为中心理论中，"与音乐融合"是一个被广泛使用的概念，而它也确实对于本章中所谈到的很多观点起到了核心作用。在本章的开头部分，我们会先看一看其中的一种融合，它发生在人们对音乐主题或旋律的认同之中。在对旋律性质的探讨中，我们会使用到"容器"图式，并讨论不同的音乐治疗理论对于旋律作为"容器"这个概念的观点之异同。

在这之后我们要研究的"过渡"（transition）与音乐和治疗都有密切的关系，我们会确定一些它在这两个区域中对音乐为中心理论起到核心作用的特点，然后我们关注的内容会是音乐过程与人类生命道路之间的关系。在本章的末尾，我们会看一看容器的拓展这一概念如何能作为一个载体，将治疗过程与人类最基本的发展过程相连接。

旋律与自我身份认同之间的关系

旋律作为一种特别的音乐"容器"❶ 在音乐治疗中有很重要的地位。它与身份认同、转化以及将自由和结构整合在一起的能力有密切的联系。回想一下，之前我们说旋律是一种"容器"时，我们并不是说它是一种字面意义上的物理容器，而是指一种有物理容器功能特性的现象。对物理

---

❶ 在本节中，当"容器"一词被单独括以双引号，那么它指代的是容器图式；如果没有括以双引号，那么其指代的是实际的容器。

容器的功能的思考能帮助我们理解音乐旋律作为"容器"的作用。

在探讨容器的性质时，我想再回到之前用作类比的河流的例子。一条流淌的河流实际上是大量未区分作用的流动的水（物质）。现在想象我们把一个容器浸入河中，盛上一升水。现在，这一升水就与持续流动的未区分作用的河流区分开来了。这个容器让我们可以把这一升水视为一个即使随时间推移仍保持一致的独立实体。不仅如此，容器还能让我们把这升水在不同空间中转移；我们能带它到不同的地方。没有容器的话，这些水只能是动态、流动且作用没有区分的水；有了容器，我们就能创造独立的一瓶水。❶

所以，当我们考量音乐"容器"概念时，我们需要寻找与其相同种类的功能。我们需明确音乐实体是怎么从未分化的物质中创建出独立实体的；我们需要思考它如何能创造出能随时间推移保持自身一致性，且还能在不损失其整体性的同时在空间中转移，不会被重新吸收进未分化的物质中的东西。

作为一个"容器"，旋律是非常重要的，因为它与人类自我有很深的联系。旋律标志了乐曲，并为听者创造方向。旋律能在经受转化的情况下［比如修饰、变奏、延展以及语境转换（使用新的和声搭配）］仍保持其特征性。总的来说，当在一个旋律中加入一些其他的音时，我们会把它们听作原旋律的装饰，而并非一个新的实体。

同样，我们的自我感亦能在经受转化的情况下仍保持同一个身份认同，这有可能是临时的转化，比如情绪状态的改变，也可能是当我们日渐成熟或发生根本性变化时所出现的永久性转化。我们会感觉我们是经历了改变的同一个人。即使经历了这些改变，我们也并不会觉得我们真的"成了另外一个人"。

旋律通常是音乐中的推动者。它是目的性、驱动力和追寻目标的动机的源头。相似地，我们也把自我感，我们的"我"概念视为我们行动的

---

❶ 莱考夫与约翰逊（Lakoff & Johnson, 1980）指出，有两种不同的"容器"图式。他们举了一个装满水的浴缸的例子。这个浴缸以及里面的水都被视为容器，前者被称作"容器物体"（container object），后者被称作"容器物质"（container substance）（第3页）。尽管本书中的分析没将这二者做出区别，但这并不是说这两者之间的区别与音乐治疗没有关系。

推动者。旋律可以用一种明确的方式对照着我们不渝的自我，我们那即使经受了众多改变也仍然坚守的部分。

在音乐中，如果我们在旋律被修饰、发展或延展时仍能认同或者成为这段旋律，那我们也会体验到我们自己在进行类似的转化。旋律的流动性、灵活性、戏剧性以及方向性会变为我们自我的流动性、灵活性、戏剧性及方向性。在音乐治疗中，如果一个来访者能够进入音乐"里"，音乐的运动、方向、目标、结构和探索就会变为自我的运动、目标、结构和探索。

对旋律动力的描述可以被理解为一种潜在的对于自我的描述。当一个音乐主题得以发展时，人也会体验到他们被以相似的方式改变。当某音乐主题被用作冒险性地探索不熟悉的领域时——可能是改变和声编配，或是作为即兴演奏的基础，抑或是作为回旋曲式中恒定的乐段——人就同时探索了不熟悉的领域或是他自己的某些不熟悉的部分，这就是音乐主题变成自我探索工具的方式。而且，人在对可能是优雅、美丽或流动的音乐主题产生认同时，他也会把音乐的特征代入到他体验自己的方式之中。

总而言之，在每个音乐主题背后都潜藏着一个人类主题。使临床主题和音乐主题保持一致是克莱夫·罗宾斯（Clive Robbins）所提出的一个重要观点：

> 我们理解的"主题"超过它作为一条旋律在音乐中的普遍意义。在我们的使用中，这个词代表着一种在音乐中实现的，对于一个或多个来访者有特殊交流性含义的主题。在这样的主题中，通过其音乐元素的构成方式以及其中的语言文字所表达的东西（大部分的主题都包含唱词），特别的内容或焦点便能得以实现。这样，主题就具有了一个目的、一个意义或是一个能被嵌入其格式塔当中的行动，便得以让某个或多个来访者获得体验式的疗效（C. Robbins，个人交流，2004年3月1日）。

无论有没有歌词，一个音乐主题之所以能以这种方式被理解是因为音调之中本身就存在着努力、接近、离开、到达以及延迟，而这些特质我们平常只会把它们归入意识和意志中。这些音调中的动力被人纳入自我中，以至音乐主题和临床主题合二为一。

过渡性的音乐与生命中的过渡

肖恩·奥唐纳（Shaugn O' Donnell, 1999）使用意象图式诠释了即兴音乐在结构和自由之间的转换，其中特别分析了摇滚乐队感恩而死（Grateful Dead）的即兴演奏中的结构。这支乐队发展出了一种独特的音乐呈现方式。在乐坛多年，他们逐步形成一种包含两部分的演出模式，其中的第二部分一般由可能会超过 90 分钟的不间断音乐组成。通常，这包含了多首歌曲，而在歌曲中和歌曲之间都有即兴乐段。其中一些即兴片段在感觉、调性和节奏上都非常开放和自由，而其他一些基于现在正在演奏或稍后将要演奏的歌曲中的节奏和/或旋律动机。

奥唐纳在分析其音乐时把"源头—通路—目的地"图式与"容器"图式相结合。歌曲是"容器"，而即兴和过渡段是从一个"容器"至另一个"容器"，或是奥唐纳所指的"未知领域"的"通路"。

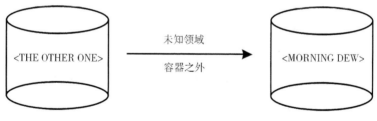

图 2　通路

在这个理论框架中，歌曲是容器，而歌曲之外的音乐，即连接歌曲的音乐处于"容器"之外。"歌曲"与"非歌曲"的区分恰如心理学上"我"与"非我"的重要区分。

众多发展理论都谈到，人类心灵是从一种无分化的状态开始，逐渐得以建立的。最初，其界限是不清晰的，人与外部世界处于一种融合的状态。发展的过程是由人的自我与物理、心理以及社会意义上的外部世界的逐渐分化所构成的。人们逐渐知悉自己肉体的局限，也逐渐了解自己的情感体验是独特的，不一定和他人一样。

正如我们之前所提及的，身份感的创立在一开始是一个建立有界限的"容器"的过程。所有"容器"之外的都是"非我"，而"容器"之内的则是"我"。音乐和音乐治疗能在自我的发展中起到重要作用是因为其中的"容器"，比如旋律或歌曲，有能力促进分离的建立。

然而，这是一种独特的分离，它仍与更大的整体相连，并且具有可塑性。在大的音乐框架中，某个主题是分离的实体，但又仍然是这个大的音乐中的一部分，不管是一首奏鸣曲中的主题还是一整场流行音乐演唱会中的一首歌。分离总是被更大的整体所怀抱着。正如我们在讨论旋律的转化时所提到的，音乐实体的身份可以是灵活且与背景环境相关的，而这种性质也同样是健康的个人身份所必需的。在音乐元素转变时，音乐身份的转变方式恰恰就是人类的健康发展所需要的。

心理发展并不在我们童年建立完健康且具有区别性的自我后就停止了。在后半生中，人们的任务是重新找回完整感，与童年时脱离出的"非我"再次建立连接。换句话说，人后半生的心理发展任务是我们前半生任务的镜像，即我们要再次取得完整感，并与我们起初所在的社会、心理和精神世界再次相连。我们可以把自己的任务视为与"非我"，那个我们为了建立独立的自我而与其断绝联系的存在重新建立连接。

音乐特别能促进这个过程的发生，因为它具有内在的可塑性以及同时兼容连接和分离的能力。音乐动机能在保持独立的同时成为更大东西的一部分，而这体现了成年人在需要自我独立感的同时也归属于一个更大的整体。实际上，对于更大存在的归属感构成了更强的意义和目的，不管是在音乐还是非音乐领域。我认为，如果用图式的方式来形容，人类的健康发展既需要能保持在"容器"内的能力，又需要在它们之间转移的能力。确实，我们可以将人类的生命形容为从一个"容器"旅行至另一个"容器"的通路，而连接的材料是由过渡期的时间组成的。

这种原理在许多情形下都成立，我们以上大学这件事为例。人在上大学时，他的生命被一些特定的任务、责任和结构所约束。在完成教育之后，人们很多时候会进入一个过渡期。在其中，之前的那种稳定会被搅动，生活会变得更加未知，而之后所找到的工作或职业生涯便成为另一个"容器"。

占据不同音乐容器之间空间的音乐被称作过渡音乐或者是占据过渡空间的音乐（Aigen，2002）。❶ 过渡音乐把我们从一个容器带到另一个容器。过渡音乐既可通过某种方式连接不断重复的音乐体验，例如回旋曲式，也可从某种音乐体验斡旋至另一个中，就像在感恩而死乐队的演唱会中，不同类型的歌曲可以通过过渡音乐相互连接。

相比于歌曲或其他类型的音乐作品，过渡音乐没有那么结构化，也没有那么清晰的音乐身份，其中有种从一个特征鲜明的音乐过渡到另一个的感觉。作为其结果，这种音乐可能会更加具有模棱两可的特征，且特定的调性、节奏与和声规则可能会被暂时抛到一边。过渡音乐的具体特质是由其风格所决定的。举例来说，如果某个风格有着标志性的节奏律动，那么其间的过渡音乐可能会在这个维度做特别的处理，去运用非常规的节奏元素。

我们可以通过两种方式来思考音乐治疗与过渡音乐的关系，其中一种是把其看作连接不同不相关的音乐体验的通路。在遵循音乐流动的规律或逻辑的前提下，它能把我们从音乐的"此处"以一种非计划、创造性的方式带到音乐的彼处。对于感恩而死或其他运用这种即兴演奏方式的乐队来说，过渡音乐是一种可以把各首歌曲相连，以创造无缝音乐体验的方式。当感恩而死乐队以这种方式使用过渡音乐时，这些即兴音乐的特质并没有远离之前及之后的歌曲。这种对于音乐形式的扩充可以增强听众们在艺术和审美上所获得的满足感，也能强调音乐体验作为一种集体仪式的价值。

在音乐治疗中，保罗·鲁道夫（Paul Nordoff）和克莱夫·罗宾斯（Clive Robbins）早期与来访者伊杜（Indu）的工作是一个这种类型的过渡音乐的实例（Aigen，1998）。在与伊杜的治疗中，鲁道夫和罗宾斯演奏

---

❶ 这段关于过渡音乐的讨论主要依据笔者对于通俗音乐风格较深入的了解来进行。尽管我认为，这些见解同样也适用于其他形式的音乐，比如西方古典风格的音乐，但这要由那些对这些风格及其在音乐治疗中的应用更熟悉的人来决定其正确与否。不过，我想这些见解以及对于旋律和身份的讨论会适用于形式各异的音乐治疗，包括音乐引导想象与鲁道夫·罗宾斯音乐治疗。

占满一整次治疗的即兴音乐，其音乐是一个无缝的整体。当这段从治疗开始时便开始的即兴音乐结束，治疗也就结束了。

每次治疗由三个主要部分以及两个将它们相连的过渡部分组成，分别为："开幕""向工作过渡""工作""向收尾过渡"及"收尾"。"开幕""工作"及"收尾"三个主要部分中的每一个都承担着与治疗关注点相关的特殊任务。过渡部分的目的是促进从一种音乐—心理状态到另一种的转变。这对于治疗师与来访者共同创造的临床—审美形式至关重要。

另外一种对过渡音乐的思考方式是将其本身就看作一个目的地。这样一来，它就成为一个体验的媒介，而不仅仅是去往其他地方的方式。这种类型的过渡音乐可以更加被视作存在于"容器"之外。它不再只是一个功能性的音乐工具，连接着具有更清晰关注点或身份的音乐，例如具体的旋律或歌曲。对于感恩而死乐队来说，"过渡空间"也成了另一个能身处其中的地方。这种音乐可以抛弃所有音乐中惯用的和声、节奏甚至是质地，可以由返送音箱发出的声音或由非常规手段所制造出的乐器声音组成。在这种音乐中，最被看重的是它能否体现流动性、灵活性、探索性、创造性以及自发性等价值。这是一种挑战规则的音乐。

我们之前讨论过的来访者劳埃德（Lloyd）的案例阐释了对某旋律产生认同，并接着投入在这第二种形式的过渡音乐之中的能力（Aigen，2002）。在开始音乐治疗时，劳埃德是一位 27 岁的男士。他在语言、行为和自理能力方面都存在着较大的障碍，但他有着很强的音乐敏感性。通过通俗风格的音乐即兴，音乐治疗进程不断地深入发展。艾伦·特里（Alan Turry）是他的主治疗师，笔者是协同治疗师。

一个 E 多利亚调式的主题成为他治疗中的主要媒介。当这个主题作为之前曾发生过的事来被演奏时，它提供了安全感、身份感以及再次来临的感觉。这是仪式中很重要的一部分，特别是当体验中带有那些会被认为是威胁的元素时，因为它能建立一种"我们曾经做过这个，而且完好无损地幸存下来了"的感觉。我们也推测，这个旋律能为劳埃德提供一种坚定不移的感觉和体验，而这是之前并不存在于他内心的一种感受。随着时间不断发展出来的这段旋律成为一个媒介，被用作探索音乐本身、我们的音乐关系、劳埃德的内心世界以及我们独特的团体音乐身份的各个方面。

最初，劳埃德无法在任何音乐互动中保持超过几秒钟的时间，而且我们一起创造的绝大部分音乐都具有非常稳定的速度和力度，其情感特质也较中性；音乐中不能存在任何方面的不确定性；音乐中也不强调亲密性和内省性这类特质。一旦音乐变得自发、富有表情或不可预测时，劳埃德经常停止参与，奔出音乐治疗室。

然而，经过一段时间的发展，劳埃德最终不仅能容忍，实际上还能享受长时间、有内省特质且带有音乐和情感变化的即兴演奏。我们相信，这个 E 多利亚的主题在劳埃德的身体、情感和认知领域都发挥了"容器"的功能。身体上，在投入这个音乐时，劳埃德并没有感觉他必须要被逼着四处走动或离开音乐治疗室；认知上，当他保持在音乐中时，他的注意力被完全地抓住了；情感上，这个主题能让他渐渐接受不稳定的感觉，而这些感觉会使他严格地限制自己音乐中的表达性。对劳埃德如此突出的临床进步的理论解释是，他把这个旋律认同为他严肃、内省和沉稳的那一部分，而这部分是他自己从未通过其他途径体验和表达过的。只要他深深地认同这个旋律，那么就像这个旋律一样，他也可以变得广阔、深沉且有探索性。

当艾伦第一次引入这个 E 多利亚的主题时，它是占某次音乐互动中大部分时间的一个音乐动机。艾伦在钢琴上演奏了数遍这个主题，劳埃德通过吉他扫弦加入。在重复了几遍后，劳埃德便结束音乐。

渐渐地，我们开始延长两遍主题之间的空间。空间里的音乐变得更加流动和内省，更加属于彼此，而这些东西都是劳埃德在治疗之外难以得到的。随着时间的推移，旋律和过渡音乐的关系出现调换：该旋律结束得更快，且更加充当过渡空间进入点的角色，而不仅仅是作为自己本身不断重复。这使得更丰富的积极临床体验成为可能。总的来说，劳埃德活在过渡音乐空间中的能力取得了很大的临床进步，他能在没有外在结构的情况下更好地发挥，能承受不确定性，也能认同那些具有流动性的东西。

音乐与人类生命之路

过渡音乐与阈限

过渡音乐与阈限（liminality）——即事物的过渡状态有许多相似之处。音乐治疗中的音乐能同时提供自由、结构以及在两者之间进行转换的通路。在本书中对音乐共睦态的讨论中描述了特纳（Turner，1966）所指的两种对立却又互补的社会功能：阈限及地位系统（status system）。阈限是仪式体验，包含了转变、共睦态和神圣感等特征；地位系统代表了日常功能，其特征与前者相反，是稳定、结构化与世俗的。❶

所有的人类发展都发生于自由和结构的不断更替之中。这既发生在个人的心理层面（请回想我们之前对"再充电"现象的讨论），也发生在社会层面，比如各种节日及与其相关的仪式。个人和社会需要能在两个极点之间顺畅地进行转移才能健康地发展。

自由和结构的对立是以过渡礼为例的仪式中的必备方面。身处于过渡仪式中的人处在从一个社会角色到另外一个的过渡之中。这些角色具有明确且固定的身份状态。固定状态之间的过渡时间就是阈限，在它之中的人的社会角色是模糊的。在这段时间中，个人身份的可塑性更强。

如之前所讨论的，人们在共同参与仪式时所得到的特殊感觉被称作共睦态。在结构中的生命是可预测、目标导向、执行常规、面对实际操作性的问题的；在共睦态中的生命是充满了大量快乐且富有感情的。它给人的感觉可以是魔幻且给予人鼓舞和灵感的。健康的社会和健康的个人需要同时具有以上两者，因为没有共睦态的结构会使社会生活变得机械、贫乏和空虚，而没有结构的共睦态不能处理社会中日常生活的实际需要。

---

❶ 笔者（Aigen，2002）把这些观点应用到对通俗音乐即兴的临床分析中。研习音乐技能及学习特定的曲子是地位系统领域中的活动的示例。过渡音乐及即兴音乐一般来说则反映了阈限体验。在生命和治疗中，这两种类型的体验都是必要的。

有些时候，认知、情感或身体的问题可以被理解为在结构和自由之间的转换能力的问题，而有这些障碍的人可能会完全生活在这两种之一的极端中。有些人非常有创造力或艺术性，但不能结构他们的生活，并使他们的创造性技能成为他们维持生活或获取满足的基础；也有些人在严格或有结构的情形下做得出色，但很难有自发性和创造力，从而错过了生命中的欢乐。

残障或创伤也有可能会使人难以成功地在这种模式中来回往复。换句话说，尽管某人生命中的困难有可能是因受困于一个极端而导致的，但也有可能是因为他不能将两种类型的体验整合为连贯的自我。有可能最难处理的元素就是过渡本身，而不是自由或结构的体验特征。实际上，在生命的过渡期中经常会出现很多困难：微观尺度上，某个儿童音乐治疗小组能很好地完成结构化活动，但在两个活动之间的过渡中便会变得失去秩序，调皮捣蛋；宏观尺度上，某人可能不能从一个发展角色过渡到另一个，比如从儿童长成青少年或从青少年长成成人。

让我们用这个理论框架来分析一些音乐治疗师常面对的来访者，比如刻板的自闭症儿童、因心理创伤而害怕未知的人、某个过着呆板机械生活的精神病患——这些人都可被看作被困在结构中的人。此外，多动的儿童、有双向情感障碍倾向的人、在社会结构中找不到满意出口的充满创造力的人——这些人是被困在自由中的人，他们因为不能在结构中行使职责而难以得到更满意的生活。让我们再想想那些在精神病院或收容所表现良好，但在结构化的环境之外，生活却变得混乱和不健康的精神病患或流浪汉。他们可以被看作在结构和自由的两极间来回跳跃，但在离开收容环境后并未把结构整合进自由的人。对于所有人来说，在所有处境下，能使人在这两极之间顺利移动的方法都能促进人的发展以及对创伤或残障的突破。

音乐体验中的结构与反结构

尽管作为一个群体来说，音乐治疗师的主要音乐风格导向是一个值得研究的问题，并不能妄下定论，但我们可以说，大部分的音乐治疗来访者都与某种类型的通俗音乐有着重要的音乐联系。这种关系很可能支持着他们对音乐的依赖、想法和期待。因此，我们可以在不同学术领域对通俗音乐的研究成果中找到一些既可以构成音乐为中心理论的基础，又可以与那些在音乐治疗实践中发展出的理论概念相结合的观点。

罗宾·西尔万（Robin Sylvan, 2002）关于通俗音乐中宗教维度的研究很可能具备这样的特征。❶ 首先，西尔万观察到，在西方文化中，正式的宗教和上帝概念的地位和角色呈现下滑趋势。他相信，某些特定的通俗音乐形式为其听众提供了宗教性体验，但因为在传统观念里，流行音乐是"无关紧要的世俗娱乐"，所以它之中的宗教维度被边缘化、隐匿且误解了。

对听众与通俗音乐联系方式的研究揭示了其宗教功能：（1）它提供了"欣喜若狂的交融"以及一种"与神圣超然的邂逅"，后者是所有宗教共有的目标；（2）它提供了仪式和庆典性活动，以保证该体验能被创造出来；（3）它的哲学和世界观为音乐宗教体验提供了世界观；（4）它所提供的体验能被转译为对日常生活方式的指导。

通过这种方式，某些通俗音乐形式提供了一种文化身份、社会结构及团体感，使其功能与宗教的功能相同。西尔万发现，其参与者通常不会（有意识地）认识到这一点，而是将其"看作一种带有审美、社交以及经济维度的娱乐"。然而，对听众和他们偏爱的音乐形式之间关系的分析揭示了它的宗教维度。这并不是传统意义上的宗教，以某个特定的立场为基础，被具体的教义定义；这是一种后现代的宗教，由"各种音乐、宗教及文化元素混杂而成"，并进行了商业化。

西尔万承认，他的研究基于的是宏观意义上的宗教，而与神圣超然（宗教体验）的连接是所有宗教的基础。这种连接就是宏伟的宗教结构，即我们平常所谓的宗教背后的动力。然而，与神圣超然的连接在社会活动中的很多领域中都有出现，并不只限于宗教结构中。从这个角度来理解，宗教遍布在文化的所有维度中。

通俗音乐之所以以一种宗教性体验平台的角色出现，是因为宗教冲动

---

❶ 本书所有对西尔万的引用都来自此研究。

的无处安放。当正式的宗教活动不能提供与神圣超然的连接时，宗教冲动便会在其他领域的文化活动中寻找满足。西尔万称，对于很多西方世界的人来说，宗教冲动已被转移到通俗音乐活动中了。

西尔万继续论证道，音乐之所以成为满足这种冲动的场所，首要原因是它同时在人类体验的多种层次发挥作用：身体、心理、社会文化、文化符号、虚拟现实、仪式、精神。这些恰是宗教体验的作用层面。另外，音乐体验的一些特征也使它们适合成为宗教体验，包括其中对主观—客观、身体—心灵、精神—物质二元分割的超越。

以节奏为基础的流行音乐之所以能满足宗教冲动，其中一个很重要的原因要归结到它的起源，即西非音乐。被贩卖到美洲做奴隶的西非人曾被禁止宗教活动，他们的宗教冲动因此被转移至其他领域，即音乐。这种音乐在它的最初状态时就具有明显的宗教功能，并且这种功能在音乐成为完全的宗教冲动载体的过程中得到不断巩固。

布鲁斯和爵士乐都起源于这些西非音乐。正因如此，布鲁斯和爵士乐都携带着"西非宗教中的音乐—宗教活动与体验的状态"。所有以节奏为基础的通俗音乐都发源于布鲁斯和爵士乐，其中包括摇滚、嘻哈、锐舞（Rave）等。所以，由于它的起源，西方通俗音乐本身就带有为宗教性体验服务的能力，尽管这一点已随音乐形式的不断转变而隐藏起来。而且，因为这些音乐也受西方的影响，所以其宗教维度也受到欧洲文化的影响。

西尔万解释了摇滚乐是如何在 20 世纪 50 年代统治西方流行文化的。它衍生出了多种音乐风格和亚文化，因此几代美国人都被摇滚乐的中心处所隐藏的宗教敏感性及其衍生物所浸染。这种音乐是表达那些不能在传统宗教处实现的宗教冲动的完美途径，因为这种冲动就存在于这种音乐的根源处。这些音乐之所以被创造的根本目的就是提供宗教体验。

在讨论这个论题在音乐治疗中的意义时，我们一定要认识到，治疗同样也是一个满足遭挫败的宗教需要的地方，这点和音乐一样。心理治疗的过程和关注点与宗教相似：都有重复性的仪式和惯例；都基于某个世界观及价值体系；都关注内心的改变；都允诺能让人的生命满足；都能为人们对于人生意义的探索提供答案。音乐治疗是由音乐和治疗两个领域结合在一起的，而两者中都有宗教冲动的渗透。因此，它其中汇聚了特别强的宗教冲动。

在西尔万的研究中，他探讨了四种音乐亚文化；通过田野研究法，他研究了以下这些社群是如何通过宗教式的方式与他们选择的音乐产生联系的。其中包括：（1）感恩而死乐队与其被称作 Dead Heads 的粉丝；（2）浩室（House）、锐舞（Rave）、电子舞曲（electronic dance music, EDM）等一系列跳舞音乐；（3）重金属以及金属党；（4）饶舌音乐及嘻哈文化。尽管其整个研究都值得称道，但西尔万对观看感恩而死乐队演出的体验进行的阐释与本节内容尤为相关。

西尔万的研究显示，"高峰体验、洞悉感、启示感和显灵感"并不仅只是频繁地出现在感恩而死的演出中，"实际上这些就是演出想要达成的目标"。西尔万认定，该乐队的第二轮巡演是这种体验最经常发生的时候。这些演出是由结构化的歌曲与探索式的即兴演奏无缝衔接而成的。这第二轮巡演的中心被最为实验性的即兴演奏所占据，这种演奏通常被简单地描述为"空间"：

> 一个没有围墙的音乐空间……歌曲的结构被遗弃了，音乐中的元素被模糊了。在这种音乐中，唯一必须存在的就是对崭新疆界的探索……其中，节奏、音调、音色、旋律以及和声都可以通过一种无规则或先决条件的方式被探索。（Bralove，Sylvan 引用）

该乐队的主音吉他手杰瑞·加西亚（Jerry Garcia）称这次巡演的形态"是从迷幻体验中取得的灵感……它做了各种尝试，然后解为碎片，然后回归，然后重组"。❶

尽管其中发生的意识与自我的拓展被听者体会为"与整个宇宙的神秘联结"，但这并不意味着这个过程对于参与者来说是轻松的。实际上，参与者经常会在其中遭遇艰难黑暗的时刻。这第二次巡演的体验可能是关于

---

❶ 海伦·邦尼（Helen Bonny）也把迷幻体验的形式认作她 GIM 治疗模板中的重要组成部分：她表示："我在一次普通的迷幻药体验中观察到了一种天然的情感轮廓，而在我为迷幻药治疗……设计音乐程序时运用到了这个情感轮廓。后来，在非药物的心理治疗与 GIM 治疗中，我使用这个情感轮廓作为音乐程序的设计基础。"（1978b，第 39 页）在 20 世纪 60 年代以前，迷幻药 LSD 在美国并未被列入毒品，且曾被用在不同形式的心理治疗当中。——译者注

"瓦解、死亡和重生的"，参与者的自我随着音乐元素的瓦解而瓦解，而只有音乐中的和谐以及歌曲形式从空间中的不和谐和混乱中浮现时，自我才能得以重构：

> 这种对结构的脱离有着一些特点，即先进入比较短的，有着相当清晰结构的歌曲部分，逐渐走向扩展和混乱，然后再回到结构中……这是死亡和重生的一种音乐化体现。你会从结构中出发，移向完全的混乱和解离，然后再回归到结构中，但很明显此时你就不是开始这段旅程之前的那个存在了。

西尔万认为，音乐体验中解离、死亡以及重生的顺序与特纳（1969）基于结构—反结构—结构顺序的仪式过程模型具有一致性。在特纳的模型中，"参与仪式者会从日常生活的结构中脱离，为了焕然一新的体验而进入一种阈限状态，而这种体验经常带有'危及生命'的性质，是旧身份死亡的象征；在此之后他们再以一种新的社会身份重返社会"。在特纳的模型以及感恩而死的演出中，其体验中最重要的阶段都是中间的反结构部分，因为它是"仪式中的关键体验和信息传导至参与仪式者中的地方"。整个过程的结果中包含着朝向新身份的转变，这也是这个过程的标志之一。

这种存在于人类发展中的三阶过程披着这些不同的外衣不断出现。观众在欣赏这些演出时出现了解离—死亡—重生的个人体验；其中的音乐出现了结构—解离—结构的形式；在特纳的仪式过程形式中包含了结构—反结构—结构的基本过程……当过渡音乐充当自由阶段时，音乐治疗中的结构—自由—结构也可以被视为这种个人转变中的基础过程的另一种表现形式，而这过程是很多治疗中交汇的核心，也是之前所提及的仪式和非临床音乐体验中的必要部分。

西尔万援引了一些在宗教体验中很常见的现象来说明这种体验对人们在演唱会之外的生活的影响，而这些现象似乎与治疗也格外相关。其影响的方面包括：（1）体验到情感和身体上的治愈；（2）与自身存在中更基础的部分产生连接，进而影响到在生活中的决策；（3）得知某种在音乐中可能的自我存在方式，并尝试把其带到音乐之外的生命里。

以上所有这些好处都可以很好地成为音乐治疗的显著成果。对这一点的阐释也支持了音乐为中心思想中极重要的一个观点，即音乐在音乐治疗和音乐其他的社会功能中的价值具有基本的统一性。

（1）观众报告了多种类的身体疗愈，从"感冒被治好了到治愈了困扰终生的头痛，以及纠正了严重的脊椎错位"。情感上的治愈包括从离婚等人际关系困扰所带来的痛苦中痊愈。

（2）演出中的强烈体验起到了帮助观众与他们的核心部分相连接的作用，这指引他们在演出之外的现实生活中做出实际决定：

> 对于我来说，感恩而死的演出唤醒了我真正的自我。我之前被日常过多的琐事掩埋，都快认不出我对于生命的初心。接着，我去看了感恩而死的演出，这些东西就被音乐、舞蹈和迷幻体验带走了，我能再次看见我最初的面容了。然后我说："没错，这就是我生命的意义，这就是我生命的故事"……然后我从演出中离开，进行那些能让这些领悟变为一系列改变的实际日常行动。

参与西尔万研究的人报告，这种形式的领悟，即将某人生命的结构与他们存在的核心部分相连，确实能在实际生活中产生效果，其中包括决定离开现有的伴侣或开始新的职业生涯等。

（3）演出中所得的体验还帮助唤起人们对生命的活力和投入。它令他们以一种更深且更满足的方式去体验生活：

> 它将我送归到生命之中，因为我曾经都有点不奢望能拥有满足、快乐且激动的生活了，不奢望能完完全全地活着。它让我以一种非常纯粹的方式感受到，我完完全全地在活着，我记得我当时的感受。我记得我感到："啊！我们就是为了像现在这样才来到这儿的。"

对很多人来说，自己在音乐中所体验到的存在方式同时也是他们希望在日常生活中再次创造的。他们的"目标是以一种新的社会身份回归日常的世界中，并在其中创造一种能更精确地反映那些在这反结构体验中瞥见的理想状态的结构"。而如同我们前面所提到的，对这些目标的追求会导致"在情感关系、工作以及生活状态中的重要改变"。

即使人来到音乐体验之外，这种反结构的即兴音乐所曾提供的关于自我、他人、外部世界以及现实的体验也能改变人们看待他们自己的方式和他们对今后人生的想法。这些原理除可以解释这种特别的音乐亚文化的价值以外，也是对音乐治疗效果泛化过程的一种音乐为中心式的贴切描述。在以对意识和自我的拓展为导向的互动式自发 Musicing 的内在价值的引导下，人们可以在日常生活中出现改变。

在这些歌曲和演出中都存在着"结构—反结构—结构"，而在人整体的生命节奏中，这场演出便成为那个"反结构"，缓解或平衡了生活中的种种结构。音乐治疗就像这摇滚演出，可以成为生活中的反结构，但在治疗内部，就像这演出一样，这种整体是反结构的体验内部却存在着"结构—反结构—结构"模式。实际上，"结构—自由—结构"这个模式在下一部分会被当作一种普适音乐治疗过程模型的基础。

在保罗·鲁道夫和克莱夫·罗宾斯早期的工作中，我们可以明确地发现这种动力模式，尤其在他们与之前提到过的来访者伊度的工作中。伊度这个案例为这种音乐治疗模型的建立提供了灵感（Aigen，1998）。对于音乐治疗师而言，按规定演奏的能力对于提供结构来说是不可或缺的，因为在这种体验中如果没有不断重复的主题，那么循环的结构就不存在。就像即兴演奏能力对于提供自由和反结构体验来说是不可或缺的，按规定演奏的音乐提供的是结构的体验。而这两种存在状态在治疗师的旋律即兴中得到整合。

对感恩而死的拥趸来说，这种在主流摇滚乐中非常规的对于即兴演奏的着重强调是构成该乐队吸引力的很重要的部分。它被视为"通向某种在每个时刻都以不同的形态出现的神圣智慧的途径"（Silberman，Sylvan 引用）。这种即兴演奏的方式隐含着一种信息："当你真正开始研究它是怎么回事时……你会发现……其中包含着对失去以及美的瞬息即逝特征的接纳"（Sylvan）。这种创造音乐的方式被当作人生的模板。它教会人们，如果能在生活中抛弃预设概念，美和灵感便能显现。人越能对既定状况下将要发生的事保持开放，就越可能见证"美的不期而至"。

西尔万所讨论的音乐体验中的很多方面都与音乐治疗过程相关，尤其是在音乐为中心的视角下。我之前已经讨论过了该演唱会的体验轮廓与音乐引导想象治疗的相似之处。甚至说，观看演出者所描述的体验读起来就像是从 GIM 治疗中所得到的一样。

但是，感恩而死的演出包含即兴演奏，而 GIM 用的是录制好的音乐，这个核心要素的不同引出了疑问：当该演出被用来与如鲁道夫·罗宾斯音乐治疗等主动式的即兴演奏音乐治疗方法相比较时，我们可以说这两者兼容，但与 GIM 呢？在完全预先写好的音乐中，"结构—反结构—结构"的这个模式会以一种与即兴音乐不同的方式呈现。

然而，这不是说预先写好的音乐中就不能融入"结构—反结构—结构"或"结构—自由—结构"的模式，因为在创作中也有办法去制造出反期待或常理的音乐，这些都是反结构音乐的特征。实际上，对这两种工作方式异同的研究是一个重要的课题。

鉴于音乐治疗中的两种工作方法存在不同，我们不能判定这个同时出现在仪式、通俗音乐和音乐治疗中的三段式模型在使用即兴演奏的主动式音乐治疗中以及使用预先写好音乐的接受式音乐治疗中的呈现方式是一样的，尽管我相信，这个模型与这两者都有相似性，所以相关性是存在的。但这并不是在贬低即兴元素的独特贡献，通过使人更能活在当下，它似乎能帮助我们在瞬息万变的人生中找到价值。

拓展治疗和人生的隐喻化容器

丽莎·莎莫（Lisa Summer, 1992, 1995）曾提出一个关于音乐引导想象中的自我实现机制的理论。它基于西方古典音乐作品中特定的音乐发展元素，且这些元素与温尼科特（D. W. Winnicott）的发展理论有对应关系。自我的发育过程在温尼科特的理论中尤为重要，这发生在儿童去学习掌控那些由不熟悉和有挑战性的体验所引起的焦虑情感时。通过过渡空间的概念，儿童便能开始内化那些起初只是因为不熟悉才变得可怕或有挑战性的事物。以这种方式，儿童的世界得以扩大，因为他能开始吸纳更大维度的人类体验了。

莎莫（Summer，1992）解释道：

> 当儿童遭遇了某种陌生的事物或体验，例如一个新玩具，这种"非我"体验可能会在一开始时制造出焦虑。然而，在家长的支持下，这种焦虑可以成为一种"对行动的号召"。家长可以鼓励儿童玩这个新玩具，并使儿童将其纳入自己的舒适圈，即"我"体验，从而拓展他的能力、行为以及情感——拓展他在这世界中的存在。

莎莫又指出，音乐能"很有效地创造音乐化的过渡空间，其中来访者能体验并接纳那些新颖且有时甚至可怕的'非我'体验"。她理论的重点是解释西方古典音乐作品如何能被理解为以下三段式过程的对照：（1）某人对自我有一种既定认识；（2）出现了某种不熟悉或可怕的过渡性遭遇；（3）最终将这种不熟悉纳入对自我的认识之中。

莎莫将温尼斯特的思想融入她自己理论的方式是在第二章中讨论过的桥接理论的一种体现。她并没有宣称 GIM 的价值建立在温尼科特所提出的过程之上；与之相反，她以一种类比的方式调用了温尼斯特有关儿童发展的观点，以求更好地解释 GIM 的过程机制。在她对如何从心理学的角度理解作曲家在奏鸣曲式中对音乐材料的处理方式的精妙论述中，她展示出了这种鲜明的立场。

莎莫指出了贝多芬是如何在第五交响曲第一乐章的展开部中：

> 将呈示部中的材料解剖、拼接及重组……为了继续发展这美妙的旋律，作曲家甘愿把其轮廓破坏。为了改变句子的听感，它们被拆成碎片。节奏被剥夺或干扰，以求增强该乐章传递的听觉信息……在奏鸣曲式中，这些在展开部中对呈示部中音乐元素进行的重新考量近似于"我"和"非我"的治疗体验。音乐的"意识"得以拓展，标志着呈示部的那个"我"在思维过程的不断发展中变形，使这种"非我"变得不那么可怕，继而更容易被心灵所接受。

这种对于之前呈现过的音乐元素的重构是音乐创作中的重要手段。莎莫（Summer，1995）也就这一点对莫扎特 K331 号钢琴奏鸣曲进行了研究，并讨论该曲中的变奏是如何与原主题产生联系的。其中最重要的是她对变奏二的评论：

　　莫扎特挪去了变奏一中右手所奏的倚音，并把它们放在左手本应用作呈现标准和声的那些音中。这使得音乐在不和谐的同时又精美高贵，带来了似乎有些自相矛盾的伴奏效果。之前带有冒险性和探索性的音乐元素现在似乎被整合进伴奏的变化之中。

　　起初，这些半音是作为过渡元素呈现的，是音乐中不熟悉的元素；随后，它们被整合到"熟悉"之中。这些本在旋律"容器"之外的音乐元素进入"容器"之内，也进入了在音乐中活着的自我中，进而，"容器"和自我都得以拓展。

　　在音乐治疗中，歌曲、乐曲、重复的旋律以及动机都可以通过发挥其"容器"的功能来提供结构元素。这些熟悉的东西可以帮助人找到方向，给人例如"我知道我在做什么""我在熟悉的地方""我在这首歌里""我知道下一步该发生什么"的想法。这是一种在熟悉的地方，有着已知的结构，且有着明确的角色的感觉。

　　在即兴式音乐治疗中，斡旋于不同"容器"之间的是音乐通路以及其他形式的过渡音乐（见图3-1）。它在结构—自由的摇摆模式中充当自由的部分。当来访者认同一首乐曲，这个"容器"成为自我的显现时，歌曲中自发和自由的元素会变成这个人自我身份认同的一部分。来访者可以感到"我还在这首歌里，但身处的是其中临时的自由部分"。来访者被这首歌容纳了，进而其中的自由部分会更容易被处理。

　　音乐的过渡和通路也能被用于连接不同的歌曲、乐曲或即兴演奏（见图3-2）。这种情况中存在着更多的不确定。伴随其而来的自由会带来更多的挑战，但从而也带来更多潜在的可能收获。然后，"容器"扩大了，变成了每次音乐治疗，因为来访者并不在这首歌"里面"了（见图3-3）。

　　在更高层的框架中，过渡音乐可以连接治疗的不同阶段，并斡旋于长期治疗过程中的不同元素间，并不只局限于单次治疗中的元素。"容器"现在是治疗关系或治疗过程，取决于来访者与治疗师关系的性质、工作的手段或/以及来访者独特的需要（见图3-4）。

　　劳埃德的案例清晰地解释了这种过程（Aigen，2002）。在这项研究中，来访者的治疗过程明确地呈现出了一条从结构到自由再到结构的长长弧线。在最初的阶段中，结构呈现在占据了大部分治疗时间的简单旋律以及直接的音乐风格中；第二阶段中的自由度提升了，出现了涉及音乐中更加基础层次的即兴演奏和流动性的过渡音乐，并发展出结合多种在第一阶段中出现过的通俗音乐风格的个人化风格；第三阶段的特点是回归于更多结构，其中出现了很多高度结构化的风格，比如波尔卡和雷鬼。有趣的是，自由阶段（第二阶段）中实际上也有微缩的结构—自由—结构模式，它出现在以下三种情况中：（1）风格化的即兴音乐演奏；（2）在无明确风格的过渡音乐中的即兴演奏；（3）以上两种情况融合成一种个人化的风格，是该来访者与相应的治疗过程所独有的。

在最后一种理论框架中，整个治疗过程被体验为一种过渡，而这可能是治疗应终止的一个表征。尽管治疗过程中有结构元素，但其本身还是变成了一种过渡过程。治疗中的音乐起到从一种身份认同阶段（治疗前）到另一阶段（治疗后）的过渡作用。容器就是生活本身（见图3-5）。对于那些问题较轻的非残障来访者来说，能良好地适应生活就标志着他们已经没有治疗的需要了。对于那些有长期特殊需要，一生都有潜在治疗需要的来访者来说，这可能标志着一个合适的治疗结束点。

我本想说，治疗过程中最基本的容器是"歌曲"，但实际上，其中涉及更多的元素。在即兴式音乐治疗中，我们可以把音程理解为最初级的"容器"。在保罗·鲁道夫的即兴式音乐治疗中，一整节治疗长的即兴演奏可以始于某个单一重复的音程。一旦它作为"容器"而得以被建立，接下来发生的音调及旋律的拓展都会被体验为对来访者世界或"容器"的拓展。

在治疗过程的下一步中，主题和歌曲变成"容器"，之后每次治疗被体验为"容器"，接着到达一种整个治疗过程或是治疗关系就是"容器"的状态，最终发展成生活本身作为"容器"，在其中这个人能感到基本的安全感和被抱持感。

我们可以把这一整个音乐治疗过程看作一个整体，即一个通过音乐去学习把结构和自由的体验在越来越广大的层面上进行平衡和整合的过程，

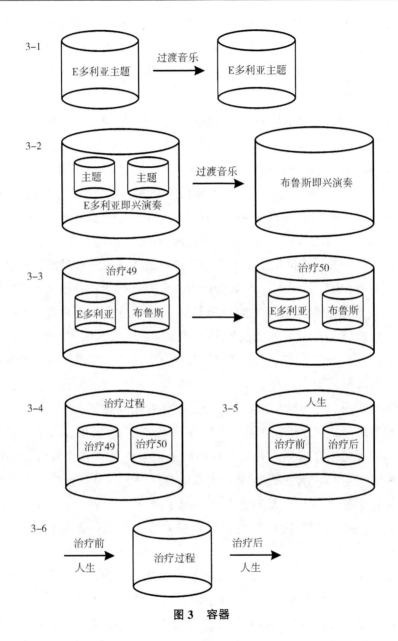

图3 容器

而它最终会令人达到其潜力允许下最佳的内部平衡状态。这可能可以被认作一种在音乐治疗中通过音乐进行自我实现的模式，它适用于不同种类的，有不同需要的，功能水平各异的人群。

治疗中包含了从结构到自由的往返过程，而这过程也是生命的特征。所有 Musicing 的形式都在这个连续体的某一段上。在实际情况允许的前提下，一个人能热切地接纳其在任何维度上的来回变化，并将这体验连贯地整合入自我中——这可以被视为很多音乐为中心音乐治疗的目标方向。

流动性、自发性以及在此时此刻的完全的投入是标志着阈限或过渡音乐的特征，而它们也会随着治疗进程而发生改变。在上文提到的研究中（Aigen，2002），这种音乐一开始纯粹起到的是在治疗中更结构化的部分之间斡旋的功能。最终，这种过渡音乐从一种由某处到另一处的途径变成一种媒介，本身就有体验的价值。它变成一种因为其独特特质而会被直接主动地寻求的体验。

起初，音乐的结构化元素被视为它的目标；过渡部分要把我们带到主题，而即兴演奏的功能是在主题、旋律、动机或歌曲之间创造过渡。最终，这个之前只是被当作过渡和去往目标手段的东西变成体验的一种媒介。音乐过渡，也就是通路，变得比实际的目标更夺目。

所有人都需要结构和自由的体验。能促进个人发展且传播文化中智慧的仪式就依循这样的模式，即结构和共睦态两者来回切换。音乐也体现了该原则。

阈限状态是一种过渡。它在很多不同维度上都存在。它是一种脱离期待，脱离平常状态的自由体验，是一种倾情投入的体验。起初音乐中只有很少的过渡。这些东西在治疗中渐渐地扩大。过渡的领域和范围扩大了，故我们能在更广大维度的过渡和自由体验中感到更安全。在其中我们不仅仅是感到舒适。我们接纳它们，并通过它们确认我们活着的原因。

最终，生命本身会被体验为一个大大的过渡，从出生过渡至死亡（见图 3-6）。学习去珍视过渡状态能提高我们的意识，使得我们能欣赏生命作为一个过渡的价值。因为我们不能改变我们出生的事实，也无法阻止死亡，故我们生命的起点和终点都已经被写好了。我们能决定的是我们走的路，所以路才是应该被我们珍视的。

在本书针对终点即为起点这个问题的讨论中，很多要点都关于这种认识如何能促使我们投入于此时此刻。对于那些无法改变现状的人，比如永远失去了语言或运动能力的中风患者来说，这种思想能让他们更加接纳自己的处境。通过培养对当下的珍视，音乐能让人更关注他们仍拥有的，而不只是他们失去的。

在此分享一点笔者的个人经历：在写作本书的这段时间，笔者有一个50多岁的男性音乐治疗来访者，他完全丧失了表达性语言——无法说出单词，也发不出辅音。在和笔者工作了几年后，他开始能发出几种不同的元音，并带有音调起伏地保持它，从而能在我们一起演奏流行歌曲时发出近似的旋律音。《依帕内玛女孩》（The Girl from Ipanema）是他最喜欢的歌曲之一。在这首歌里的很多地方，元音都会被拉长至好几个小节，这恰恰是这个来访者能做的少数事之一。当我们在这些时刻一同唱着这些长音时，我们是平等的。他在歌唱，他在做着此时此刻音乐所要求的事，在歌唱中强调的并不是他的那些局限。在那些他能自如活着的时刻中，他的残障并不存在，因为残障并没有损害到那些音乐要求他做到的东西。

音乐能把我们带到此时此刻——也许对于残疾人来说，这个带有超个人意味的领悟可以缓解他们的痛苦和失落，因为它能使人关注并享受当下。当然，正如同本书中不断强调的，这些对于残疾人来说比较明显的好处也同样适用于正常人。

科林·李（Colin Lee，2003）讨论了音乐现象与生命力以及死亡过程的联系。他表示，尽管"音乐是一种产生生命的力"，它也能表达及反映死亡的过程。在考虑音乐的实质时，李援引了贝格比（Begbie）的观点："音乐通过音调从出生到衰减再到结尾的短暂循环连接了死亡。"

该观点与辛克（Schenker）关于下行旋律线的观点一脉相承，辛克认为它"又是音乐旅程，又是死亡的宿命"（Saslaw，1997~1998）：

> 每一个线性的进程都标志着生命永恒的形态——从出生到死亡。在经过音中，这线性进程以自己的形态开始并存在着，终止于它达到目标的那一刻——就像生命本身一样自然。（Schenker，Saslaw引用）

李（Lee，2003）以一种宏观音乐结构的视角讨论了音乐和人生在展开方式上的相似之处，特别是在"一首乐曲的开头预示了某种脆弱却崭新的创造性力量的诞生"这一点上。正因为"音乐的生命循环与人类的生命循环没什么不同"，音乐便能促使人活得更完全，也能在人死亡的过程中起到作用。

过往充足的经验告诉了李音乐中的美能怎样自然地促进从生到死的过程。尽管他承认，在这些时刻中，很多时候使用的是录制或预先谱好的音乐，但他最感兴趣的还是在这个过程中的即兴音乐里所包含的创造性回应模式。李认为："即兴演奏是其中的核心。人际关系、音乐和死亡中的美在这里融为一体。在音乐的精华部分中，每一个时刻、乐句、音调、眼神、手势以及细微差别都被囊括了，其中的每一个都是另外那些的延伸。"

李接着讨论了即兴音乐能否"反映人类深重的存在及逝去"：

> 即兴音乐作为不能预见事物的化身，作为通向无尽可能的窗，可能可以成为表达我们存在的丰富性的一个渠道。我有很多来访者都曾直接面对过他们生命的短暂性。通过与这些人工作，我不断意识到，即兴演奏能直击人类无常性的核心……即兴演奏能精确地反映生命的短暂。即兴演奏中拘束和自由的平衡使它有潜力帮助人认清人类存在中的艺术化成分，同时更加理解艺术对人的重要性。

与本书类似地，李接着指出，这自由和结构之间的交替模式对于解释音乐在音乐治疗中的价值来说尤为重要。当意识到生命本身就是一个过渡时，我们便可以将李所讨论的临终关怀领域作为更广泛的音乐治疗应用的缩影。在临终关怀中，音乐的精髓及生命的过渡性质都得以展现。音乐能够很好地伴随这最后的过渡，而以同样的方式，它也能促进生命中所有形式的过渡——或者说，促进"生命"本身这个过渡。

某个音乐元素究竟代表结构还是自由，取决于不同人的观点，很难给予其绝对的定义。当某次即兴式音乐治疗由三到四个主题组成，并由过渡音乐在其间进行连接时，其旋律就组成结构，而过渡音乐组成自由。

另外，对于祖克坎德尔来说，不变的结构是音乐中的力场。旋律的力量源于其运动中的自由。旋律的存在本身就体现出音乐核心中蕴含的自由。投身到音乐中就等于投身到自由和结构的平衡中，同时也会学习到去珍视那些人们自主选择的通路的价值，而不只关注目标或终点。

所以，什么是治疗？什么是音乐治疗？它是通路还是终点？它是过渡还是容器？要回答这个问题，我们可以思考一下"英雄之旅"中的英雄，他总是能回到家乡，将旅程结束在他的起点；音阶结束在它的起点；一首曲子结束在它的起点，也就是无声；我们的生命也会结束在它的起点。正因为我们真的无处可去，真的没有别的地方可去，所以生命的意义就是去充分地活在当下。

尽管如此，作为人类，这两种体验我们都很需要。我们想去感受自由，但同时我们也希望感到被抱持；我们想去尽可能深地感受当下的时刻，但我们也希望生命并不只存在于一系列不断延续的时间中，我们希望我们因人而异的目标是有重要意义的。

从根本意义上讲，我们既需要过程，也需要结果；既需要过渡，也需要容器。我们都将注定消逝，这是无法改变的命运，所以我们必须对此妥协。但是我们也渴望能于在世时实现我们的目标，而我们也必须为此寻找办法。实现我们的目标，我们才能安心地回归尘土。这样我们才能感到不辜负这世间的一遭。

> 这世界的构成方式有悖常理——无论我们往哪走，我们实际上都在回归；起点就是终点，两者是一样的；所有的路都通向它自己的起点。在音调的世界里，这些都是不言而喻的常识（祖克坎德尔，1956）。

脚下的路就是意义。去活在音乐中就是去体验目的地如何成为去这条"路"的手段，而不是反过来。这并不削弱二者中任何一个的重要性，这只是扭转了我们去看待它们的传统视角。音乐为中心音乐治疗就建立在这个关于音乐和人类生命的基本真理之上。

后记 略谈音乐治疗的社会角色

很明显，音乐为中心思想着重强调了音乐治疗师和音乐治疗学习者的音乐技能以及态度，这是因为它们是进行互动的主要工具，而且音乐是治疗师和来访者产生交汇的主要领域。然而，比较难看清的是音乐为中心思想如何影响到人们对音乐治疗工作层次的认识。

对于这个问题，有人认为音乐为中心音乐治疗只能是一种高层次的治疗，因为治疗师必须富有经验，并内化了依托于心理学思想的理论框架来支撑实践（A. Turry，个人交流，2004年2月1日）。

与之相反，如果按布鲁夏（Bruscia，1998）所讲的音乐治疗的实践层次来说，音乐为中心思想则可能更适合归于更基础的层次而不是高级层次。布鲁夏是这样描述基础层面的治疗的："某种实践，它能满足来访者的主要治疗需要，并进而对来访者及来访者的生活产生普遍意义上的改变，而音乐治疗在其中占有不可或缺甚至是独一无二的作用。"尽管我同意音乐为中心音乐治疗明显可以担任不可或缺甚至是独一无二的角色，但我认为它可以在不促成非音乐功能方面改变的前提下也胜任这种角色。因此，本书中音乐为中心思想的概念和布鲁夏的这个概念是矛盾的，因为他认为决定治疗层次的核心是来访者产生改变的范畴。再重申一下，来访者在多种非音乐领域中都出现改变无疑可以标志治疗师做了重要的治疗工作，但对我来说这是次级的标志物，并不总是治疗师的直接目标。

音乐为中心思想促生了音乐治疗与例如民族音乐学和音乐哲学等学科的合作，以阐明普适或非普适的音乐过程和结构。音乐为中心的视角使得音乐治疗与其他学科从一种接受者和给予者的关系转变成平等的对话关系。在这种关系中，音乐治疗师会从其他学科中吸纳那些与音乐治疗实践核心有关的知识，但也同时会为其他学科中的研究问题作出贡献。如果我们来考虑一下那些研究音乐体验的性质及其在社会中作用的学科，如音乐哲学或民族音乐学，很明显没有任何关于音乐性质或音乐在社会中用途的问题能够在不考虑到音乐治疗中音乐性质的前提下得以被圆满解答。因此，音乐治疗师具有与其他学科人士进行交流的义务。

在某些领域中，音乐为中心思想的实践可能会面临困难。我想，有很多音乐治疗师会被这种思想所吸引，但是他们可能比较难在自己的工作岗位和环境中去真正实践它。有可能某些单位的领导或者为音乐治疗服务提供资金支持的人会对这种方法持怀疑态度。

尽管有一些实际原因会阻碍音乐为中心思想的应用，但我还是认为这种方法有发展价值。对于一个专业来说，多元化是件好事，因为这可以使其变得强韧，而音乐为中心思想恰恰能促进这种多元化。不仅如此，社会也一直在变化，如果我们不一直在理论和实践上发展音乐为中心思想，那么它永不可能有容身之所。最后，音乐为中心实践者的信念很可能是正确的，且他们的实践是非常有益的，如果如此，我们就更有责任去追逐真理，使来访者受益，不管现在有多少暂时性的实际阻碍。

在音乐治疗师工作的健康或教育行业，诚然会有很多掌管音乐治疗职位的管理者会欣赏并认同音乐为中心的解释音乐治疗效果的方式，但也可能有更多的个人或组织需要听到音乐治疗师用非音乐的术语和方式来解释音乐治疗的作用。

即使音乐治疗师可能把增加自尊或增强运动能力这些目标当作次级目标而不是直接目标，但是并不代表去解释和介绍音乐治疗在这些领域中的作用属于不诚实的行为。实际上，音乐治疗师经常会看到来访者在治疗中以及治疗外的非音乐领域中出现积极的变化。如何去向不同的人和单位描述音乐治疗潜在和明确的作用取决于实际情况的要求。

然而，音乐治疗师要提醒自己，这些选择是在实际情况要求的前提下做出的，这份工作的核心中存在着人类在音乐中更根本的体验。我们不能因为外部情况而让我们遗忘我们工作中的真谛。

当我们超越学术界或健康领域，把眼光投射到更广大的社会中时，音乐为中心思想能够把音乐治疗与社会上其他使用音乐的行业连接，使其成为一个连续体，而不是割裂的部分。这使得音乐治疗成为对音乐的一种特殊运用而不是一种特殊的治疗媒介。

保罗·鲁道夫和克莱夫·罗宾斯很早就意识到，这种创造性的音乐为中心音乐治疗实践的意义远远超过治疗的范畴。他们在治疗方面突破性的贡献不仅是对残疾儿童潜力的一种发掘，更是对音乐意义的发掘。

> 对于那些决定进入音乐治疗行业的音乐家来说……一旦他开始作为一个音乐治疗师开展工作，他就会发现音乐艺术中一片不同于音乐创作的新维度，新天地。当他体验到作为治疗的音乐中的艺术性后，他得到的那些领悟会为他在整个音乐领域中点亮一盏新的灯塔（Hordoff & Robbins，1971）。

因为音乐为中心思想主要关心的是人们一起演奏音乐时发生的事，所以它能将接受音乐治疗服务的人与社会中的其他人放在一个平等的位置，强调两类人之间的共性。正如整本书都在讨论的，音乐能给人带来美、超然、与他人的连接、心流、共睦态、内心力量以及表达体验。音乐治疗师将这些必要体验提供给那些不能独立寻求这些体验的人们。当我们去观察音乐治疗师所提供的体验类型时，我们可以看到，残疾人和其他人从音乐中能得到的东西是一样的。音乐为中心思想能在全人类间建立一条纽带，而又因为 Musicing 被认为是人类重要的组成部分，音乐治疗也在为接受治疗者不断重申着他们生而为人的权利。

参考文献

［1］ AIGEN K.The roots of music therapy: towards an indigenous research paradigm ［D］. New York: New York University, 1991a.

［2］ AIGEN K.The Voice of the forest: A conception of music for music therapy ［J］. Music therapy, 1991b, 10 (1): 77-98.

［3］ AIGEN K.The aesthetic foundation of clinical theory: an underlying basis of creative music therapy ［G］//KENNY C. Listening, playing, creating: essays on the power of sound. Albany: State University of New York Press, 1995a: 233-257.

［4］ AIGEN K.Cognitive and affective processes in music therapy with individuals with developmental delays: a preliminary model for contemporary Nordoff-Robbins practice ［J］. Music therapy, 1995b, 13 (1): 13-46.

［5］ AIGEN K.Being in music: foundations of Nordof-Robbins music therapy ［M］. St.Louis: MMB Music, Inc, 1996.

［6］ AIGEN, K.Paths of development in Nordof-Robbins music therapy ［M］. Gilsum: Barcelona Publishers, 1998.

［7］ AIGEN K.The true nature of music-centered music therapy theory ［J］. British journal of music therapy, 1999, 13 (2): 77-82.

［8］ AIGEN K.Popular musical styles in Nordoff-Robbins clinical improvisation ［J］. Music therapy perspectives, 2001, 19 (1): 31-44.

［9］ AIGEN K.Playin' in the band: a qualitative study of popular musical styles as clinical improvisation ［M］. New York: Nordoff-Robbins Center for Music Therapy, 2002.

[10] AIGEN K.A guide to writing and presenting in music therapy [M]. Gilsum: Barcelona Publishers, 2003.

[11] AIGEN K. Conversations on creating community: performance as music therapy in New York City [G] //PAVLICEVIC M, ANSDELL G.Community music therapy: international initiatives.London: Jessica Kingsley Publishers, 2004: 186−213.

[12] ALDRIDGE D. A phenomenological comparison of the organization of music and the self [J]. Arts in psychotherapy, 1989, 16 (2): 91−97.

[13] ALDRIDGE D.Music therapy research and practice in medicine: from out of the silence [M]. London: Jessica Kingsley Publishers, 1996.

[14] American Heritage college dictionary [M]. Boston: Houghton Mifflin Company, 2002.

[15] American Music Therapy Association. Member sourcebook [M]. Sliver Spring: Author, 2002: vi.

[16] AMIR D. On sound, music, listening, and music therapy [G] // KENNY C.Listening, playing, creating: essays on the power of sound. Albany: State University of New York Press, 1995: 51−57.

[17] ANSDELL G.Music for life: Aspects of creative music therapy with adult clients [M]. London: Jessica Kingsley Publishers, 1995: 5−6.

[18] ANSDELL G.What has the new musicology to say to music therapy [J]. British journal of music therapy, 1997, 11 (2): 36−44.

[19] ANSDELL G.Challenging premises [J]. British journal of music therapy, 1999a, 13 (2): 72−76.

[20] ANSDELL G. Music therapy as discourse discipline: a study of music therapist's dilemma [D], London: City University, 1999b.

[21] ANSDELL G.Community music therapy and the winds of change: a discussion paper [G] //KENNY C, STIGE B. Contemporary voices in music therapy: communication, culture, and community.Oslo: Unipub

Forla, 2002a: 109-142.

[22] ANSDELL G.Community music therapy and the winds of change [J/OL]. Voice, 2002b, 2 (2): [2003-07-18]. http: //www.voices.no/mainissues/voices2 (2) ansdell.html.

[23] BERGSTRØM-NIELSEN C.Graphic notation as a tool in describing and analyzing music therapy improvisations [J]. Music therapy, 1993, 12 (1): 40-58.

[24] BONNY H. Facilitating GIM sessions [M]. Baltimore: ICM Books, 1978a.

[25] BONNY H.The role of taped music programs in the GIM process [M]. Baltimore: ICM Books, 1978b.

[26] BONNY H.GIM therapy: past, present, and future implications [M]. Baltimore: ICM Books, 1980.

[27] BONNY H. Sound as symbol: guided imagery and music in clinical practice [J]. Music therapy perspectives, 1989, 6 (1): 7-10.

[28] BONNY H.Autobiographical essay [G] //SUMMER L.Music and consciousness: the evolution of guided imagery and music. Gilsum: Barcelona Publishers, 2002a: 1-18.

[29] BONNY H.Music and spirituality [G] //SUMMER L.Music and consciousness: the evolution of guided imagery and music. Gilsum: Barcelona Publishers, 2002b: 175-184.

[30] BONNY H.Music therapy: a legal high [G] //SUMMER L.Music and consciousness: the evolution of guided imagery and music.Gilsum: Barcelona Publishers, 2002c: 185-204.

[31] BRANDALISE A. Musicoterapia muisico - centrada [M]. São Paulo: Apontamentos, 2001.

[32] BROUCEK M.Beyond healing to "whole-ing": a voice for the deinstitutionalization of music therapy [J]. Music therapy, 1987, 6 (2): 50-58.

[33] BROWER C. Pathway, blockage, and containment in "Density 21.5" [J]. Theory and practice, 1997-98, 22/23: 35-54.

[34] BROWN S.Some thoughts on music, therapy, and music therapy [J]. British journal of music therapy, 1999, 13 (2): 63-71.

[35] BROWN S, PAVLICEVIC M. Clinical improvisation in creative music therapy: musical aesthetic and the interpersonal dimension [J]. The arts in psychotherapy, 1996, 23 (5): 397-405.

[36] BRUSCIA K E. Improvisational models of music therapy [M]. Springfield: Charles C.Thomas Publishers, 1987: 503.

[37] BRUSCIA K E.Modes of consciousness in guided imagery and music: a therapist's experience of the guiding process [M] //KENNY C. Listening, playing, creating: essays on the power of sound. Albany: State University of New York Press, 1995: 165-197.

[38] BRUSCIA K E.Defining music therapy [M]. 2nd ed.Gilsum: Barcelona Publishers, 1998a: 192.

[39] BRUSCIA K E. An introduction to music psychotherapy [M] // BRUSCIA K E.The dynamics of music psychotherapy.Gilsum: Barcelona Publishers, 1998b: 1-15.

[40] BRUSCIA K E.Foreword [M] //STIGE B.Culture-centered music therapy.Gilsum: Barcelona Publishers, 2002: xv-xvii.

[41] BUNT L.Music therapy: an art beyond words [M]. London and New York: Routledge, 1994.

[42] CLAIR A A. Response to scientific foundations of music in therapy [M] //THAUT M H. A scientific model of music in therapy and medicine.San Antonio: IMR Press, 2000: 41-50.

[43] COLWELL C M, MURLLESS K D. Music activities (singing vs. chanting) as a vehicle for reading accuracy of children with learning disabilities: a pilot study [J]. Music therapy perspectives, 2002, 20 (1): 13-19.

［44］COPLAND A. What to listen for in music ［M］. New York: McGraw-Hill, 1939.

［45］COX A W. The metaphoric logic of musical motion and space ［D］. Eugene: University of Oregon, 1999.

［46］CSIKSZENTMIHALYI M. Flow: the psychology of optimal experience ［M］. New York: Harper and Row, 1990.

［47］DEWEY J. Art as experience ［M］. New York: Wideview/Perigee, 1934.

［48］ELIADE M. The sacred and the profane. The nature of religion ［M］. New York and London: Harcourt Brace Jovanovich, 1959.

［49］ELLIOT D. Music maters: a new philosophy of music education ［M］. New York: Oxford University Press, 1995.

［50］ERDONMEZ D. Music: a mega vitamin for the brain ［M］ //HEAL M, WIGRAM T. Music therapy in health and education. London: Jessica Kingsley Publisher, 1993: 112-125.

［51］FRANKENA K. Value and valuation ［M］ //EDWARDS P. The encyclopedia of philosophy: vol 8. New York: Macmillan, 1967: 229-232.

［52］GARRED R. Many voices - and several song versions: report from the world conference in music therapy, in Washington, D.C. ［J］. Nordic journal of music therapy, 2000, 9 (1): 70-73.

［53］GARRED R. The ontology of music in music in music therapy: a dialogical view ［J/OL］. Voices, 2001, 1 (3): ［2003-06-12］. http://www.voices.no/Mainissues/mainissue1.html.

［54］GARRED R. Dimensions of dialogue: an inquiry into the role of music and of words in creative music therapy ［D］. Aalborg: Aalborg University, 2004.

［55］GASTON E T. The aesthetic experience and biological man ［J］. Journal of music therapy, 1964, 1 (1): 1-7.

［56］GASTON E T. Man and music ［M］ //GASTON E T. Music in therapy.

New York: Macmilla, 1968: 7-29.

[57] GLASER B, STRAUSS A.The discovery of grounded theory [M]. Chicago: Aldine Publishing Company, 1967.

[58] HADLEY S.Theoretical bases of analytical music therapy [M] //TH ESCHEN J. Analyical music therapy. London and Philadelphia: Jessica Kingsley Publishers, 2002: 34-48.

[59] HADSELL N.A sociological theory and approach to music therapy with adult psychiatric patients [J]. Journal of music therapy, 1974 (3): 113-124.

[60] HESSER B. AAMT, coming of age [J]. Music therapy, 1992, 11 (1): 13-25.

[61] HESSER B. The power of sound and music in therapy and healing [M] //KENNY C.Listening, playing, creating: essays on the power of sound.Albany: State University of New York Press, 1995: 43-50.

[62] JOHNSON M.The body in the mind: the bodily basis of meaning, imagination, and reason [M]. Chicago and London: University of Chicago Press, 1987.

[63] JOHNSON M. Embodied musical meaning [J]. Theory and practice, 1997-1998, 22/23: 95-102.

[64] JOHNSON M, LARSON S. "Something in the way she moves" -metaphors of musical motion [J]. Metaphor and symbol, 2003, 18 (2): 63-84.

[65] JUNGABERLE H, VERRES R, DUBOIS F. New steps in musical meaning-the metaphoric process as an organizing principle [J]. Nordic journal of music therapy, 2001, 10 (1): 4-16.

[66] KEIL C.Participatory discrepancies and the power of music [M] //KEIL C, FELD S. Music grooves. Chicago: University of Chicago Press, 1994a: 96-108.

[67] KEIL C.Motion and feeling through music [M] //KEIL C, FELD S.Mu-

sic grooves.Chicago: University of Chicago Press, 1994b: 53-76.

[68] KEIL C.The theory of participatory discrepancies: a progress report [J]. Ethnomusicology, 1995, 39 (1): 1-20.

[69] KENNY C. The mythic artery: the magic of music therapy [M]. Atascadero: Ridgeview Publishing Company, 1982.

[70] KENNY C. The dilemma of uniqueness: an essay on consciousness and qualities [J]. Nordic journal of music therapy, 1996, 5 (2): 87-94.

[71] KENNY C. Developing concept for a general theory of music therapy [C]. Unpublished paper prepared for the 4th European Music Theropy Congress, Leaven, 1997.

[72] KENNY C.Beyond this point there be dragons: developing general theory in music therapy [J]. Nordic journal of music therapy, 1999, 8 (2): 127-136.

[73] KENNY C. Keeping the world in balance: music therapy in a ritual context [M] //KENNY C, STIGE B. Contemporary voices in music therapy: communication, culture and community.Oslo: Unipub, 2002: 157-170.

[74] KIVY P.Sound sentiment [M]. Philadelphia: Temple University Press, 1989: 17.

[75] KIVY P.Music alone: philosophical reflections on the purely musical experience [M]. Ithaca and London: Cornell University Press, 1990.

[76] KOWSKI J.The sound of silence: the use of analytical music therapy techniques with a nonverbal client [M] //TH ESCHEN J. Analytical music therapy. London and Philadelphia: Jessica Kingsley Publishers, 2002: 85-94.

[77] KUHN T S.The structure of scientific revolutions [M]. 2nd ed, enlarged. Chicago: University of Chicago Press, 1970.

[78] KUHN T S.The essential tension: selected studies in scientific tradition and change [M]. Chicago: University of Chicago Press, 1977.

［79］ LAKOFF G, JOHNSON M. Metaphors we live by ［M］. Chicago and London: University of Chicago Press, 1980: Afterword.

［80］ LAKOFF G, JOHNSON M. Philosophy in the flesh: the embodied mind and its challenge to Western thought ［M］. New York: Basic Books, 1999.

［81］ LANGER S. Philosophy in a new key: a study in the symbolism of reason, rite, and art ［M］. Cambridge: Harvard University Press, 1942.

［82］ LANGDON G S. The power of silence in music therapy ［M］ //KENNY C, Listening, playing, creating: essays on the power of sound. Albany: State University of New York Press, 1995: 65-69.

［83］ LARSON S. Musical force and melodic patterns ［J］. Theory and practice, 1997-98, 22/23: 55-71.

［84］ LATHOM W. Concepts of information theory and their relationship to music therapy ［J］. Journal of music therapy, 1971, 8 (3): 111-116.

［85］ LECOURT E. The role of aesthetics in countertransference: a comparison of active versus receptive music therapy ［M］ //BRUSCIA K E. The dynamics of music psychotherapy. Gilsum: Barcelona publishers, 1998: 137-159.

［86］ LEE C. The analysis of therapeutic improvisatory music with people living with the virus HIV and AIDS ［D］. London: City University, 1992.

［87］ LEE C. Music at the edge: the music therapy experiences of a musician with AIDS ［M］. London and New York: Routledge, 1996.

［88］ LEE C. A method of analyzing improvisations in music therapy ［J］. Journal of music therapy, 2000, 37 (2): 147-167.

［89］ LEE C. The supervision of clinical improvisation in aesthetic music therapy: a music – centered approach ［M］ //FORINASH M. Music therapy supervision. Gilsum: Barcelona Publishers, 2001: 247-270.

［90］ LEE C. The architecture of aesthetic music therapy ［M］. Gilsum: Barcelona Publishers, 2003: 13.

[91] MADSEN C K, COTTER V, MADSEN C H. A behavioral approach to music therapy [J]. Journal of music therapy, 1968, 5 (3): 69-71.

[92] MAHLER M, PINE F, BERGMAN A. The psychological birth of the human infant [M]. New York: Basic Books, 1975.

[93] MARCUS D. Foreword [J]. Music therapy, 1994, 2 (2): 11-17.

[94] MCMASTER N. Listening: a sacred act [M] //KENNY C. Listening, playing, creating: essays on the power of sound. Albany: State University of New York Press, 1995, 71-74.

[95] MCNIFF S. The arts and psychotherapy [M]. Springfield: Charles C Thomas, 1981.

[96] MEYER L B. Emotion and meaning in music [M]. Chicago: University of Chicago Press, 1956.

[97] NEUGEBAUER L, ALDRIDGE, D. Communication, heart rate and the musical dialogue [J]. British journal of music therapy, 1998, 12 (2): 46-52.

[98] NORDOFF P, ROBBINS C. Music therapy for handicapped children: investigations and experiences [M]. Blauvelt Rudolf Steiner Publications, Inc, 1965: 15.

[99] NORDOFF P, ROBBINS C. Therapy in music for handicapped children [M]. London: Victor Gollancz, Ltd, 1971.

[100] NORDOFF P, ROBBINS C. Creative music therapy [M]. New York: John Day, 1977.

[101] O'DONNELL S. Space, motion, and other musical metaphors [M] // WEINER R G. Perspectives on the Grateful Dead: critical writings. Westport and London: Greenwood Press, 1999: 127-135.

[102] PAVLICEVIC M. Music therapy in context: music, meaning and relationship [M]. London and Philadelphia: Jessica Kingsley Publishers, 1997.

[103] PAVLICEVIC M. Thoughts, words, and deeds. Harmonies and counter-

points in music therapy theory [J]. British journal of music therapy, 1999, 13 (2): 59–62.

[104] PAVLICEVIC M.Improvisation in music therapy: human communication in sound [J]. Journal of music therapy, 2000, 37 (4): 269–285.

[105] PAVLICEVIC M, ANSDELL G.Community music therapy: international initiatives [M]. London and Philadelphia: Jessica Kingsley Publishers, 2004.

[106] PERILLI G G.The role of metaphor in the Bonny Method of Guided Imagery and Music (BMGIM) [M] //BRUSCIA K E, GROCKE D E. Guided imagery and music: the Bonny method and beyond. Gilsum: Barcelona Publishers, 2002, 417–448.

[107] PRIESTLEY M. Music therapy in action [M]. London: Constable, 1975.

[108] PRIESTLEY M.Essays on analytical music therapy [M]. Gilsum: Barcelona Publishers, 1994.

[109] PROCTER S.Playing politics: community music therapy and the therapeutic redistribution of musical capital for mental health [M] //PAVLICEVIC M, ANSDELL G.Community music therapy: international initiatives. London and Philadelphia: Jessica Kingsley Publishers, 2004: 214–230.

[110] RAMSEY D.The restoration of communal experiences during the group music therapy process with non – fluent aphasic patients [D]. New York: New York University, 2002.

[111] ROBBINS C, ROBBINS C.Healing heritage: Paul Nordof exploring the tonal language of music [M]. Gilsum: Barcelona Publishers, 1998.

[112] RUUD E. Music as communication: a perspective from semiotics and communication theory [M] //RUUD E.Music and health.Oslo: Norsk Musikforlag, 1987: 187–194.

[113] RUUD E. Music therapy: health profession or cultural movement [J].

Music therapy, 1988, 7 (1): 34-37.

[114] RUUD E, Improvisation as liminal experience: jazz and music therapy as modern "rites de passage" [M] //KENNY C. Listening, playing, creating: essays on the power of sound. Albany: State University of New York Press, 1995: 91-117.

[115] RUUD E. Music therapy: improvisation, communication, and culture [M]. Gilsum: Barcelona Publishers, 1998.

[116] SASLAW J. Forces, containers, and paths: the role of body – derived image schemas in the conceptualization of music [J]. Journal of music theory, 1996, 40 (2): 217-243.

[117] SASLAW J. Life forces: conceptual structures in Schenker's "free composition" and Schoenberg's "the musical idea" [J]. Theory and practice, 1997-98, 22/23: 17-33.

[118] SCHEIBY B. Improvisation as a musical healing tool and life approach: theoretical and clinical applications of analytical music therapy improvisation in a short- and long-term rehabilitation facility [M] TH ESCHEN J. Analytical music therapy. London and Philadelphia: Jessica Kingsley Publishers, 2002: 115-153.

[119] SCHNEIDER E H, UNKEFER R F, GASTON E T. Introduction [M] //GASTON E T, Music in therapy. New York: Macmillan Publishing, 1968: 1-4.

[120] SCHÖN D. The reflexive practitioner: how professionals think in action [M]. New York: Basic Book, 1983.

[121] SERAFINE M L. Music as cognition: the development of thought in sound [M]. New York: Columbia University Press, 1988.

[122] SKAGGS R. Music-centered creative arts in a sex offender treatment program for male juveniles [J]. Music therapy perspectives, 1997, 15 (2): 73-78.

[123] SMALL C. Musicking: the meanings of performing and listening [M].

Hanover and London: University Press of New England, 1998.

[124] SMEIJSTERS H.Forms of feeling and forms of perception [J]. Nordic journal of music therapy, 2003, 12 (1): 71-85.

[125] STIGE B.Perspectives on meaning in music therapy [J]. British journal of music therapy, 1998, 12 (1): 20-27.

[126] STIGE B. Culture – centered music therapy [M]. Gilsum: Barcelona Publishers, 2002: 191-193.

[127] STREETER E.Finding a balance between psychological thinking and musical awareness in music therapy theory: a psychoanalytic perspective [J]. British journal of music therapy, 1999, 13 (1): 5-20.

[128] SUMMER L.Music: the aesthetic elixir [J]. journal of the association for music and imagery, 1992 (1): 43-53.

[129] SUMMER L. Melding musical and psychological processes: the therapeutic musical space [J]. journal of the association for music and imagery, 1995 (4): 37-48.

[130] SUMMER L. Music: the new age elixir [M]. Amherst: Prometheus Books, 1996.

[131] SUMMER L.The pure music countertransference in guided imagery and music [M] //BRUSCIA K E. The dynamics of music psychotherapy. Gilsum: Barcelona Publishers, 1998: 431-459.

[132] SYLVAN R. Traces ofthe spirit: the religious dimensions of popular music [M]. New York and London: New York University Press, 2002.

[133] TAYLOR D B.Biomedical foundations of music as therapy [M]. St Louis: MMB Music, Inc, 1998.

[134] THAUT M H.A scientific model of music in therapy and medicine [M]. San Antonio: IMR Press, 2000: 6-12.

[135] TURRY A.Supervision in the Nordoff-Robbins music therapy training program [M] //FORINASH M. Music therapy supervision. Gilsum:

Barcelona Publishers, 2001: 351-378.

[136] TYLER H M.Behind the mask: an exploration of the true and false self as revealed in music therapy [J]. British Journal of Music Therapy, 1998, 12 (2): 60-66.

[137] TYSON F.Psychiatric music therapy: origins and developments [M]. New York: Creative Arts Rehabilitation Center, 1981: 21.

[138] TURNER V.The ritual process: structure and anti-structure [M]. Chicago: Aldine Publishing Co, 1966.

[139] WARJA M.Sounds of music through the spiraling path of individuation: a Jungian approach to music psychotherapy [J]. Music therapy perspectives, 1994, 12 (2): 75-83.

[140] ZBIKOWSKI L. Des herzraums abschied: Mark Johnson's theory of embodied knowledge and music theory [J]. Theory and practice, 1997-98, 22/23: 1-16.

[141] ZBIKOWSKI L.Metaphor and music theory [J/OL]. Music theory online, 1998, 4 (1). http://smt.ucsb.edu/mto/mtohome.html.

[142] ZBIKOWSKI L. Conceptualizing music: cognitive structure, theory, and analysis [M]. New York: Oxford University Press, 2002.

[143] ZUCKERKANDL V. Sound and symbol: music and the external world [M]. Princeton: Princeton University Press, 1956.

[144] ZUCKERKANDL V.The sense of music [M]. Princeton: Princeton University Press, 1959.

[145] ZUCKERKANDL V.Man the musician: sound and symbol: vol 2 [M]. Princeton: Princeton University Press, 1973.

致　　谢

　　有多位行业内的专家不吝花费宝贵的时间阅读了本书书稿，给予了详尽的意见，并与我就这些意见进行了深入的讨论。我想在此衷心感谢这些同行，包括：盖里·安斯德尔（Gary Ansdell）、肯尼斯·布鲁夏（Kenneth Bruscia）、芭芭拉·海瑟（Barbara Hesser）、卡洛琳·肯尼（Carolyn Kenny）、科林·李（Colin Lee）、克莱夫·罗宾斯（Clive Robbins）、贝内迪克特·莎伊贝（Benedikte Scheiby）、丽莎·莎莫（Lisa Summer）以及艾伦·特里（Alan Turry）。这本书的完成与他们的宝贵贡献是分不开的。其中，肯尼斯对本书书稿进行了多次的审校，并且与我通过电子邮件进行了大量的交流，我要特别对他表示感谢。

　　另外，我要再次感谢盖里。在我还没开始本书的写作之前，他看了我的一篇手稿——即浓缩版本的本书第五章。阅罢，他说："我觉得从这儿能发展出一本书啊。"之后两年多的时间里，我一直为他随口说出的这句话不断努力工作着。我还要感谢蕾切尔·弗尼（Rachel Verney）对本书的贡献。虽然她没对这本书进行直接的点评，但是这些年来她与我进行的讨论（再多点就好了）深深地地影响了我对本书讨论的一些重要议题的看法。我最后一个要另外感谢的是玛利亚·阿尔瓦雷斯（Maria Alvarez）。在我第一次在课上讲图式理论在音乐治疗中的可能应用时，她问我有没有人曾经写过有关这二者之间显而易见的联系的文章。玛利亚的问题引发了我的一系列思考，最终促成了本书中很大一部分内容。

　　在这有限的致谢部分中，我觉得我非常应该强调我过去23年间在纽约大学的音乐治疗项目中先是做学生，之后做教职的经历。从1974年起，在芭芭拉·海瑟的带领下，我们的这个集体一直特别珍视音乐的价值。每次大家聚会时，音乐都是不可或缺的环节，并且课程设置中也特别关注对学生音乐能力的培养。而且，在芭芭拉的支持下，我还开了一门关注音乐哲学、音乐心理学、音乐教育、音乐学以及民族音乐学中与音乐治疗相关的概念的研究生课。从很多方面来说，本书是那门课的一个直接产物。

当我给不熟悉音乐治疗的人介绍这门学科时，我有时会让他们设想，如果他们的生活中没有音乐会怎么样？这会让他们更容易理解那音乐中特有的体验的丰富程度，进而理解音乐有可能给残障人士带来多么重要的好处。有时，为了真正深入地去欣赏一件事物，我们必须去想象，如果我们的生命没有它将会怎样。

译后记

我在清华念大四时和朋友组了乐队，花了很多时间和心思在上面。一位关心我的朋友见我整日沉迷音乐，大概觉得我在蹉跎岁月，而碍于面子又不好直说，便问我："韩泰阳，你说音乐有什么用啊？"听到这话，我很窝火。音乐当然有用了！它给了我太多太多了，不然我干吗对它那么上心呢！但当我开始组织语言，准备以一个"音乐家"的身份给他好好上一课时，却发现自己竟哪怕连一条像样的道理也说不出来，只得尴尬地笑笑。

是啊！虽然作为"爱乐者"，我们都相信，音乐的用处可大了去了。但音乐究竟有什么具体的作用，仔细想想，却难给出真正令自己满意的答案。音乐的意义是那么简单，简单到你问半大的孩子，他们都能挤出类似于"音乐舒缓心情"或"音乐是全人类共同的语言"之类的话；但音乐的意义又那么捉摸不透，以至于很多在其中摸爬滚打多年的"老炮"都只能给出一些海市蜃楼般的定义。由于音乐的这种性质，也难怪当今社会上的很多人都将音乐视为一个"没什么用"的东西，既大概率没法创造很大的功利价值，又不能像有形的事物一样直接满足人的衣食住行。虽然实际上，几乎每个人在生活中都会与音乐产生或多或少但又不可或缺的重要联系，但这些重要的"用处"却往往像空气，被大家需要，但又被不断忽略着。

但音乐治疗师也许是社会各行各业中最需要明白音乐有什么用的职业之一，因为不管治疗师研习秉承的是什么方法和流派，终归一定要运用音乐作为媒介，或至少是工具。而扪心自问，虽然我们中的大多数人都能援引从其他学科搬运来的概念来言之凿凿地解释我们的工作，但对音乐本身的作用和性质确实缺乏了解，流于表面，经常不能滴水不漏地自圆其说。这是包括我在内的很多音乐治疗师心中曾潜藏的遗憾。我们一定是因为音乐有用才热爱音乐，因为热爱音乐才会选择这个行当。但是到头来我们对音乐的解释却鲜能让我们自己完全信服啊！

所以，当我在埃根教授的课堂上接触到这些关于音乐鞭辟入里的思想时，我才会感到如此震撼。埃根教授仿佛就像一句英文谚语所说的，是一位能将"闪电装到瓶子里"的人。如此缥缈的音乐意义却被他以一种这么脚踏实地，清晰明了的方式装载到人们的眼前，从只能被感受的"上帝的语言"变成了能被人理性地理解的形态。这种对音乐的分析和解读让我真正明白了茅塞顿开这个词的意义，使我头脑中那些郁结的疑问立刻与这浩瀚的音乐世界连成一片。想必阅罢此书的您也一定多多少少有这种感受吧？

据我所知，即使在今天，像本书一样的音乐治疗中文读物也是非常少的。所以当时的我就像一个发现了宝藏的孩子，迫不及待地想赶紧给亲人们分享，炫耀，让大家都看看这东西有多好。于是我连忙开始用业余时间翻译，这一转眼就过了四年多了！在这段时间里，我的知识和技巧都增进了不少，但是每次再回顾本书，却都能激发出我对音乐的某种好奇、热爱、钦慕与责任。我认为这本书是值得音乐治疗师们去反复品读的。越看，越揣摩，您就会越发现音乐的世界是多么精妙又精深。不管是音乐家还是普通人，是大师还是票友，我们每个人都是音乐的学生。而对于那些我们的工作对象来说，音乐甚至有可能给他们更多。所以我们不仅要在治疗中对他们认真负责，自己也有责任"琴耕不辍"，在音乐上每日精进，这样才能不辜负音乐的潜力以及来访者们对音乐的期待。

让我们大声地向这世界宣布："音乐有用！"

韩泰阳

2020 年 6 月 26 日

于北京